21世纪高职高专精品系列规划教材·酒店管理专业

食品营养与安全

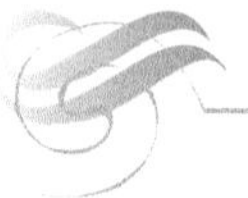

SHIPIN YINGYANG YU ANQUAN

◎ 凌 强 / 主 编

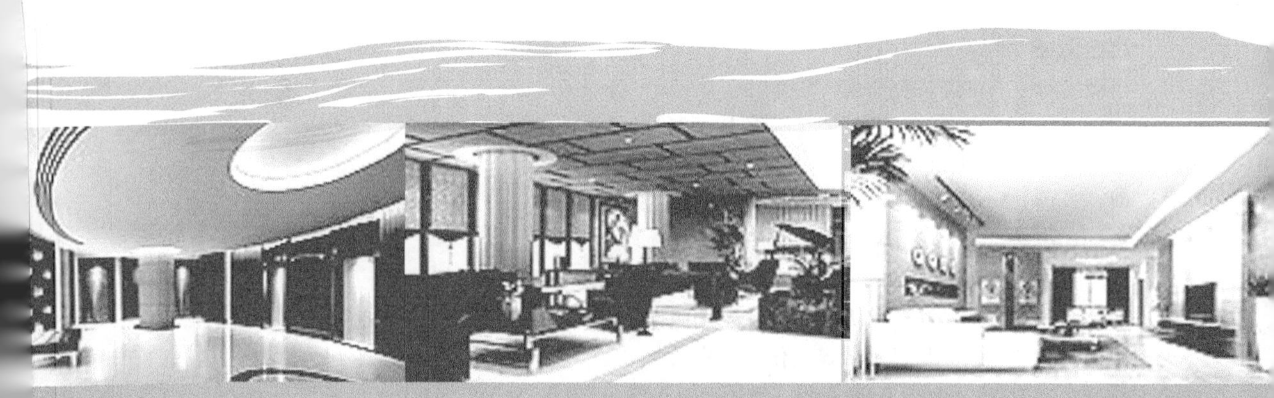

首都经济贸易大学出版社
Capital University of Economics and Business Press
·北 京·

图书在版编目（CIP）数据

食品营养与安全/凌强主编．—北京：首都经济贸易大学出版社，2016.10
ISBN 978-7-5638-2573-8

Ⅰ.①食… Ⅱ.①凌… Ⅲ.①食品营养—基本知识 ②食品安全—基本知识 Ⅳ.①R151.3 ②TS201.6

中国版本图书馆CIP数据核字（2016）第246074号

食品营养与安全
凌强 主编

责任编辑 赵侠
封面设计 小尘
出版发行 首都经济贸易大学出版社
地　　址 北京市朝阳区红庙（邮编 100026）
电　　话 （010）65976483 65065761 65071505（传真）
网　　址 http://www.sjmcb.com
E-mail publish@cueb.edu.cn
经　　销 全国新华书店
照　　排 首都经济贸易大学出版社激光照排服务部
印　　刷 北京九州迅驰传媒文化有限公司
开　　本 710毫米×1000毫米 1/16
字　　数 312千字
印　　张 17.75
版　　次 2016年10月第1版 2016年10月第1次印刷
书　　号 ISBN 978-7-5638-2573-8/R·15
定　　价 32.00元

前言

食品营养与安全是确保酒店就餐宾客身体健康的有力措施，酒店餐饮经营人员只有掌握了食品营养与食品安全的基本原理，才能更好地为就餐宾客提供优质服务。因此，世界上许多著名的酒店管理学院（如美国的康奈尔大学酒店管理学院）都开设了与食品营养与安全相关的课程，以提高学生的饮食科学素养。在我国的酒店管理专业课程设置中，食品营养与安全也是一门比较重要的专业课程，图书市场上食品营养与安全（或食品营养与卫生）方面的教材数量也比较丰富，但这些教材绝大多数都要求读者具有相当的学科基础，注重实践应用性的教材还是比较少见的。鉴于此，作者编写了本教材，以满足酒店管理专业师生和关注食品营养与食品安全的读者的需要。

本书主要介绍食品营养与食品安全的基本知识及其在酒店管理中的具体应用。其中，食品营养方面主要介绍了各类营养素对人体健康的重要作用、各类食物的营养价值特点、膳食结构、膳食指南、营养配餐、营养疾病的预防等内容；食品安全方面则主要介绍食物中影响食品安全的各种因素，如食品污染和食品添加剂的滥用等知识，酒店餐饮部门预防食品安全事故发生的各种措施，食品标准、食品良好生产规范（GMP）、危害分析和关键控制点（HACCP）体系构建的基本知识和具体案例。

本书具有非常鲜明的特色，信息量大、可读性强、图文并茂，便于指导日常的饮食生活。每章都以案例开篇，便于读者对全章内容进行全面系统的把握。每章结束之后都设计了选择题、思考题和实训题等课后习题，便于学生自我检验学习效果。此外，在一些章节中还设置了“小资料”和“观念应用”等栏目，栏目中的内容既能加深学生对所学知识的理解，又能帮助学生提高应用所学知识分析解决问题的能力。

值得说明的是，最近几年我国食品营养与食品安全领域内的知识更新换代十分迅速，如2014年6月颁布实施了《中国居民膳食营养素参考摄入量（DRIs）》（2013版），2015年10月1日实施了新修订的《中华人民共和国食品安全法》。作者将这些新成果和新政策尽可能地体现在教材当中。

在此，作者要感谢上海海洋大学程裕东博士和我的同事东北财经大学王艳平博士对我的鼓励，也感谢首都经济贸易大学出版社的赵侠编辑给予我的大力支持。此外，在编写教材的过程中，还借鉴参考了许多专家学者的研究成果，在此向他们表示衷心的感谢。为了帮助广大读者更好地学习本书内容，作者还准备了内容丰富的教学课件、习题集和模拟考试卷等教辅资料。如有需要，可与出版社联系或者直接向作者索取（本人的电子邮箱是：lingqiangpcz@126. com）。

由于能力所限和研究水平不高，教材中肯定有错误不足之处，恳请广大读者批评指正。

凌强

2016 年 5 月

目 录

第一章

食品营养与安全概述

学习目标

1. 了解与营养相关的各种疾病
2. 了解各种食品认证和各种食品安全管理体系
3. 了解人体需要的各种营养素
4. 了解酒店管理营养学的原理与应用
5. 了解食品卫生与食品安全的联系
6. 了解食品污染和食物中毒
7. 掌握营养学中营养的内涵
8. 掌握我国的食品安全管理体系

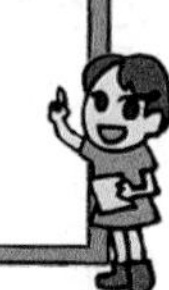

引例

花溪假日酒店承接宴会工作实录

林琳从某大学酒店管理专业毕业之后，在家乡大连的花溪假日度假酒店（四星）餐饮部工作。五年之后，由于工作成绩突出，她被提升为餐饮部副经理（同时还担任酒店食品安全主管），主要负责宴会营销策划方面的工作。现在她踌躇满志，准备利用自己学过的相关知识大显身手。

一天，她接到大学班主任吴老师打来的电话。吴老师说，他20多年前曾经教过的学生现在要在大连举办毕业20周年同学会，一共26人参加，时间定在“十一”过后的那个星期六晚上，请她给好好安排一下宴会聚餐活动，展示一下后生晚辈的风采。吴老师还特意说明有单位赞助这次聚会，所以宴会活动只是讨方便不讨便宜，请林琳放心就是。

放下电话之后，林琳心里就开始琢磨宴会活动的相关计划工作。她首先想到

“十一”假期过后，大连旅游高峰已过，按照往年经验，住宿、交通等都不会紧张，酒店空中美食花园可以作为宴会场地使用。住宿可以安排在观山观海景观房，那里的大套间宽敞，面对大海的房间清晨能看到海上日出，风景美得让人心醉。

林琳首先和宴会活动发起者也就是她20多年前毕业的刘师兄沟通交流。刘师兄说，周五晚上就有几个同学先到，周六白天参观母校和欣赏大连风光，早餐午餐都自行安排解决，周六晚宴会之前所有同学基本都会来到，对宴会菜肴的要求就是：美味营养。

于是，林琳临时成立了一个宴会小组。组长自然由她来担任，成员有前厅部小张、客房部小王、采购部老李、大厨老赵。在第一次碰头会上，老赵提出，把以前的宴会菜单找出来修改其中部分菜肴就可以了。林琳觉得刘师兄特意提出菜肴要美味还要营养，有必要设计新菜单。好在她学过食物营养知识，可以胜任这个工作。以下是她的设计思路：

按照平衡膳食宝塔要求，组成菜肴的食物原料应包括：谷类食物、薯类食物、豆类食物、水果蔬菜、畜禽肉类、海产类、蛋类、乳类。考虑到师兄师姐都已经是40多岁的人，工作紧张，压力山大，富含膳食纤维的食物原料应多配备一些，促进消化；同学聚会无例外酒是要喝的，因此需要配备富含维生素C的新鲜水果；大连海鲜是必须要有的，由此需要与之相配的白葡萄酒，等等。

最后，林琳拿着自己设计的营养菜单找到刘大厨，就自己设计的宴会菜单征求一下他的意见。老刘感觉这个宴会菜单挺好的，只是菜肴的味型有些单调，于是从酸甜苦辣咸五味平衡的角度提了一些中肯的建议。林琳根据老刘提出的意见，又对宴会菜单略加修改之后才满意。林琳又请老李提提意见，老李看过菜单之后说食物原料没有问题，菜单上的食物原料市场供应充足。这一下林琳心里踏实了，就把宴会菜单传给了刘师兄。刘师兄看过菜单之后十分满意，不久就预付了500元定金。

林琳通知小王周六客房安排计划，要小王协助做好客房准备工作。此外，林琳还想给师兄师姐们一个惊喜，要小张设计一个宴会信息看板周六下午放在前厅醒目位置烘托气氛。

时间很快到了周六。林琳把食品原料的采购工作交给了老李。她特别叮嘱老李：为确保食品安全，要从正规熟悉的食品原料供货商进货；肉类、海鲜要新鲜并向供货商索要购货凭证；冷冻食品原料要注意包装箱是否破损或有人为开包的迹象；贵重原料按需采购，避免储存不当造成经济损失，等等。

采购的食品原料经过验收处验收合格之后送到后厨。林琳又来到厨房进行食品安全日常巡视工作。她发现有一包冰冻虾堆放在冷柜外面，于是提醒厨师把它放入冷柜保存；有一个厨师手指缠着创可贴在进行切配工作，林琳就安排他去从事其他与食品制作不直接接触的工作；一个厨师洗过手之后没有擦干净手上的水就要开始工作，林琳提醒他注意手的清洁卫生；还有一个非厨房工作人员在厨房里和赵厨师说话，林琳询问赵厨师此人是谁？为什么出现在厨房重地？赵厨师也意识到了自己的错误，赶紧示意此人离开厨房。以上情景让林琳意识到酒店的厨房存有发生食品安全事故的隐患，必须制定行之有效的规章制度才能确保食品安全。她回想起自己在大学里学过食品安全管理体系，其中HACCP体系最适合酒店餐饮生产销售，只不过培训员工的费用需要得到上级领导的批准。实际上，新颁布的《中华人民共和国食品安全法》也鼓励实施HACCP体系确保食品安全，她想过几天就向领导请示实施HACCP这件事，因为餐饮部员工的食品安全意识亟待提高。

从酒店厨房出来之后，林琳又来到空中美食花园。她首先查看了环境卫生情况，发现窗明几净。然后她打开储物柜，发现其中有一个盘子边缘有破损，擦布是上次宴会时用过的，于是打电话要服务人员及时更换；她又挨个推了推座椅，座椅很结实；离开房间之前，林琳又打开电灯查看灯光照明情况，发现所有的灯都正常。就在这个时候，她的手机铃声响了，是刘师兄打来的电话，询问晚上宴会准备工作的进展，她十分肯定地告诉刘师兄："一切都准备妥当，敬请光临！"

第一节　营养学的基本原理与应用

一、食物[①]、营养与健康

（一）食物与营养

据统计，当前中国人的平均预期寿命是75岁。如果你恰好能活到该年龄的话，那么在这个世界上你就要吃8万顿饭，你的消化系统将会处理接近55吨重的各类食物，从食物中得到各种营养物质以满足你生长发育的需要。你每次进餐时所选择的食物种类、进食的数量以及烹调食物的方法等，都会对你的身体健康产生一些影响，这些影响经过长期累加，会逐渐改变你的身体素质状态。

日常生活中我们经常听到和看到"营养"这个词，但是对它的确切含义却未必准确掌握。"营"在汉语里是谋求的意思，"养"是养生或养身的意思，"营养"就应该是"谋求养生"的意思。进一步更加确切地说，"营养"应该是"用食物或食物中的有益成分谋求养生"的意思。而营养学所定义的营养，实际上是指人们摄取食物进行消化、吸收和代谢，利用食物中对身体有益的物质构建身体

① 在本书范围内，为了叙述方便，尽管有时使用"食物"有时使用"食品"来阐述相关内容，但是实际上二者含义相同，即食品是指各种供人食用或者饮用的成品和原料以及按照传统既是食品又是中药材的物品，但是不包括以治疗为目的的物品（《中华人民共和国食品安全法》关于食品的释义）。

组织器官、满足人体各种生理功能和体力活动需要的整个过程。

（二）营养与健康

众所周知，人体的各种组织每天都在不停地进行着新陈代谢。一些衰老的组织逐渐死亡，同时新生组织也会不断地生长出来（如肌肉、骨骼、皮肤和血液等）以代替那些衰老死亡的身体组织。在此过程当中，如果食物选择科学合理，那么食物提供的各种营养物质会充分发挥各自的生理功能，我们每天都会感到自己体力充沛，拥有旺盛的精力、强健的体魄、结实的骨骼、光泽的皮肤和充足的血液。反之，如果每日饮食生活不科学的话，如进食数量过多或者油腻，就会摄取过多的能量增加身体脂肪的堆积；如果膳食结构不平衡，从而造成摄取的营养素缺乏、不均衡或者过量，那么身体就会出现各种营养不良。随着时间的推移，营养不良对人体健康的不利影响逐渐累积，最终结果就是给你带来各种营养疾病。肥胖、糖尿病、高血压、痛风等都是常见的与营养相关的疾病。

1. 肥胖与超重

肥胖是指人体由于各种原因引起的脂肪细胞组织过多和过大所引起的体重增加的症状。排除遗传和病态之外，绝大多数的肥胖症患者，是由于营养过剩而引起的。尤其是人到中年之后，代谢功能减退，如果摄取的能量超过生理需要量，就容易造成脂肪在体内堆积，表现为肥胖，这就是俗语所说的“中年发福”。一般情况下，人体脂肪堆积部位主要集中在腰、腹、臀部等处。

心理学研究表明，肥胖的人很难得到异性的关注，往往有自卑的心理倾向。现代医学研究还表明，肥胖是许多营养疾病的根源，是引起高血压、糖尿病的重要因素。在当今社会，有谁愿意把自己归类到肥胖群体当中去呢?！于是，这就涉及肥胖的判定标准。目前，利用体质指数（即 Body Mass Index，BMI）来判断是否肥胖或超重已得到世界上很多人的认可。其计算公式为：

$$BMI = 体重(公斤)/身高(米)^2$$

中国成年人的体质指数肥胖与超重的标准是：BMI 值在 18.5～23.9 为体重正常，BMI 24.0～27.9 为超重，BMI≥28 为肥胖。

2. 糖尿病

糖尿病是由于胰岛素分泌和功能缺陷等原因导致以长期高血糖为主要标志的综合症状。糖尿病主要有与遗传因素等相关的 1 型和与胰岛素相关的 2 型。如你所知，中国改革开放 30 多年，人民物质文化生活得到极大改善，膳食结构逐步西化，热能摄入高，植物性食物比重大幅降低，体力活动也明显下降，于是就特别容易发胖并形成胰岛素相对不足和胰岛素敏感性下降的 2 型糖尿病。如果你去医院进行血液体检，结果显示你的空腹血糖≥7.0mmol/L 的话，那么医生就会严肃地告知你可能是 2 型糖尿病患者了。绝大多数的糖尿病患者需要终生注射胰岛素或者口服其他降糖药，他们的人生旅途上的自由空间因此被极大地压缩，生命质量也被显著地降低。

3. 痛风

痛风是指嘌呤代谢紊乱或尿酸排泄障碍所导致的血尿酸浓度增高的一种疾病，主要表现为高尿酸血症、痛风性急性关节炎、关节畸形等。一般情况下，男性血尿酸＞420μmol/L、女性血尿酸＞350μmol/L 时就可诊断为高尿酸血症。高尿酸血症是痛风发生的一个原因。当你知道自己血尿酸浓度高，并且最近一段时期经常感觉腰疼、关节疼，那么你就要小心了！因为，很可能你身体因长期血尿酸浓度高而造成尿酸盐结晶沉积、患上关节炎和肾结石疾病。除遗传原因外，暴饮暴食、酗酒，尤其是一次性大量食用富含嘌呤的食物，如动物的内脏、虾蟹等海产品，会极大增加患痛风病的风险。炎炎夏日，那些痛饮啤酒、大快朵颐吃烧烤、熬夜看世界杯足球赛的球迷们，要时刻警惕痛风这种病了。

4. 高血压

正常情况下，人类的理想血压应该是：收缩压＜120 毫米汞柱（mmHg），舒张压＜80 毫米汞柱（mmHg）。当你测量自己的血压时，如果血压计显示你的血压超过以上数值，那么你就可能是高血压患者或者有患高血压疾病的倾向。高血压是一种由遗传与环境多危险因子交互作用而形成的慢性营养疾病。据统计，高血压患者当中，由遗传因素引起的大约占40%，由环境因素引起的大约占60%。其中，由环境因素引起的高血压疾病主要与营养膳食有关。高血压对人体健康危害十分巨大，可以导致多种严重疾患的发生，如脑卒中、冠心病及肾功能损害等。因此，高血压的预防受到世界各国的重视。中老年是高血压病的高发群体，高血压是中老年人健康和长寿的大敌，一旦患病往往持续十几年不愈，甚至终身不愈。你可以设想一下，高血压患者无法体验到运动的快乐，也不能尽情畅饮美酒，而且还要时刻节制自己的喜怒哀乐情绪，这是多么郁闷的生存状态啊！

二、食物中的营养素

（一）人体需要的营养素

早在二千多年前，《史记·郦食其列传》中就有“民以食为天”的记载，形象地说明了我们祖先很早以前就意识到了食物对生命存在的重要性。对于人类而言，食物之所以是生存所必需，是因为食物能够给我们提供各种赖以生存的营养素。所谓营养素，是指食物中对人体有生理功效且为人体正常代谢所需的成分。营养学认为，为保持身体健康，我们必须从食物中获得 6 大类 40 多种营养素。人体所需的 6 大类营养素包括碳水化合物、脂类、蛋白质、矿物质、维生素和水。其中，那些不能在人体内合成，必须从食物中获得的营养素就是“必需营养素”，主要包括：9 种氨基酸、2 种脂肪酸、7 种常量元素、8 种微量元素、14 种维生素等。在六大类营养素当中，碳水化合物、脂类和蛋白质因为需要量多、在膳食中所占的比重大，被称为“宏量营养素”；矿物质和维生素因为需要量相对较少，在膳食中所占比重也相对较小，就被称为“微量营养素”。在矿物质当中，有7种人体内含量较多，需要从食物中摄取的数量也较多，被称为“常量元素”；另外有8种在人体内含量较少，需要从食物中摄取的数量也相对较少，就被称为“微量元素”。

（二）营养素的重要作用

食物中的营养素经过人体的消化、吸收之后，主要在以下几方面促进人体健康：首先，营养素能供给日常生活、劳动和组织细胞所需要的能量。如你所知，汽车需要燃烧汽油才能开动起来，同样道理，作为高等动物的人类，也需要能量才能完成各种生命活动，人体能量的主要来源途径是蛋白质、脂类和碳水化合物。其次，营养素还是人体的“建筑材料”，可以用来构成和修补身体组织器官。我们每一次进餐，食物中的一些营养素都将会转变成我们身体器官组织的一部分，例如，钙会变成骨骼和牙齿的组成部分，铁会变成血液的组成部分。最后，营养素还能提供人体所需的各种生命调节物质，调节人体的各种生理功能，例如，有些维生素和矿物质在人体内就承担着这样的生理功能。

随着科学研究的不断深入，人们对食物中各种营养素的知识内容不断更新，对各种食物的营养价值的认识也在改变。所谓营养价值，是指食物中所含有的营养素和能量所能满足人体营养需要的程度。由于各种食物中所含有的营养素种类、数量、质量、比例所能够满足人体需要的程度不同，所以各种食物的营养价值特点也就迥异。此外，最近几十年，营养学家对植物性化学物质研究也取得了长足进展，对多酚类化合物、硫化物、皂苷类化合物以及异硫氰酸盐化合物在维护人体健康过程中发挥的重要作用也有了更加深刻的认识。值得说明的是，鉴于膳食纤维对人体健康的重要性，也有一部分营养学家建议把它从碳水化合物中提出来单独作为一类营养素即第七类营养素，本书没有采用这种提法，仍然沿袭传统的六大营养素分类标准。

必须明确，虽然营养素来自食物，但是任何一种或一类食物中都不可能包含所有的营养素，人体只有从多种食物中获取足够而又平衡的营养素与能量才能维持正常的生命活动。因此，在选取食物的时候，要尽量选择营养价值高的不同种类的食物。不过，从对人体健康这个角度来说，并不是营养价值高的食物就一定会给人体带来健康。人体对食物进行消化和吸收营养素的程度，与消化道健康关系密切，消化道健康是人体从食物中获得营养素的前提条件。

三、营养学的一些原理

从地球上食物链的视角来看，阳光普照大地，植物通过光合作用获得能量，利用根部从土壤中获得生长所需的各种物质，草食动物食草，肉食动物捕食草食动物，人类则站在食物链的最高端，食用各种动植物获得生长发育所需的各种物质。从感觉经验上或许你会同意以下观点：狼吃肉兔吃草都会健康地活着，反之，如果让狼吃草兔吃肉的话，估计狼和兔都可能要生病。人类要想从食物中得到健康，食物种类必须多种多样不偏食才能达到目的：不仅需要摄取充足的鱼禽蛋瘦肉中的蛋白质，也需要摄取水果蔬菜中的维生素和膳食纤维，否则就会患有各种营养不良相关疾病，呈现出各种营养素缺乏的症状。而且，如果你想从食物中获得美丽、健康和长寿，光凭经验是远远不够的，还需要有科学理论来指导才行。指导人们科学饮食的理论就是营养学原理。营养学就是研究人体营养规律以及改善措施的科学，即营养学是研究食物中对人体有益的成分及人体摄取和利用这些成分以维持、促进健康的规律和机制的科学。营养学的研究内容主要包括食物营养、人体营养和公共营养三大领域（如图 1－1 所示），在酒店管理过程中主要会应用到以下几个方面的知识原理。

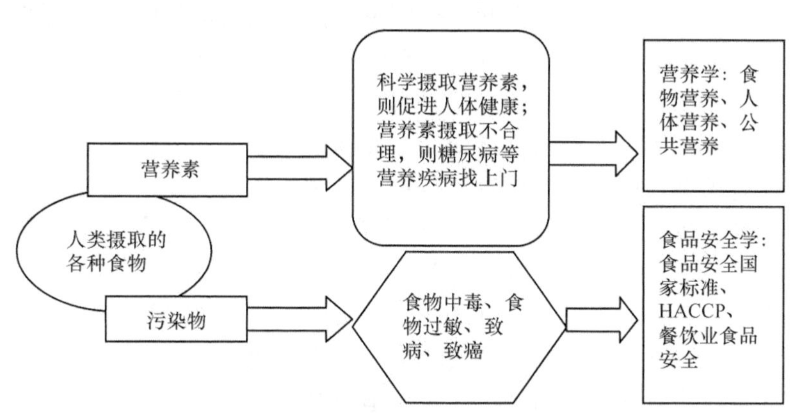

图 1－1　营养学与食品安全学的研究内容

（一）营养素的生理功能

如前所述，人体需要 40 多种营养素，这些营养素对人体健康各自发挥不可替代的重要作用。另一方面，这些营养素之间还有协同作用，某种营养素缺乏就会影响与之具有协同作用的营养素的吸收和利用。人体需要的营养素是从食物中得到的，因此，各类食物营养价值特点、食物中营养素的保护以及为改善或弥补食物的营养缺陷所采取的改善措施等营养学基础知识就是酒店管理人员需要掌握的。近年来，植物性食物中含有的生物活性成分研究已成为食物营养的重要研究领域，另外，新食品原料的开发、利用等也是未来营养学的重要研究领域。

（二）营养素参考摄入量

为保持人体健康，一方面，人体应摄入一定种类、数量、含有适宜比例营养素的食物；另一方面，营养素摄入过多或不足均会对人体健康造成危害。制定营养素摄入量标准是营养学研究领域的重要课题。2014 年 6 月颁布实施的《中国居民膳食营养素参考摄入量（DRIs）》（2013 版）中，详细规定了中国居民每日所需各种营养素的数量标准。酒店餐饮经营人员可以充分利用营养素参考摄入量指标来指导营养配餐，当然也可以用来指导自己的日常饮食生活。

（三）膳食指南与平衡膳食宝塔

膳食指南是营养工作者根据营养学原理提出的一组以食物为基础的建议性陈述，以指导人们合理选择与搭配食物。它是倡导平衡膳食合理营养，以期减少与膳食有关的疾病，促进健康的宣传材料。在制定膳食指南的时候，一定要充分考虑不同国家、不同民族的传统膳食结构特点。膳食结构是指膳食中各类食物的数量及其在膳食中所占的比重。一般可以根据各类食物所能提供的能量及各种营养素的数量和比例来衡量膳食结构的优劣。正常情况下，影响膳食结构变化的社会经济政治因素变化比较缓慢，因此一个国家、民族或人群的膳食结构具有相对稳定性，不会迅速发生重大改变。针对膳食结构中存在的问题，绝大多数国家的中央政府都会制定膳食指南来提醒国民注意。《中国居民膳食指南（2007）》由一般人群膳食指南、特定人群膳食指南和平衡膳食宝塔三部分组成。一般人群膳食指南专门针对成年人提出膳食忠告，特定人群膳食指南主要对老年人、孕妇乳母以及青少年等群体提出膳食忠告，平衡膳食宝塔则是给予膳食指南以形象化展现。值得注意的是，平衡膳食宝塔专门对成年人每天运动量提出要求，说明当前社会已经普遍意识到适当的运动在增进身体健康方面发挥不可替代的重要作用。当然，随着社会的发展，人们的膳食结构在逐渐变化，膳食指南也要随之反映整个社会饮食生活的新变化、新特点，也要适时修改。

四、营养学是指导酒店餐饮的一张“王牌”

在你学过营养学基础知识，掌握各类食物的营养价值特点之后，你就会根据营养素参考摄入量标准、膳食宝塔和膳食指南来制定符合自己身体生理特点的营养食谱。例如，如果你最近有牙龈出血的现象，你就能够判断这是维生素 C 的缺乏症状，在制定营养食谱的时候就要尽量多安排一些富含维生素 C 的新鲜水果和蔬菜。制定营养食谱时要综合考虑各种营养素之间的比例，如蛋白质、脂肪和碳水化合物的数量比例是否合理将会给你的身体健康带来重要影响。如果你将来从事酒店餐饮部门的管理工作，那么你就要担负起营养菜单设计工作。在你设计宴会菜单或者团体菜单时，你需要全面考虑各种食物原料的科学配餐，如鱼禽蛋瘦肉的比例、各种蔬菜的比例以及与之相适应的主食种类，酌情搭配白酒或是葡萄酒，等等。此时，营养素参考摄入量和膳食宝塔等营养学基本原理必将助你一臂之力。营养学在酒店管理中的应用领域如图 1－2 所示。

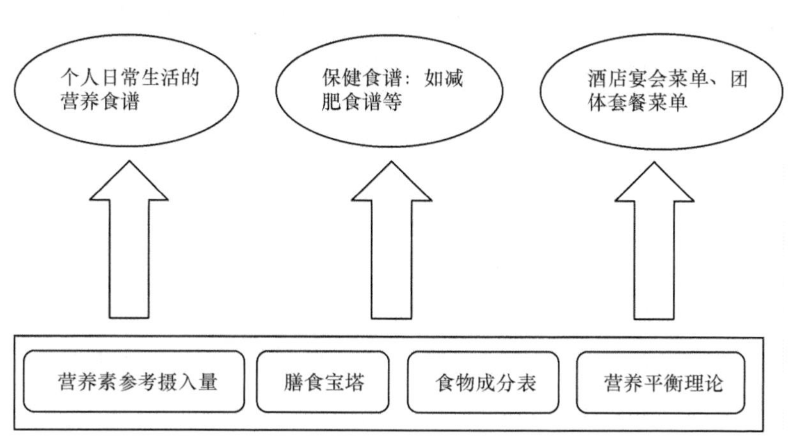

图 1－2　营养学在酒店管理中的应用领域

第二节　食品安全学的基本原理与应用

一、从食品卫生到食品安全

（一）“三聚氰胺奶粉事件”的重大意义

在中国，引起全社会关注食品安全的划时代的重大事件，应该是 2008 年发生的“三聚氰胺奶粉事件”（又称“三鹿奶粉事件”）。该事件的始作俑者是石家庄三鹿集团（三鹿集团最终因此事件而破产，董事长田文华被判无期徒刑）。三鹿集团生产和销售的被人为添加三聚氰胺的婴幼儿配方奶粉，在全国范围内造成 4 名婴幼儿死亡、几万名婴幼儿受到不同程度伤害的特别重大食品安全事件震惊了全世界。“三聚氰胺奶粉事件”的重要意义在于，全国人民真正开始认识到食品安全问题的重要性，中央政府也充分认识到只有从顶层设计食品安全监管体系才能确保全国人民的食品安全。人大常委会也加快了立法步伐，于 2009 年 2 月 28 日颁布了《中华人民共和国食品安全法》（同年 6 月 1 日正式实施）。

（二）食品安全理念更能有效保护中国居民的身体健康

在《中华人民共和国食品安全法》实施之前，食品安全领域内的基本法是《中华人民共和国食品卫生法》。《中华人民共和国食品卫生法》所定义的食品卫生是指为确保食品安全性和适用性在食物链的所有阶段必须采取的一切条件和措施。通俗地理解，食品卫生只是确保食品安全的一种措施，从这个角度理解食品卫生的话，食品卫生规制的范围要比食品安全规制的范围小。而按照《中华人民共和国食品安全法》的解释，食品安全是指食品无毒、无害，符合应当有的营养要求，对人体健康不造成任何急性、慢性和潜在性的危害。食品安全要求食品不仅无毒无害，还要具有应有的营养，即对食品质量也提出了规制；并且还要求食品对人体健康不能造成潜在性的危害，换言之，尽管某种食品当时没有对人体健康产生不良影响，但是，如果该食品在未来可能对人体健康带来不利影响的话，那么该食品也是不符合食品安全要求的。满足食品卫生要求的食品不一定满足食品安全的要求，反之，满足食品安全要求的食品则肯定符合食品卫生要求。当前，举国上下依据《中华人民共和国食品安全法》全程监控“从田间（水域）到餐桌”的食品生产、流通、销售，由此确保全体中国人舌尖上的食品安全。

二、食品污染是食品安全的大敌

（一）食品污染的广泛性

食品污染是指危害人体健康的有害物质进入正常食物的过程。人类食物的组成成分中，一般不含有害物质或含量极少，并没有达到危害人体健康的程度。但食物从生长到收获，从生产、加工、贮存、运输、销售到烹调等各个环节中，可使某些有害物质污染食品。污染物不仅降低了食品的营养价值，而且还可能对人体健康造成危害。一般情况下，按照有害物质的性质，可将食品污染划分为生物性污染、化学性污染和物理性污染三大类。其中，从世界范围看，化学性污染占主要地位，对人体健康的危害最为严重，有的化学性污染物质具有致癌性，一旦超量污染食物，就会严重危及广大民众的生命。值得注意的是，从我国范围看，物理性污染更加突出。食品掺杂、掺假是一种人为故意向食品中加入杂物的行为，如肉中注水等，当前食品的物理性污染物已经成为威胁全国人民身体健康的严重隐患。对于食品掺杂、掺假行为必须严刑峻法，严厉打击，坚决杜绝发生类似“三聚氰胺奶粉事件”的食品安全事故。

（二）防止食品污染的艰巨性

能否绝对避免食品污染呢？很难！这里还是以“三聚氰胺奶粉事件”为例来说明。三聚氰胺乃是一种人工合成的化学物质，自然界根本没有天然存在的三聚氰胺。但是，由于环境污染的广泛性，当前，在人类生存的这颗蓝色星球上已经几乎找不到没有被污染的净土了，在南极企鹅的身体内也能检测到化学农药的存在。奶牛吃的饲料当中就含有三聚氰胺污染物，由此导致牛奶中不可避免地存在三聚氰胺。“三聚氰胺奶粉事件”震惊全世界，2012 年 7 月 4 日，联合国负责制定食品安全标准的国际食品法典委员会由此也为牛奶中三聚氰胺含量设定了新标准：只要每公斤液态牛奶中三聚氰胺含量不超过 0.15 毫克就算合格的牛奶。毋庸置疑，环境污染的广泛性，或多或少地都会波及食物。相信你很容易理解：化学农药和工业污染物污染了土壤、河流、海洋，一方面土壤里生长的农作物不可避免地受到污染，河流海洋里生存的水产生物体也会相应受到污染。畜禽在生长过程中为了避免生病，饲养者会在喂养它们的饲料里添加或者直接注射各种兽药和抗生素，如果操作不当，畜禽肉当中会有兽药残留。为了追求食品的观感，在食品生产时过量添加食品添加剂，由此造成了食品的添加剂污染。食物保存不当，还会滋生细菌微生物，有些微生物会造成食物的腐败变质，有些微生物会产生毒素，由此破坏食品安全，最终危害人体健康。总之，自然界和人类社会中，食品污染是广泛存在的。面对现实，我们只能想方设法尽量减轻食品污染，努力把污染物的含量降到人体能够承受的安全水平。为此，国家卫生计生委制定了食品安全国家标准，只要符合标准要求的食物就算是合格产品。

（三）食物中毒与食物过敏

1. 食物中毒

食物中毒通俗地说，就是指食用了被生物性、化学性有毒有害物质污染的食品，或者食用了含有毒有害物质的食品后出现的各种食源性疾病。食物被某些病原微生物污染之后，如果食物存储方法不当，病原微生物就会在食物中生长繁殖或产生毒素，就餐宾客食用了被污染的食物可能发生细菌性食物中毒。沙门氏菌是常见的细菌性食物中毒的罪魁祸首。食物被有毒化学物质污染，如果有毒化学物质数量足够多，就餐宾客就可能发生化学性食物中毒。此外，有些食物本身就含有危害人体健康的物质，烹调加工过程中由于处理不当未能完全除去有害物质，由此也会导致就餐宾客食物中毒，如新鲜黄花菜中的秋水仙碱毒素就会给人体健康带来危害。

2. 食物过敏

除食物中毒以外，食物过敏也是比较常见的一种食源性疾病。食物过敏是由于进食某种食物后发生的不良反应，经常伴有呕吐、腹泻及皮肤起疱疹等症状。一般情况下，比较轻微的食物过敏会自发逐渐好转，严重的食物过敏则能引起窒息、急性哮喘、休克等严重后果，如果不进行及时有效抢救甚至可能死亡。食物中毒发生的条件是食物被污染，健康的人食用污染的食物因此发病；食物过敏则是在食物并没有被污染的情况下，过敏体质的人食用了正常的食物而发病。日常生活中有人吃鸡肉（蛋）腹泻，有人喝牛奶会呕吐，有人吃虾和螃蟹会浑身长红点，有人吃花生则会发生哮喘等：你可以认为这些人分别对鸡肉（蛋）、牛奶、虾和螃蟹、花生过敏。假设在你食用某种正常的食物之后，经常会出现腹泻、呕吐和皮肤出疱疹等症状的话，那么你要尽量避免食用该种食物：你极有可能对这种食物产生过敏反应。酒店餐饮经营管理者在安排宴会菜单时或者餐厅服务人员在接待就餐宾客时，都应该仔细询问宾客当中是否有人有过某种食物的过敏史，避免就餐宾客在酒店进餐时发生食物过敏。

图 1－3 所示为食物中的污染物进入餐桌的途径。

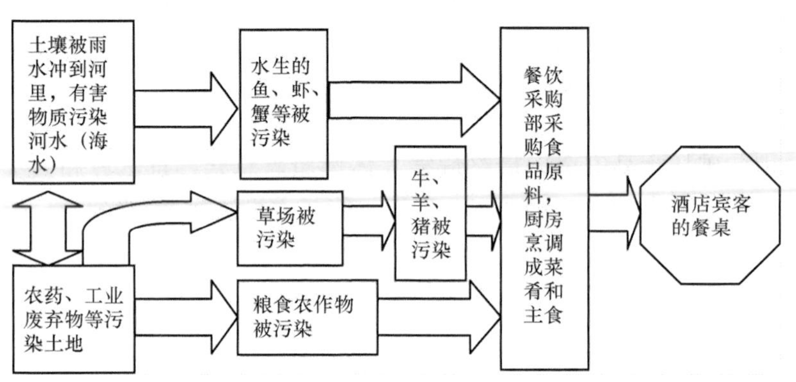

图 1－3　食物中的污染物进入餐桌的途径

三、食品安全法系与食品安全国家标准

（一）食品安全法系

当前，我国食品安全领域内的基本法是《中华人民共和国食品安全法》。以此为基础，相继实施了《中华人民共和国食品安全法实施条例》、《餐饮服务食品安全监督管理办法》、《餐饮服务许可管理办法》和《餐饮服务食品安全操作规范》等，以上法律法规对确保我国餐饮业食品安全发挥了不可替代的重要作用。

对于《中华人民共和国食品安全法》的法律条文，你可能觉得自己不是法律专业工作者，没有必要做到条条通、款款懂。但是，既然你把自己的职业生涯定义在酒店餐饮部门，那么你知道的越多就越好。以下基本内容你是必须知道的。

（1）国家及各级地方政府要依法设立食品安全委员会。本届政府的国家食品安全委员会主任是李克强，副主任是王岐山和回良玉。各级政府的食品药品监督管理局具体负责当地的食品安全工作。

（2）餐饮经营者必须获取食品药品监督管理局的餐饮服务许可和工商管理部门颁发的营业执照方可经营。

（3）餐饮服务提供者的原料控制义务必须履行，要采取各种措施确保采购的食物原料符合食品安全要求；建立食物原料的可追溯制度。

（4）生产经营者自查制度。要求其定期自查食品安全状况，发现有发生食品安全事故潜在风险的，立即停止生产经营并向监管部门报告。

（5）食品生产经营者未及时采取措施消除安全隐患的，监管部门可对其负责人进行责任约谈；监管部门未及时消除监管区域内的食品安全隐患的，同级政府可对监管部门的主要负责人进行责任约谈。

（6）鼓励有条件的食品生产企业实施 HACCP 食品安全认证。

（7）请记住，对于发生重大食品安全事故（如酒店就餐宾客食物中毒）的直接责任人，可能要担负刑事责任。

如果你觉得《中华人民共和国食品安全法》内容过于枯燥难懂，建议你要好好阅读《餐饮服务食品安全监督管理办法》和《餐饮服务食品安全操作规范》。依法依规提供餐饮服务，最大限度地确保食品安全，是你在职业生涯中必须遵循的基本操守。

（二）食品安全国家标准

《中华人民共和国食品安全法》规定，国家卫生计生委专门负责食品安全国家标准的制定工作。在《中华人民共和国食品安全法》实施之前，我国食品安全标准曾经被称为“食品卫生标准”“食品质量标准”等。以猪肉为例，有权制定相关食品安全标准的政府部门有农业部、卫生部、质监局等，这些标准不统一甚至互相矛盾，在操作过程中极大地影响了政府对食品安全的统一监管。为克服以上弊端，国家卫生计生委建立了完善统一的食品安全国家标准体系。

四、认证食品、食品安全管理体系与酒店食品安全管理

（一）认证食品

相信你经常在各种媒体当中看到或者听到有机食品、绿色食品和无公害食品的宣传广告，偶尔也会在各种媒体上看到或听到绿色食品和强化食品的宣传广告。广告中不乏一些极尽夸张的说法，如某种强化食品“对治疗老年人腰腿疼有奇效”，某种保健食品则强调“能降低血脂、根治糖尿病”，等等。实际上，保健食品只是食品而不是药品。毋庸置疑，保健食品能调节人体生理功能、提高人体的免疫力，但是保健食品对疾病是没有治疗效果的。强化食品则是普通食品里添加了某些营养素。对于消化功能正常、膳食结构平衡的人来说，并不需要特意食用保健食品和强化食品。有机食品、绿色食品和无公害食品则因为其具有营养和安全等特性一直深受广大群众的欢迎，不过，与普通食品相比，其价格比较昂贵。

1. 有机食品

有机食品是指来自有机农业生产体系，根据有机农业生产要求和相应标准生产加工，并且通过合法的有机食品认证机构认证的农副产品及其加工品。按照有机农业生产标准，有机食品在生产过程中不得使用有机化学合成的肥料、农药、生长调节剂和畜禽饲料添加剂等物质，并且禁止使用转基因技术生产出来的食品。有机食品这一词是从英文“Organic Food”直译过来的，在我国有时也被称为生态食品或生物食品等。

2. 绿色食品

绿色食品是特指遵循可持续发展原则，按照特定生产方式生产，经专门机构认证，许可使用绿色食品标志的无污染的安全、优质、营养类食品。之所以称为“绿色”，是因为自然资源和生态环境是食品生产的基本条件，由于与生命、资源、环境保护相关的事物国际上通常冠之以“绿色”，为了突出这类食品出自良好的生态环境，并能给人们带来旺盛的生命活力，因此将其定名为绿色食品。

3. 无公害食品

无公害食品是指产地环境、生产过程和终端产品符合无公害食品标准及规范，经过专门机构认定，获得使用无公害食品标志的食品。

无公害食品、绿色食品、有机食品都是安全食品，从种植、收获、加工生产到储藏运输过程中都采用无污染的工艺技术，实现了从土地（产地）到餐桌的全过程质量安全控制，从而确保食品的安全性。尽管如此，绿色食品、有机食品和无公害食品在认证标准、认证机构、认证方法、标识、级别等方面各有要求，不能混淆。三种认证食品当中，有机食品的安全质量最高，绿色食品次之，无公害食品低于有机食品和绿色食品。

（二）食品安全管理体系

为确保食品安全，我国政府对食品生产加工企业推荐的食品安全认证体系主要有 GMP、SSOP、HACCP、ISO22000。其中，GMP 适用于制药和食品企业，是当前我国实施比较广泛的食品和药品的安全管理认证体系；SSOP 是企业为了达到 GMP 所规定的要求，保证生产出来的食品符合食品卫生要求而制定的操作手册，是企业的内部文件，是 GMP 的基础；HACCP 是现在国际上广泛认可的食品安全管理体系，是建立在 GMP 和 SSOP 基础上的控制危害发生的预防体系，主要控制目标是食品安全。我国政府规定，生产不同食品的加工企业需要进行不同类别的 HACCP 认证，餐饮业属于 G1 类 HACCP 认证范围。由于世界各国在国际贸易中认可的食品安全认证体系不同，因此给世界各国的食品生产商带来技术壁垒，阻碍了世界经济一体化的深入发展。为了促进食品国际贸易的顺利进行，国际标准化组织将相关标准在国际范围内进行整合并归纳统一，最终发布了 ISO22000 食品安全管理体系，但是该体系的影响不如 HACCP 那样广泛。

（三）酒店食品安全管理

对现代酒店餐饮部门来说，依法严控食品安全，确保就餐宾客的身体健康是永恒的主题。以《中华人民共和国食品安全法》为基础，结合《中华人民共和国食品安全法实施条例》、《餐饮服务食品安全监督管理办法》、《餐饮服务许可管理办法》和《餐饮服务食品安全操作规范》等，建立完善的酒店食品安全控制体系，是酒店经营管理者常抓不懈的工作内容。对于资金雄厚的酒店管理集团，可以进行 HACCP 食品安全认证工作，以确保酒店食品安全无忧。

酒店食品安全管理的主要内容有：设立食品安全管理机构，定期组织培训餐饮部和采购部的工作人员学习食品安全相关知识；制定厨房、面点间、冷菜间、原料库房、洗消间等食品加工储藏场所的卫生规范和食品加工人员的操作手册；监控卫生规范和操作手册的实施；评估食品安全控制效果，等等。

第三节　本书的主要内容及学习方法

一、本书的主要内容

本书主要由营养学与食品安全两大部分组成。其中，首先介绍了营养学和食品安全的相关概念、研究内容、发展历程及我国政府在营养与食品安全方面采取的政策措施。然后，重点介绍了营养学方面的基本知识及其应用。具体来说，介绍了营养生理基础与能量平衡，蛋白质、脂类、糖类、矿物质、维生素以及水六大营养素的生理功能（包括对人体健康有益的植物性化学物的生理功能）、营养素参考摄入量及其食物来源，各类食品的营养价值、膳食指南以及平衡膳食宝塔等方面的内容。在营养学应用方面主要介绍了烹调过程的营养素保护措施、营养食谱编制原理以及营养菜单设计等方面的内容。在此基础上，还简单介绍了常见营养疾病的膳食与营养。

在食品安全方面，本书主要介绍了食品安全标准、食源性疾病、餐饮企业食品安全管理、食品安全管理体系（如 GMP、HACCP）等方面的内容。

二、学习本书内容的重要性

（一）帮助你从饮食生活中得到美丽和健康

1. 提高你对饮食生活的热爱

学习过营养学之后，你会根据自身的实际生理状况，知道哪些食物最适合自己，你能够非常明智地选择食物、安排三餐、合理地设计自己的膳食结构，帮助自己判断“这种食物对我的健康有好处吗”，或者是提醒自己“这种食物不适合现在身体状况，我不应该吃这种食物”等。换句话说，营养学知识不仅会帮助你保持身体健康，而且还会增加你饮食生活的乐趣，培养你对饮食生活的热爱。由此，在漫长的人生旅途上，你会保持对一日三餐的兴趣，对餐桌上的食物充满了食欲，这些食物则会回报给你美丽、健康和长寿。

2. 加强食品安全的自我保护能力

学习过食品安全知识之后，你会根据食品安全要求选择食物原料，并且采取与之适应的烹调方法烹制食物，减少烹调过程中有害物质的产生；在食物的贮藏过程中采取科学手段确保食物的新鲜程度，防止食物的腐败变质，而不会再为食物保管不当发生废弃无法食用的事情而烦恼。

3. 指导你选购各种零食

营养标签是各种加工食品上描述其热能和营养素含量的标志。学习本课程之后，你会利用掌握的相关知识，通过阅读食品包装物表面的营养标签来决定是否购买这种食品。如果营养标签数据显示某种营养素（如钠）占营养素参考值（NRV）的百分比过高的话，那么你明智的选择方案就是放弃购买，因为过多摄取钠会增大你得高血压病的风险。

（二）为你职业生涯成功助一臂之力

如果将来你计划把自己的职业生涯设计在餐饮管理领域，那么，食品营养与安全这门课将会帮助你在职业上取得成功。这是因为，营养学为餐饮企业的餐饮原料选择和菜肴风味形成提供科学依据，也对烹调过程中食物营养素的保护提供切实可行的方法，同时还为推广科学配膳、平衡膳食提供理论上的科学指导。餐饮企业在管理工作中，应重视营养工作，提供具有合理营养的餐饮产品，指导就餐的中外宾客科学用膳，掌握营养学基本理论知识，加强餐饮产品的营养调配，使厨师提供的餐饮产品不仅保存传统特色风味，同时也具有合理营养。

食品安全相关知识在餐饮企业经营管理各环节也是普遍应用的。食品原料的采购、收货、贮存和发放过程，以及原料经过厨房制作，最终提供给宾客用餐的销售过程，具体的流程是供货中心通过库房、厨房转移到餐厅、宴会厅、酒吧以及通过送餐服务传递给用餐宾客。在这一系列环节、一系列不同的场所中，都有许多的食品安全问题值得管理者注意。具体执行起来应注意以下实际工作：选择新鲜没有被污染的原料；使用人工色素、香精、防腐剂等食品添加剂要按国家规定标准进行；餐饮从业人员注意个人卫生规范；厨具、餐具及食品包装材料要经过清洗消毒；生熟食品分开存放，防止交叉污染；过期食品不得食用；软饮料储存时应经常检验，发现有异样应立即废弃等。对以上相关措施进行监控可确保食品安全，防止发生食物中毒事故。

当前我国政府对食品安全管理体系建设极为重视。如果你将自己定位为酒店餐饮管理部门管理者的话，那么，食品安全管理体系的相关内容是你必须掌握的。目前世界范围内 HACCP 食品安全体系已经被广泛地应用到餐饮管理当中，或许在不远的将来我国餐饮业也将要大力推广实施 HACCP 安全认证体系以确保食品安全，那时候你将会利用学过的知识大显身手。

三、学习本书的好方法

在学习食品营养与安全这门课的过程中，需要你不断地总结自己日常饮食生活中存在的问题，按照营养学与食品安全的基本理论去评价你的饮食生活质量高低。也就是说，要采取理论联系实际的方法学习本课程。此外，你还可通过其他渠道增加对营养与食品安全理论的理解，如你可以登录一些权威的营养学网站（如中国营养学会网站 http：//www. cnsoc. org/）或者食品安全相关网站（如中华人民共和国国家卫生和计划生育委员会网站 http：//www. nhfpc. gov. cn/）。在这些网站里有很多的营养学与食品卫生安全的知识，这些知识不仅能促进你事业上的成功，而且对你个人从食物中得到合理营养和平衡膳食也将发挥重要作用。

课后习题

一、选择题

1. 从字面上理解，营养的含义是（　　）。

A. 谋求养生　　B. 追求保健　　C. 选择食物　　D. 管理膳食

2. 人体需要从食物中获得的营养素有（　　）。

A. 六大类 40 多种　　B. 七大类 50 多种

C. 八大类 60 多种　　D. 五大类 30 多种

3. 营养学的研究内容主要包括（　　）。

A. 食物营养　　B. 人体营养　　C. 公共营养　　D. 国际营养

4. 以下哪个食品的安全质量最高（　　）。

A. 无公害食品　　B. 绿色食品　　C. 有机食品　　D. 生态食品

二、思考题

1. 为什么说营养学是指导酒店餐饮管理的一张“王牌”?
2. 食物中的污染物是如何来到餐桌上的?
3. 如何理解营养与疾病的关系?
4. 简单说说营养学与食品安全学的联系与区别?
5. 怎样才能学好本书的主要内容?
6. 如何理解食品卫生与食品安全的异同?
7. 本书的主要内容有哪些?
8. 学习本书的内容对你的职业生涯有何重要性?

三、实训题

请你上网搜索一下关键词：营养，健康，食品安全，看看你的搜索结果里有多少你感兴趣的信息。再请你上亚马逊网站，搜索一下关键词：营养学，食品营养，食品安全，看看你的搜索结果里有多少你感兴趣的内容。

第二章

食物的消化与吸收

学习目标

1. 了解人体的构成。
2. 了解消化系统的组成。
3. 了解胰岛素和胆汁对消化的作用。
4. 了解消化道不同阶段酶的种类。
5. 了解小肠内襞构造的特点。
6. 掌握胃和小肠的运动方式。
7. 掌握消化道不同阶段营养素的消化特点。
8. 掌握消化道不同阶段营养素的吸收特点。
9. 重点掌握肝脏对人体健康的重要作用。

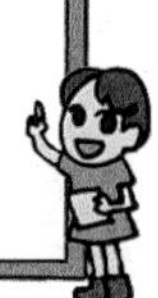

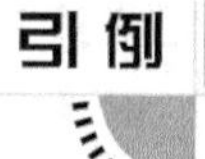

引例

消化道致主人的一封信

亲爱的主人：

你我之间是那么的亲密，我希望我有话直说而不伤害你。我知道在安静的时候我发出的“咕咕”的声音和打嗝声让你难堪。但是请你理解，在你嚼口香糖的时候，在你喝碳酸饮料的时候，还有你进食太快的时候，你每一次吞咽各种食物的同时也都吞下了空气，我实在是没法抑制打嗝的冲动！所以，吃饭时请你坐下来并尽量保持放松。这样一来我的消化任务就能轻一些，我们两个都很高兴。

而且，当你见到一些新的食品时，就迫不及待地把它吞下去，相信我能出色完成你交给我的工作。当然，我会尽力去做这些工作。但是，如果你在吃一些新的食品时（特别是富含寡糖的食品），能够尽量少吃一点，我的工作就会轻松不少，你也就不会听到有很多气体“嘭嘭”地或“嘶嘶”地放出了。你要知道，肠道里的细菌会分解这些糖类产生气体。如果你慢慢地吃进各种新的食品，我也会慢慢地适应这种新的食品，从而也就能够把它们处理得非常妥当。这里我要提醒你，如果你吃一种食品时明显感觉胀肚，就不要吃了。如果感觉肚子胀得厉害，就得让医生检查一下，问题可能很严重也可能根本没什么大不了的。

当你吃喝太多的时候，我会很生气。过量饮食会导致胃灼热，因为胃中的酸水会倒流到食道。对于健康的胃来说，酸实在是没有什么大不了的，因为胃壁有很厚的黏膜层来保护。但是，在胃太满的时候，酸会把食物倒送到食道里，酸会腐蚀食道没有保护的表面。太紧的牛仔裤也会挤压胃，使食物倒流到食道里。吃饭后只要斜靠着或者躺下来都会增加酸倒流入食道的风险，因为这种状态下胃和食道间的肌肉比其他肌肉更松弛一些。有时候减肥很有必要，因为多余的脂肪也会压迫胃，使胃酸倒流伤害食道。亲爱的主人，当你感觉胃灼热的时候，答应我：少吃饭，饭前或饭后一小时再喝一些水（不要在吃饭的时候喝水）；穿宽松的衣服；还要注意饭后休息，但是千万不要躺着。

有时你选择的食物让我烦恼。特别是食物中的刺激物，如辣椒中辣的成分、咖啡中的化学成分、脂肪、巧克力、汽水和酒会使胃灼热。尽量不要吃这些东西。更重要的是，不要吸烟。吸烟会加剧胃灼热的感觉，同时还会伤害你的肺。

同时，我要提醒你：你又在吃胃药了。你一定是看了电视广告受了误导。你要知道大多数胃药只能暂时中和胃酸，短期内缓解胃灼热。但是，胃药会刺激健康正常的胃产生更多的胃酸。因为按照胃的工作守则，当胃内正常的酸性减弱的时候，我必须分泌更多的胃酸来恢复胃内酸性环境。而且胃药中含有的一些成分还会影响营养吸收的能力。为了我，请尽量不要吃那些作了很多广告的胃药，因为它们会限制我的产酸能力，由此也使食物消化变得更困难。事实上，这些药很可能会导致你的消化不良和腹泻。而且，各种胃药还会掩盖溃疡、疝气，以及一种有害的慢性胃病——胃食管反流疾病（GERD）的症状。这个问题很严重，因为不用抗生素杀灭导致胃溃疡的细菌，有时可能会导致胃癌的发生；疝气有时会导致食物流入食管，症状像胃灼热一样，但是疝气需要医生进行综合治疗。GERD的症状很像胃灼热，但是必须进行手术或药物治疗才能治愈。

当你吃得太快的时候，我非常担心你会窒息。请你慢慢把食物咬碎，用唾液把它充分地混合搅拌。吞咽之前不要说笑，还有，呼吸困难时千万不要吃东西。当我受苦的时候，你也很难受。便秘或者腹泻的时候，你我都痛苦。缓慢、困难、干燥的肠运动会很痛，很长时间不能排便会导致你头痛、恶心。尽管如此，你也不要依赖泻药。它们通常都含有导致副作用的刺激物。正确的做法是，仔细留意我发出的需要大便的信号，即使很忙也要抽出时间大便。你无视我发出信号的时间越长，结肠就有越长的时间去吸收粪便中的水分，也就会使之变得更干、更硬！还要注意吃一些富含纤维素的食物。纤维素吸收水分，能够保持粪便的松软，消化道的肌肉更容易推进和排泄这样的粪便。一句话，纤维素使肌肉保持健康，排泄粪便更加容易。此外，请你一定要喝足够的水，因为缺水会使结肠把粪便中能吸收的水分都吸收掉。最后，你还要注意体育锻炼。因为锻炼不仅使手臂和腿上的肌肉发达，也使结肠肌肉强壮，从而能更有效率地排泄粪便。

当我遇到与便秘相反的麻烦：腹泻的时候，我的系统会夺走你身体内的水分和盐。腹泻时，小肠内的食物运动过快，会把你组织中的水分和盐分吸进肠内，和肠内各种营养物质混在一起。这时要休息一下，少喝一些水。要防止腹泻，就不要突然改变饮食习惯。我很想为你卖力工作，承受你吃进来的新食物，但是如果你突然改变饮食习惯，那么你我可能都会深受其害。尽管我不愿意去想它，但是，事实上腹泻的一个重要原因是食物中的危险因素，如有毒有害物质令我产生不适应的结果。如果腹泻持续的时间超过一两天仍然没有痊愈，这时请你务必要看医生了。

谢谢你读我的信。我知道这样的交流对你我都有好处，因为我们要长期互相依存，一起走过漫长的生命旅途。

爱你的你的消化道

第一节 人体构成

一、从五个层次看人体构成

根据人们对有机体的认识程度，可以从五个层次上来分析人体构成。从原子水平、分子水平、细胞水平、组织水平以及整体水平来看，人体构成各具特点。

（一）原子水平

在原子水平上，目前已知的元素有一百三十余种，其中人体内含有的元素有六十多种，主要为氧、氢、碳、氮、钙及磷等，其中氧含量约为65%，碳约为18%，氢约为10%，氮约为3.0%，钙约为2.0%，磷约为1.0%。氧、碳、氢、氮就占了人体总重量的96%左右。其他元素虽然在人体内所占的比例很小，但并不代表它们不重要，如血红蛋白是体内氧的携带者，而铁则是血红蛋白的重要组成成分。

（二）分子水平

在分子水平上，人体是由蛋白质、脂类、碳水化合物、水及矿物质等构成的。以一名体重为65千克的男性为例，其体内的水量约为40千克，占体重的

60%以上；脂类约为9千克，占体重的14%左右，其中估计有1千克为生命活动所必需，其余为能量储备，可以根据人体的活动状况而改变；蛋白质约为11千克，占体重的17%左右，大部分蛋白质在身体内作为基本构成成分而存在，损失超过2千克就会导致严重的生理功能失调。碳水化合物在体内主要是以糖原形式存在，可以用于消耗的储备不超过200克。

（三）细胞水平

在细胞水平上，人体是由细胞、细胞外液及细胞外固体组成的。细胞是身体行使功能的主要组分。按照细胞存在的组织通常将其分为肌肉细胞、脂肪细胞、上皮细胞、神经细胞等类型。

（四）组织水平

在组织水平上，人体是由组织、器官及系统构成的，这样人体的体重就等于脂肪组织、骨骼肌、骨骼、血液及其他如内脏器官等的总和。脂肪组织包括脂肪细胞、血管及一些支撑性结构成分，是储存脂肪的主要场所。骨骼肌有400多块，占体重的比例因性别、年龄不同而有差异。其中，成年男性约占40%，成年女性约占35%。在组成人体的肌肉当中，四肢肌肉约占全身肌肉重量的80%（其中下肢肌约占50%，上肢肌约占30%）。人体骨骼约占体重的14%，男性要高于女性。骨骼是人体的支架系统，成年人骨骼的重量大约有9千克，全身共有206块骨头。骨骼中含有人体全部99%的钙，大约有1 000多克钙存在于骨骼中，此外，骨骼中还大约有500多克磷。正常人的总血量占体重的8%左右。一个50千克体重的人，约有血液4 000毫升，而真正参与循环的血量只占全身血液的70%～80%，其余的则贮存在肝、脾等“人体血库”内，当人体出现少量失血时，贮存在“人体血库”中的血液便会立即释放出来，随时予以补充。

在组织水平上，脂肪组织与其他非脂肪组织（FFM）的状况是评价人体健康常用的指标。研究表明，人体腹腔内的脂肪比皮下脂肪更容易分解，最终形成游离状态的脂肪酸进入门静脉，容易引起糖尿病、高血脂和高血压的发生。

（五）整体水平

需要说明的是，人体在各个水平上的构成是一个动态的过程。对一个个体来说，在胎儿、婴儿、幼儿、青春期、成年、老年等各个时期，身体成分会呈现一定的变化，在疾病、应激等状态下也会发生一定的改变。但通常情况下，在某一特定时间内，如以月或年为单位来衡量时，人体的构成在各个水平上都是相对稳定的，就是说，各组成部分间呈现稳定的定量关系。所以，可以通过在整体水平上的人体测量确定各个水平上身体的构成。这也是身高、体重、皮褶厚度、体质指数（BMI）等人体测量学指标在人体营养状况评价中得到普遍应用的理论基础之一。

二、研究人体构成的重要意义

人体构成在营养学中的应用十分广泛。其中，主要有以下两方面可应用于指导我们的日常饮食生活和酒店餐饮服务。

首先，用于评价个人身体营养状况。例如，通过测量身高体重或腰围，可简单判断你是肥胖还是瘦弱，或是出现了发育障碍。人体构成还能预测你可能发生的营养疾病。例如，根据堆积在腹部内脏的脂肪的多少可以预测糖尿病、心脏病、高血压等营养疾病的发病风险。基础代谢率（BMR）是测定能量代谢的关键指标。人体构成也能指导你的食物摄入量。BMR 与人体构成如非脂肪成分（FFM）、体重、体表面积等指标关系密切，并且与 FFM 重量变化呈现正比关系。只要知道了 FFM 的变化情况，就可以相应调整能量的摄入量。

其次，酒店餐饮服务人员要根据就餐宾客的外形状况推荐营养菜单。例如，对于那些肥胖的宾客可向其推荐比较清淡的膳食，对于瘦弱的宾客则需要推荐蛋白质丰富容易消化的膳食。

第二节　食物的消化与吸收

一、食物消化吸收的前提：健康的消化系统

在日常生活中经常有这样的现象：有些人身体一直很消瘦并感觉到浑身没劲儿，去医院检查身体什么毛病都没有，身体状况一切正常。在听从营养师的建议之后，开始注重饮食生活，过了一段时间之后身体仍然不见起色。这是为什么呢？

我们知道，我们人体摄取各种营养素满足身体健康的需要，首先需要各营养素的供给量充足。但是营养素数量上充足只是满足了人体健康的前提条件，人体组织能够消化这些营养素的具体程度，以及消化之后人体能够吸收这些营养素的程度，和我们消化吸收系统的生理功能状态密切相关。人体的消化吸收系统是非常脆弱的，很多情况都会影响到对食物营养素的消化吸收，甚至说，你的情绪波动都会影响你的消化吸收系统发挥正常的生理功能（我们都曾经有过这样的体验：当你郁闷生气时你就不会感觉饥饿，或者是没有胃口吃饭，即所谓的“气饱了”）。也就是说，即使你的膳食极其丰富，可是由于你消化吸收存在障碍，那么你也有可能发生营养不良。所以，你的身体健康状况，不仅与食物摄取相关，同时还与你的消化系统健康状况息息相关。

二、消化系统对食物的消化与吸收

（一）消化、消化系统与吸收

人体摄入的食物必须在消化道内被加工处理分解成小分子物质后才能进入体

内，这个过程称为消化。消化是由消化系统来完成的，人体消化系统由消化道和消化腺两大部分组成。其中，消化道是指由口腔至肛门粗细不等的弯曲管道，长约九米，包括口腔、咽、食管、胃、小肠（又分十二指肠、空肠及回肠）等部分（见图2－1）。消化腺主要有食管腺、胃腺、肠腺等小消化腺和肝脏、胰腺、唾液腺等大消化腺。需要特别指出的是，在食物消化的过程中，胰腺、胆囊和肝脏等消化器官发挥不可替代的重要作用。其中，胰腺分泌胰液，肝脏分泌胆汁（胆汁储存在胆囊中备用）。人体内的消化有两种方式：一种是通过机械作用来消化食物，特点是只把食物由大块变成小块，并不发生化学反应，称为机械消化；另一种是在消化酶的作用下，把大分子变成小分子，称为化学消化。通常情况下，食物的机械消化与化学消化是同时进行的。食物经过消化后，其中所含营养素所形成的小分子物质通过消化道进入血液或淋巴液，最后再进入肝脏的过程，称之为吸收。

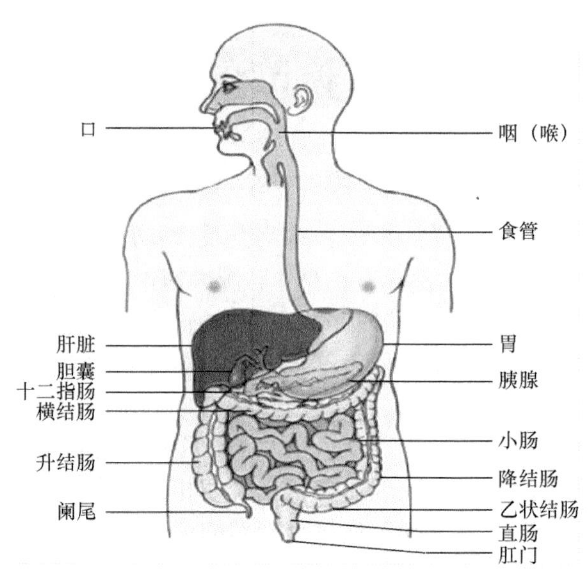

图2－1　消化系统示意图

（二）不同消化器官的消化功能

1. 口腔是食物消化的开端

口腔位于消化道的最前端，是食物进入消化道的门户。口腔内参与消化的器官有：

牙齿。牙齿是人体最坚硬的器官，通过牙齿的咀嚼，食物由大块变成小块。

舌。在进食过程中，舌使食物与唾液混合，并将食物向咽喉部推进，用以帮助食物吞咽；同时舌是味觉的主要器官。

唾液腺。人的口腔内有3对大的唾液腺：腮腺、舌下腺、颌下腺，还有无数个分散存在的小唾液腺，唾液就是由这些唾液腺所分泌的混合液。

唾液为无色、无味近于中性的低渗液体。唾液中的水分约占99.5%，有机物主要为黏蛋白，还有唾液淀粉酶、溶菌酶等，无机物主要有钠、钾、钙、硫、氯等。

唾液的作用主要有：唾液可湿润与溶解食物，以引起味觉；唾液可清洁和保护口腔，当有害物质进入口腔后，唾液可起冲洗、稀释及中和作用，其中的溶菌酶可杀灭进入口腔内的微生物；唾液可使食物粘成团，便于吞咽；唾液中的淀粉酶可将少量的淀粉分解成麦芽糖（长时间咀嚼米饭、馒头之后你会感觉到有一些甜的味道，其原因就在于此）。值得提醒的是，唾液淀粉酶仅在口腔中起作用，当进入胃与胃液混合后，由于pH值下降，淀粉酶迅速失活被人体消化。

食物在口腔内的消化过程是经咀嚼后与唾液合成团，在舌的帮助下送到咽的后壁，经咽与食管进入胃。食物在口腔内主要进行的是机械性消化，伴随少量的化学性消化，且能反射性地引起胃、肠、胰、肝、胆囊等器官的协同活动，为以后的消化打基础。

小资料2－1

进餐之前要保持和谐宁静的心情

食物未进入口腔之前，就开始了消化的准备工作。我们饥饿时，看到食物的色泽、外形，嗅到食物散发出的诱人香味，或听到别人谈起食物的如何美味时，甚至想到要吃什么可口的食物时，口腔里就会大量分泌唾液，以准备迎接食物进入口腔。相反，如果健康状况不佳的话，或者精神紧张、情绪萎靡、忧愁抑郁、愤怒等都会影响唾液的分泌，从而影响碳水化合物在口腔里的消化，最终增加胃肠的消化负担，影响整个消化系统对食物的消化效果。

2. 咽与食管是食物的通道

咽位于鼻腔、口腔和喉的后方，其下端通过喉分别与气管和食管相连，是食物与空气的共同通道。当吞咽食物时，咽后壁前移，封闭气管开口，防止食物进入气管而发生呛咳现象。食团进入食管后，在食团的机械刺激下，位于食团上端的平滑肌收缩，由此产生一定的挤压推力，推动食团向下移动；与此同时，位于食团下方的平滑肌舒张，接受食团奔向胃。以上过程循环往复，不断地把人体吞咽下的食团输送到胃里。

3. 胃是食物消化的“中转站”

胃位于左上腹，大约在胸部正下方至肚脐上方的部分，它的形状就像中国人除夕之夜吃的饺子一样，是消化道当中最膨大的器官。胃上端通过贲门与食管相连，下端通过幽门与十二指肠相连（为了便于理解，可以想象为胃是一所房子，“前门”就是贲门，贲门前面的通道是食管；“后门”就是幽门，幽门下面的通道是十二指肠）。当食物进入胃之后，胃就会伸展开来以接受这些食物，此时，胃的位置会因食物重量而下降至肚脐下方。

胃主要有贲门、胃底、胃体和幽门四个部分组成。胃底和胃体被合称为消化囊。从胃的结构上看，胃壁自外而内分别由浆膜、肌膜层和黏膜组成（如同一个特制的“三明治”一样）。其中，浆膜是一层坚固的膜，覆盖在胃的表面，忠实地守卫着胃免受外界的伤害，可以把它看成是胃的外围防线。黏膜则相当于胃的内壁，大约有胃壁厚度的一半左右，表面布满了细小的褶皱，这些褶皱被称为胃腺，分泌胃液的分泌腺也在黏膜上。在浆膜和黏膜之间是肌膜层（即胃壁“三明治”的馅），由纵层、环层、斜层共计三层肌肉组成，其主要作用是帮助胃运动（胃的构成见图 2－2）。

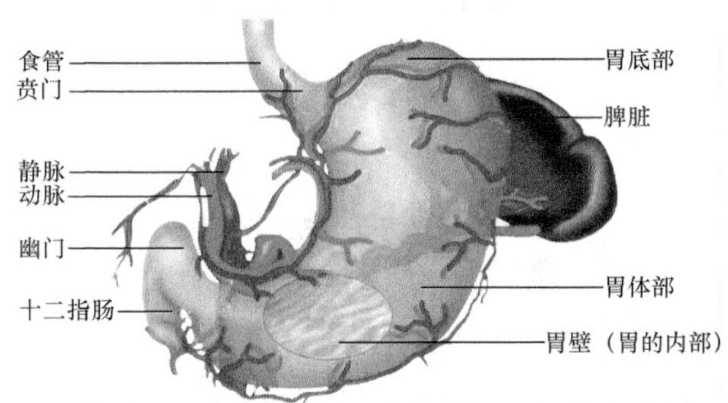

图 2－2　胃的构成示意图

胃为了帮助消化食物，就像一架搅拌机一样不断进行运动，尽量使食物与胃液进行充分混合。胃的运动主要有以下几种方式。

（1）胃的容受性舒张。由于胃的伸缩性十分强大，在充盈的状态下体积可增大到 1 000～1 500 毫升。因此，胃在接受食物时不会引起胃内压力增大。胃的容受性舒张的生理意义是使胃的容量适应于大量食物的涌入，以完成储存和预备消化食物的功能。

（2）紧张性收缩。胃被充满后，就开始了它的持续较长时间的紧张性收缩。

在消化过程中，紧张性收缩逐渐加强，使胃腔内有一定压力，这种压力有助于胃液渗入食物，并能协助推动食物不断地向十二指肠移动。

（3）胃的蠕动。胃的蠕动由胃体部发生，向胃底部的方向发展。蠕动的作用是使食物与胃液充分混合，便于胃液的消化作用并把食物以最适合小肠消化和吸收的速度向小肠排放。

如果只凭借胃的运动来达到消化食物的目的简直就是天方夜谭。食物在胃中进行消化，起决定性作用的是胃液。胃液为透明、淡黄色的酸性液体，pH 值为 0.9～1.5。胃液主要由以下成分组成。

（1）胃酸。胃酸由盐酸构成，由胃黏膜的壁细胞分泌。胃酸主要有以下功能：①激活胃蛋白酶原，使之转变为有活性的胃蛋白酶；②维持胃内的酸性环境，使胃内的消化酶保持最合适的 pH 值，并使钙、铁等矿质元素处于游离状态，利于吸收；③杀死随同食物进入胃内的微生物；④造成蛋白质变性，使其更容易被消化酶所分解。

（2）胃蛋白酶。胃蛋白酶是由胃黏膜的主细胞以不具活性的胃蛋白酶原的形式所分泌的，胃蛋白酶原在胃酸的作用下转变为具有活性的胃蛋白酶。胃蛋白酶可对食物中的蛋白质进行简单消化，主要作用于含苯丙氨酸或酪氨酸的肽键，形成小分子蛋白质，但很少能够把蛋白质消化成游离氨基酸（当食糜被送入小肠后，随 pH 值升高，胃蛋白酶迅速失活被消化）。

（3）黏液。黏液的主要成分为糖蛋白。它覆盖在胃黏膜的表面，形成一个厚约 500 微米的凝胶层，具有润滑作用，便于食物搅拌成食糜；黏液还保护胃黏膜不受食物中粗糙成分的机械损伤；黏液为中性或偏碱性，可降低盐酸、胃酸酸度并减弱胃蛋白酶活性，同时隔绝它们与胃的直接接触，从而防止酸和胃蛋白酶对胃黏膜的消化，起到保护胃的作用。

（4）内因子。由壁细胞分泌，可以和维生素 B_{12} 结合成复合体，有促进回肠上皮细胞吸收维生素 B_{12} 的作用。

小资料 2－2

“定时定量”是保护胃的一大法宝

为了促进胃的消化功能，保护胃的健康，我们要养成定时定量进食的习惯，千万不要暴饮暴食，否则会严重影响胃的蠕动能力和胃液的分泌功能，从而造成食物的消化不良。进食前后的负面情绪如愤怒、忧伤、害怕、恐惧等心理状态也会严重影响胃的消化功能。俗话说“饭后百步走，活到九十九”，说的是饭后不宜立即进行紧张的脑力或体力活动，最好在幽静安逸的环境中散步休闲，或是做一些轻松愉快的活动，这对提高胃的消化功能大有裨益。

4. 小肠是食物消化的主要器官

食物在胃里经过胃的搅拌作用和胃液的初步消化，经过幽门来到小肠。小肠是食物消化的主要器官，位于胃的下端，长 5～7 米，从上到下依次分为十二指肠、空肠（约占小肠的 2/5）和回肠（约占小肠的 3/5）三个部分。十二指肠（其名称来源是由于其长度相当于 12 横指并排的长度，故名）长约 25 厘米，在中间偏下处的肠管稍粗，称为十二指肠壶腹，该处有胆总管的开口，胰液及胆汁经此开口进入小肠，开口处有环状平滑肌环绕，起括约肌的作用，被称为奥狄（Oddi）括约肌。奥狄括约肌专门防止肠内容物返流入胆管。小肠的结构示意图参见图 2－3。

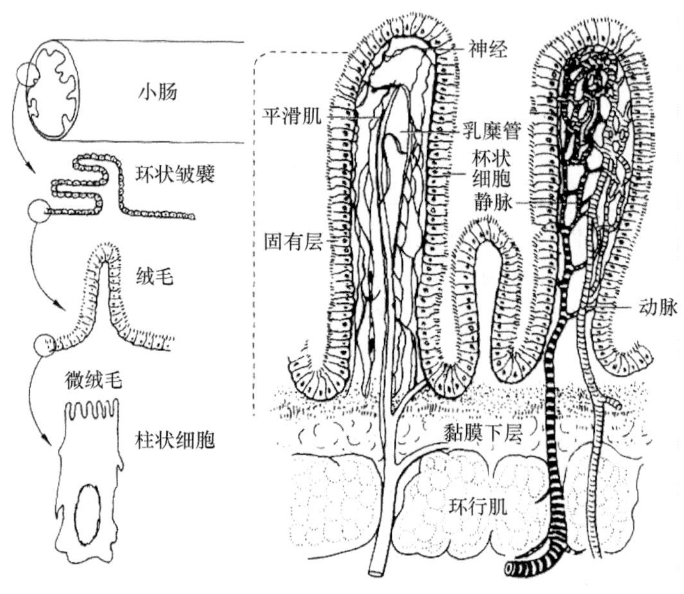

图 2－3　小肠结构示意图

与胃相类似，小肠在消化食物时也是在不断运动的。小肠的运动方式主要有：

（1）紧张性收缩。小肠纵行肌的紧张性收缩是其他运动形式有效进行的基础，当小肠紧张性降低时，肠腔扩张，肠内容物的混合和运转减慢；相反，当小肠紧张性增高时，食糜在小肠内的混合和运转过程就加快。

（2）分节运动。由环状肌的舒缩来完成。在食糜所在的一段肠管上，环状肌在许多点同时收缩，把食糜分割成许多节段；随后，原来收缩处舒张，而原来舒张处收缩，使原来的节段分为两半，相邻的两个半节段又重新合拢为一个新的节段。如此反复进行，食糜得以不断地分开，又不断地混合，一般称此为“钟摆运动”或“分节运动”。分节运动的向前推进作用很小，它的作用在于：使食糜与消化液充分混合，便于进行化学性消化；使食糜与肠壁紧密接触，为吸收创造条件；挤压肠壁，有助于血液和淋巴的回流。小肠的分节运动如图 2－4 所示。

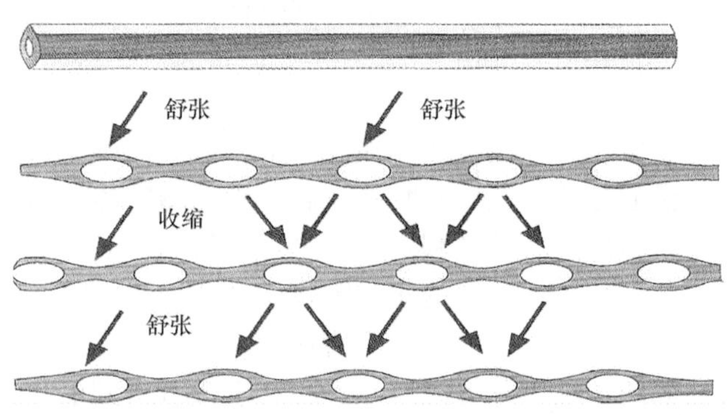

图 2－4 小肠分节运动的示意图

（3）蠕动。蠕动是一种把食糜向着大肠方向推进的作用。蠕动由环状肌完成。由于小肠的蠕动很弱，通常只进行一段短距离后蠕动即消失，所以食糜在小肠内的推进速度很慢，大约每分钟只能推进 1～2 厘米。

在小肠充分运动的基础上，食物在小肠接受胰液、胆汁及小肠液的化学性消化，最终变成人体容易吸收利用的各种营养素。

（1）胰液。胰液由胰腺的外分泌腺部分分泌。胰液被分泌出来之后首先进入胰管，流经胆总管（胰管与胆管合并而成）后，在位于十二指肠处的胆总管开口进入小肠。胰液为无色、无嗅的弱碱性液体，pH 值为 7.8～8.4，含水量类似于唾液。胰液中的无机物主要为碳酸氢盐，其作用是中和进入十二指肠的胃酸，避免肠细胞膜受强酸的侵蚀损伤，同时也提供了小肠内多种消化酶活动的最适环境；有机物则由多种酶组成，主要有胰淀粉酶（为 α－淀粉酶）、胰脂肪酶类（有胰脂肪酶、磷脂酶 A2、胆固醇酯酶和辅脂酶）、胰蛋白酶类（分内肽酶和外肽酶）。除上述三类主要的酶外，胰液中还含有核糖核酸酶和脱氧核糖核酸酶。值得注意的是，胰腺最初分泌的各种蛋白酶都是以无活性的酶原形式存在的，进入十二指肠之后才被其中的肠激活酶激活发挥消化功能。

此外，胰岛素也是胰腺的产物。众所周知，葡萄糖提供能量，是人体各种活动的基础，人们对葡萄糖的要求是十分精确的，多一些或者少一些都可能对身体健康带来危害；胰岛素的职责就是控制血糖含量并使之保持正常水平。一旦胰腺发生病变影响胰岛素的分泌，人体可能会患糖尿病。因此，胰腺对人体健康发挥着极其重要、不可替代的作用。

（2）胆汁。胆汁是由肝细胞合成的，平时储存于胆囊（胆囊是位于肝脏下方的黄绿色的小口袋）中。从这个角度来看，胆囊只是胆汁的临时“仓库”，实际上胆囊还能浓缩胆汁，并分泌黏液保护胆道黏膜免受浓缩胆汁的侵蚀和溶解。食物从胃的幽门出来之后，在通过十二指肠的时候，十二指肠黏膜产生缩胆囊素使胆囊收缩，最终将胆囊中的胆汁排泄到十二指肠，胆汁与食物充分混合后进入小肠。

胆汁是一种金黄色或橘棕色有苦味的浓稠液体，其中除含有水分和钠、钾、钙、碳酸氢盐等无机成分外，还含有胆盐、胆色素、脂肪酸、磷脂、胆固醇和细胞蛋白等有机成分。胆盐是由肝脏利用胆固醇合成的胆汁酸与甘氨酸或牛磺酸结合形成的钠盐或钾盐，是胆汁参与消化与吸收的主要成分。

胆汁是人体消化脂肪的主力军。如前所述，食物经过胃的消化之后，除了部分蛋白质在胃蛋白酶的作用下分解之外，脂肪几乎没有得到消化。在小肠中，脂肪能够得到彻底消化，胆汁的作用功不可没。胆盐可激活胰脂肪酶，使后者催化脂肪分解的作用加速；胆汁中的胆盐、胆固醇和卵磷脂等都可作为乳化剂，使脂肪乳化成细小的微粒，增加了胰脂肪酶的作用面积，使其对脂肪的分解作用大大加速；胆盐与脂肪的分解产物如游离脂肪酸、甘油一酯等结合成水溶性复合物，促进了脂肪的吸收；通过促进脂肪的吸收，间接帮助了脂溶性维生素的吸收。此外，胆汁还是体内胆固醇和胆色素代谢产物排出体外的主要途径。图 2－5 是脂肪被胆汁乳化之后分解的示意图。正常情况下，脂肪不溶解于水样消化液当中，因此很难接触到消化液中的酶（见 a）；通过乳化作用之后，脂肪能够溶解在水样的消化液中（见 b），从而能够与消化液中的脂肪酶接触，最终被分解成为脂

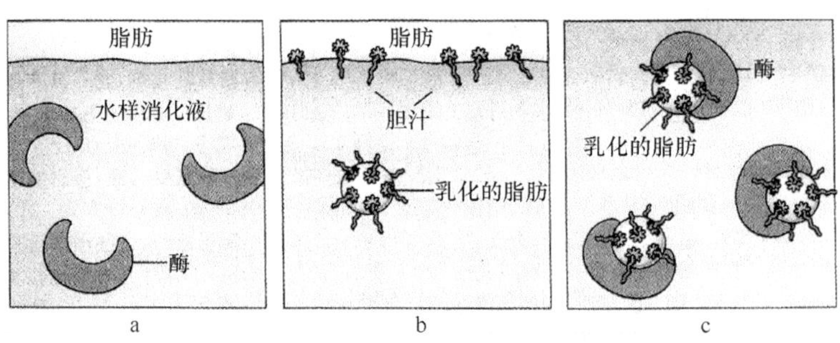

图 2－5　脂肪被胆汁乳化的示意图

肪酸等物质（见c）。

值得说明的是，人体一旦肝脏生病，如不幸得了肝炎，由此造成肝细胞分泌胆汁的功能受损，那么，患者消化脂肪的能力也必然极大降低，这就是肝炎患者不能吃油腻食物的主要原因。作为维持人体健康的重要器官，肝脏除了是胆汁制造工厂、胆汁帮助胃肠道消化脂肪和吸收脂溶性维生素之外，对人体健康还有以下重要作用：肝脏合成蛋白质，有脱氨基与转氨基的作用，并把氨合成尿素排出体外；肝脏储存糖原，随时供给身体使用；肝脏参与内分泌调节；制造纤维蛋白原、凝血酶原及各种凝血因子，帮助止血；肝脏是身体的“解毒工厂”，分解各种对人体有害的物质；是“过滤工厂”，肝脏还有吞噬免疫功能，能够清除血液中的细菌、色素和其他有害物质，等等。

图2－6为肝脏、胆囊、胰腺等器官的示意图。

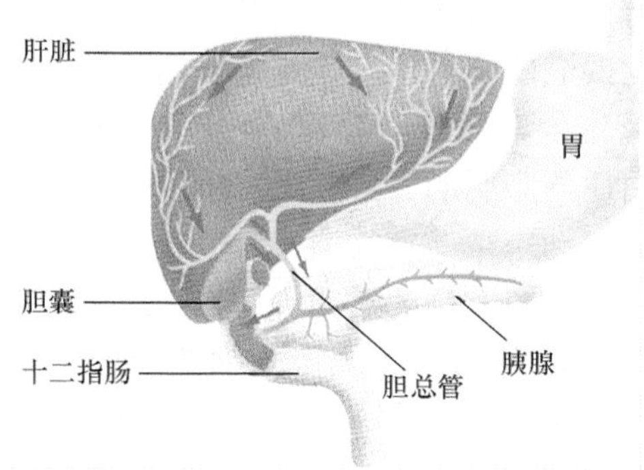

图2－6　肝脏、胆囊、胰腺等器官示意图

（3）肠液。小肠液是由十二指肠腺细胞和肠腺细胞分泌的一种弱碱性液体，pH值约为7.6。小肠液中的消化酶包括氨基肽酶、α－糊精酶、麦芽糖酶、乳糖酶、蔗糖酶、磷酸酶等；主要的无机物为碳酸氢盐；小肠液中还含有肠激活酶，可激活胰蛋白酶原。

小资料2－3

小肠绒毛是营养吸收的“主力军”

食物在胃里的停留时间只有3～5小时，可是在小肠里的停留时间有时长达十几个小时。在这段时间里，小肠展开浑身解数，把各种大分子的营养物质分解成葡萄糖、脂肪酸、氨基酸等小分子物质。与此同时，成百上千万个小肠绒毛在食糜中不断地伸缩、摇摆，仔细搜索每一个可供吸收的营养素小分子物质，一旦找到就把它们送到血液淋巴等组织系统中去，充分发挥各种营养素的生理功能。

5. 大肠是人体的“垃圾存储场”

经过小肠的运动和消化液的消化之后，绝大多数营养成分在小肠里被彻底消化并吸收，未被消化的食物残渣由小肠进入大肠。大肠成为这些消化后的食物残渣的临时储存仓库，可以把它看成人体的“垃圾存储场”。大肠是消化系统的最后部分，大肠的最粗处直径为 5 ~ 8 厘米，大约是小肠的两倍，大肠的长度不如小肠，只有 1.5 米左右。大肠可分为盲肠、结肠和直肠。其中，盲肠与小肠的回肠连接。从盲肠下端伸出来的阑尾和消化、吸收等都没有关系，但是近年来的科学研究发现，它是身体免疫系统的一部分，有预防感染的功能。日常生活中常见的盲肠炎，其实就是阑尾炎。

人类的大肠内没有重要的消化活动。正常情况下，人体大肠并不进行化学性消化活动，大肠内食物残渣的分解也多是细菌作用的结果，细菌可以利用肠内较为简单的物质合成 B 族维生素和维生素 K，但更多的是细菌对食物残渣中未被消化的碳水化合物、蛋白质与脂肪的分解，所产生的代谢产物也大多对人体有害。

胃、小肠通过机械运动来帮助食物消化与吸收，大肠则通过机械运动帮助食物残渣得到暂时储存。因此，大肠的运动少而慢，对刺激的反应也较迟缓。

（1）袋状往返运动。环状肌的无规律收缩能引起袋状往返运动，可使结肠袋中的内容物向两个方向做短距离位移，但并不向前推进食物残渣。

（2）分节（或多袋）推进运动。由一个结肠袋或一段结肠收缩完成，把肠内容物向下一段结肠推动。

（3）蠕动。由一些稳定向前的收缩波组成，收缩波前方的肌肉舒张，空间增大，而后方的肌肉收缩，产生闭合作用并推着食物残渣前行。

大肠中的细菌来自于空气和食物，它们依靠食物残渣而生存，同时分解未被消化吸收的蛋白质、脂肪和碳水化合物。蛋白质首先被分解为氨基酸，氨基酸或是再经脱羧产生胺类，或是再经脱氨基形成氨，这些可进一步分解产生苯酚、吲哚、甲基吲哚和硫化氢等，这些物质是粪便臭味的主要来源；碳水化合物（包括一些可溶性膳食纤维）可被分解产生乳酸、醋酸等低级酸以及二氧化碳、沼气（甲烷）等；脂肪则被分解产生脂肪酸、甘油、醛、酮等，这些成分大部分对人体有害，有的可以引起人类结肠癌。而不溶性的复杂膳食纤维则可加速这些有害物质的排泄，缩短它们与结肠的接触时间，具有预防结肠癌的作用。

（三）食物营养素的吸收

如前所述，我们把经过消化后的食物中所含营养素等小分子物质通过消化道进入血液或淋巴液从而进入肝脏的过程，称之为吸收。小肠是营养素吸收的核心场所，绝大多数的营养素都是在小肠吸收的。

1. 小肠是营养素吸收的核心场所

食物营养素吸收的主要部位是小肠上段的十二指肠和空肠。回肠和大肠吸收的功能比较弱，主要是吸收水分和残余的矿物质等营养素。

小肠之所以能够成为营养素吸收的核心场所，是因为小肠的构造十分奇特，小肠内侧表面是由黏膜所构成的凹凸皱襞，也称之为环状皱襞，环状皱襞中有无数突起的绒毛。绒毛内藏有血管和淋巴管，可以把吸收来的营养物质运送到血液中。绒毛的表面又密密麻麻地丛生着更细小的微绒毛。凭借这种三重精密的构造，小肠与食糜接触的表面积扩大至原来的600倍，可达200平方米！由此，小肠的这种结构也使小肠内径变细，从而增大了食糜流动时的摩擦力，延长了食物在小肠内的停留时间，为食物在小肠内的吸收创造了有利条件。这就是小肠能够高效率地吸收食糜中的各种营养物质的奥秘之所在。

2. 营养素的吸收方式

小肠细胞膜的吸收作用主要依靠被动转运与主动转运来完成。其中，被动转运主要包括被动扩散、易化扩散、滤过作用等。被动转运不需要耗费能量，营养物质由高浓度向低浓度方向行进；主动转运则需要消耗能量，营养物质从低浓度向高浓度方向行进。

（1）被动扩散。通常物质透过细胞膜，总是和它在细胞膜内外的浓度有关。不借助载体，不消耗能量，物质从膜的高浓度一侧向低浓度一侧透过称被动扩散。由于细胞膜的基质是磷脂双分子层，脂溶性物质更易进入细胞。一般情况下，脂溶性营养素进入细胞的速度决定于它在脂质中的溶解度和分子大小，溶解度越大，透过越快；如果在脂质中的溶解度相等，则较小的分子透过较快。

（2）易化扩散。易化扩散指非脂溶性物质或亲水物质，不能透过细胞膜的双层脂类，需在细胞膜蛋白质的帮助下，由膜的高浓度一侧向低浓度一侧扩散或转运的过程。易化扩散可被看成需要膜上蛋白质参与的特殊“被动扩散”。

（3）滤过作用。消化道上皮细胞可以看作是滤过器，如果胃肠腔内的压力超过毛细血管，水分和其他物质就可以被过滤进入血液。

（4）渗透作用。渗透可看作是特殊情况下的扩散。当膜两侧产生不相等的渗透压时，渗透压较高的一侧将从另一侧吸引一部分水过来，以求达到渗透压的平衡。

在小肠，一部分营养素以被动转运的形式被人体吸收了，另外一部分营养素则是以主动转运的方式被人体吸收。在许多情况下，某种营养成分必须要逆着浓度梯度（化学的或电荷的）由低浓度向高浓度的方向穿过细胞膜，这个过程称主动转运。营养物质的主动转运需要有细胞上载体的协助。载体是运输营养物质进出细胞膜的脂蛋白。在实施主动运输的过程中，营养物质先要和载体结合成复合物才能进入细胞，进入细胞之后，复合物放下营养物质，以载体的形式重新回到细胞外，继续行使运送营养物质的工作。

3. 各种营养素的吸收

（1）碳水化合物的吸收。食物中的碳水化合物被消化成单糖后，在小肠上段被吸收。但各种单糖的吸收速度不同，若以葡萄糖的吸收速度为100，则半乳糖为110，果糖为43，甘露糖为19等。由此可推测，葡萄糖在小肠上皮细胞以主动转运的形式被吸收。葡萄糖被吸收后进入血液，经门静脉进入肝脏，然后在肝内储存或参加全身循环。图2－7所示为碳水化合物的消化吸收过程。

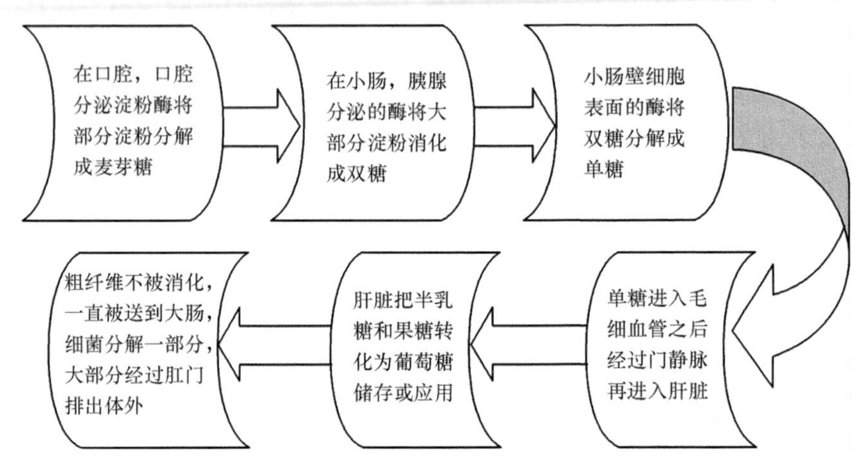

图2－7　碳水化合物的消化吸收过程示意图

（2）蛋白质的吸收。蛋白质只有在小肠内被分解成氨基酸之后才能被人体吸收。氨基酸的吸收部位主要在小肠上段。氨基酸的吸收速度较快，当食糜到达小肠末端时，各种氨基酸一般都已被吸收殆尽。氨基酸在小肠也是以主动运输的形式被吸收的。图2－8所示为蛋白质的消化吸收过程。

（3）脂肪的吸收。脂肪经胆盐乳化在十二指肠中与各种脂肪酶接触，被水解为甘油一酯、甘油和脂肪酸。这些脂肪的水解产物在小肠黏膜细胞以扩散方式被吸收。其中，10个碳以上的长链脂肪酸和甘油一酯在小肠黏膜内重新酯化为甘油三酯，以乳糜微粒的形式进入淋巴循环后再进入血液。10个碳以下的中、短链脂肪酸则以游离态通过小肠黏膜细胞进入血液循环经门静脉入肝。图2－9所示为脂肪的消化吸收过程。

（4）矿物质和维生素的吸收。小肠和大肠的各部位都可以吸收矿物质，吸

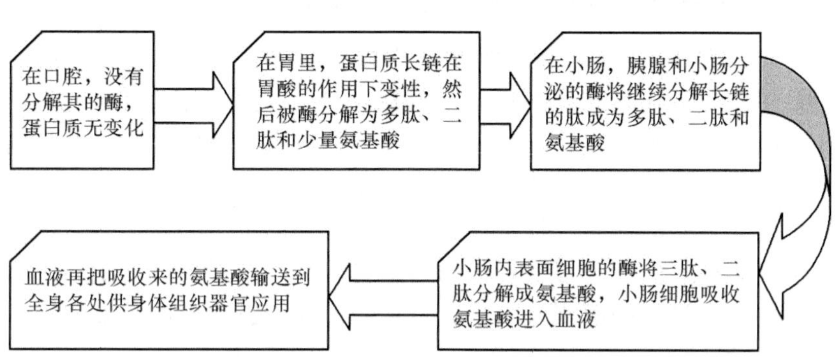

图 2－8　蛋白质的消化吸收过程示意图

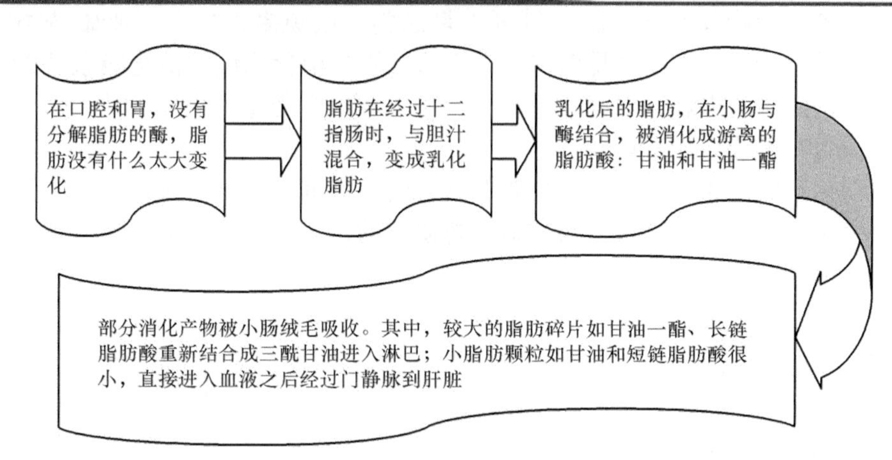

图 2－9　脂肪的消化吸收过程示意图

收的速度取决于多种因素：pH 值、载体、饮食成分等都可影响矿物质的吸收。如铁和钠是以主动转运的机制进行吸收的，而且维生素 C 和维生素 E 有利于铁的吸收。大多数的维生素是在小肠的上部吸收。水溶性维生素吸收的速度快；由于脂溶性维生素的吸收需要脂肪的帮助，因此脂溶性维生素的吸收速度较慢。

（5）水分的吸收。水的主要吸收部位在小肠，大肠也可继续吸收食物残渣中剩余的水分，而胃中吸收的水分很少。大部分水分主要以渗透作用和滤过方式被吸收。

三、提高消化系统生理功能的措施

综上所述，人体想要从食物中得到充分的营养物质，不仅需要膳食结构科学合理，而且还需要消化系统处于良好的健康状态。人体消化道系统包含了食道、胃、小肠、胰脏、肝脏和胆囊、大肠等一系列的器官，只要其中一个器官出现问题，就会影响到人体从食物中获取营养素的能力，也影响到人们对美味食物的追求。为确保消化系统的健康，日常饮食生活要注意以下事项。

首先，养成良好的饮食习惯。三餐要定时定量，细嚼慢咽。定时进餐有助于建立条件反射，促进各种消化液的分泌。细嚼慢咽能够充分磨碎食物，减少食物进入气管的风险。

其次，进餐前后保持愉快的心情，创造和谐宁静的进餐环境。进餐过程中避免谈论不愉快的话题，尽量将注意力集中到食物上去。

最后，尽量少吃刺激性强、不易消化的食物。对那些过酸、过辣的食物要尽量避免，腌制食物如香肠、腊肉等可少量品尝，避免摄入过多的亚硝胺类化合物。过冷或过热的食物也容易引起肠道不适，影响消化系统的消化吸收功能。对于有消化道疾病的患者，如胆结石、胃溃疡患者，要避免食用炸、煎、焗、烤制类食物，否则可能会加重病情。

对消化系统健康有益的食物主要有富含膳食纤维的食物。膳食纤维不仅能够吸附有害物质，还具有加快胃肠蠕动预防便秘的作用；此外，十字花科蔬菜等对维持肠道健康也有很大的帮助。

课后习题

一、选择题

1. 从原子水平上看人体构成，人体碳氢氧氮的含量大约在（　　）。

A. 90%　　B. 93%　　C. 96%　　D. 99%

2. 小肠的特殊构造，使它的表面积增大到（　　）。

A. 100 平方米　　B. 150 平方米　　C. 200 平方米　　D. 250 平方米

3. 主导小肠的分节运动的肌肉是（　　）。

A. 纵行肌　　B. 斜行肌　　C. 环状肌　　D. 螺纹肌

4. 胆汁在消化过程中的重要作用是（　　）。

A. 帮助消化脂肪　　B. 帮助消化维生素

C. 帮助消化矿物质　　D. 帮助消化纤维素

二、思考题

1. 肝脏有哪些重要的生理功能？

2. 胃的运动方式有哪些？
3. 小肠的运动方式有哪些？
4. 大肠的运动方式有哪些？
5. 胰岛素对人体健康的重要性怎样？
6. 胆汁具有何种生理作用？
7. 消化道不同部位吸收营养素的特点是什么？
8. 提高消化系统生理功能的有效措施是什么？

三、实训题

选一个悠闲的日子，比如说某个星期六或星期天，对照图 2－1 所表明的人体消化系统示意图，在你的身体上尝试找到各个器官的位置：肝脏（包括胰腺和胆囊）的位置、胃的位置、阑尾的位置和大肠的位置。只有熟悉你的身体器官位置，才能更好地进行自我保护。例如，如果你的腹部右下角疼痛，你就会初步判断“是不是阑尾出了问题”；当你肚脐以上部位疼痛的时候，你就会初步猜测“是不是胃有毛病了”。这些知识在关键时刻或许能够帮你大忙。

第三章

营养学基础

学习目标

1. 深刻理解蛋白质、脂类、碳水化合物的生理功能。
2. 体会必需氨基酸、必需脂肪酸对人体健康的意义。
3. 掌握人体能量消耗的途径、不同体力活动的能量消耗量。
4. 掌握钙、铁、锌、硒的生理功能及缺乏症。
5. 掌握维生素A、维生素C、B族维生素的生理功能及缺乏症。
6. 用心体会科学饮水的方法。
7. 理解膳食纤维的生理功能。
8. 了解各种营养素的参考摄入量。

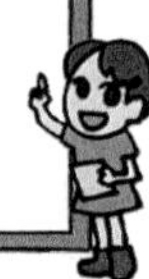

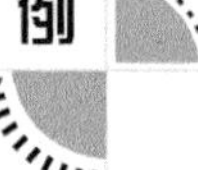

人体需要的营养素与能量

我们的身体每天都在运动和工作，为此它必须消耗能量。人体运转所需要的能量都是通过植物而间接地从太阳获得。植物在生长过程中捕获太阳的能量并储存在自身的组织中。当你食用植物性食物，如谷类、蔬菜或水果时，就会从中获取并利用这些能量。草食性动物也通过同样的方式获得能量，因此，当你食用动物性食物时，摄取的化合物中所含有的能量原本也是来自太阳。

身体的存在还需要六大类营养素（人体工作不可或缺的六类分子）和提供这些营养素的食物。这六大类营养素中有四种（碳水化合物、脂肪、蛋白质和维生素）是有机物，即来自生物体含有碳元素的营养素，水和矿物质是无机物。实际上，如果从营养素的角度来说，人体的组成物质和食物的组成物质是相同的，二者之间的差别主要体现在这些物质排布的方式不同。曾经发生过以下悲惨事件：某个外国游客去非洲肯尼亚国家森林公园旅游时，不小心从观光汽车里掉了出来，抢救不及十分不幸地成为狮子口中的食物。设想一下，对于狮子来说，这个可怜的游客作为“食物”，完全能够满足它所需的营养素。

食物中所含的六类营养素中最重要的是水。身体每时每刻都在消耗水，因此必须不断补充。四类有机营养素中，除维生素之外，其他三类营养素是产能量营养素，人体可以使用其中含有的能量。碳水化合物和脂肪是最重要的产能量营养素，蛋白质则具有双重性：它既能产生能量，也可以为建构机体的组织提供原料。这里必须说明，尽管酒精也产生能量，但是，我们的身体更倾向于把它当作一种“毒素”（因为它对身体组织的生长、维持和修复有害），在肝脏把它分解处理掉以避免损害人体健康，而不是把它当作营养素来利用。

维生素和矿物质不能为身体提供能量，但它们也是维持生命活动所必需的营养物质。维生素和矿物质是人体生理功能的调节因子，帮助调节身体内所有的生命过程，如食物消化吸收、肌肉收缩和舒张、废物排泄、新生组织的生长、伤口愈合等，从碳水化合物、脂肪、蛋白质中获取能量也需要它们的帮助。此外，一些矿物质还作为身体的组成成分（如钙和磷是骨骼和牙齿的重要组成成分）被人体利用。

享用美味佳肴不仅是一件十分惬意的事情，同时也是为身体存在提供能量和营养素的工作。食物中的营养素有些是必需营养素，也就是说如果你不从食物中摄取它们，就会发生相应的营养缺乏症，因为你的身体不能合成这些营养物质。六类营养素中都包含必需营养素：水是肯定不能缺少的，另外，还有一些碳水化合物、一些脂类和一些蛋白质，所有的维生素和重要的矿物质也都是必需营养素。

营养学家已经找到了测定食物中的能量和营养素含量的方法。此外，他们还计算了不同人群（不同性别、不同年龄）所需的能量和营养素的数量，这些研究成果被写入《中国居民膳食营养素参考摄入量（DRIs）》（2013 版）这本书中，你可以从中找到你想要的各种数据。当然，你最关心的还是你自己，你会根据书中的数据准确判断：你身体需要这么多的水，那么多的碳水化合物和脂肪，还有这么多的蛋白质等。

于是，也许有人会问：现在科技发达，我们只吃营养素补药，不吃食物行不行呢？答案十分确定：不行！对于某些不能正常进食的疾病患者，医院本着治疗疾病的目的，只能给他们配置各种营养液，以此帮助患者尽快地恢复健康，这乃不得已而为之的事情。实际上，食物中还含有许多对人体健康有益的成分，如植物性化学物质。而且，我们在进餐的时候，食物的美味还能给我们带来心理上的满足感，这是任何营养液或药片都无法给予的人生境界。

第一节 碳水化合物

一、碳水化合物的组成与分类

（一）组成

碳水化合物（也被称为糖类）是生命的主要能源物质，也是自然界最丰富的有机物，在自然界中构成植物的骨架。碳水化合物是由碳、氢、氧三种元素组成的一类多羟基醛或多羟基酮类化合物，绝大多数碳水化合物分子中的氢原子是氧原子的二倍，与水分子的组成相似，所以就被称为碳水化合物。碳水化合物是广泛存在于生物体内的有机成分。

（二）分类

碳水化合物可分为单糖（含有 1 个糖分子）、双糖（含有 2 个糖分子）、寡糖（含有 3 ~ 9 个糖分子）和多糖（含有 10 个以上的糖分子）。此外，碳水化合物也包括糖的衍生物如糖醇、膳食纤维等。

1. 单糖

单糖是最简单的糖，通常条件下不能够再被水解成分子更小的糖。有醛基的称为醛糖，有酮基的称为酮糖。食品中的单糖以己糖（含有六个碳原子的糖）为主，主要有葡萄糖、果糖、半乳糖等。

（1）葡萄糖，又名右旋糖。它不仅是最常见的糖，也是世界上最丰富的有机物。在血液、脑脊液、淋巴液、水果、蜂蜜以及多种植物液中都以游离形式存在，是构成多种寡糖和多糖的基本单位。人体中利用的葡萄糖主要由淀粉水解而来，此外还可来自蔗糖、乳糖等的水解。葡萄糖可以被人体直接利用产生能量，它在人体内许多组织和器官中以糖原的形式存在。

（2）果糖。果糖是最甜的一种糖，主要存在于蜂蜜和水果中，苹果、番茄中也含有比较多的果糖。食物中的果糖是天然碳水化合物中甜味最高的糖，如以蔗糖甜度为 100，那么果糖的相对甜度可达 110。果糖在体内吸收后可转化为葡萄糖。

（3）半乳糖。自然界中，半乳糖大部分以结合形式存在。生物界中，半乳糖是乳糖的重要组成成分。

2. 双糖

双糖不能直接被人体吸收，必须经过酸或酶的水解作用生成单糖之后方能为人体所吸收。自然界最常见的双糖是蔗糖、麦芽糖和乳糖。

（1）蔗糖。蔗糖是植物界分布广泛的一种双糖，在甘蔗、甜菜及槭树汁中含量尤为丰富，它们是制糖工业的重要原料。日常食用的绵白糖、砂糖、红糖都是蔗糖。多吃蔗糖容易引起龋齿，因此，必须保持牙齿卫生。另据研究显示，患有肥胖症、糖尿病、动脉硬化、冠心病等病症可能与大量摄入食糖有关。

（2）麦芽糖。麦芽糖是由两个分子葡萄糖缩合而成，大量存在于发芽的谷粒，特别是麦芽中。人们吃米饭、馒头时，在细细咀嚼中能感到少许甜味，其实就是部分淀粉在口腔里水解成麦芽糖的缘故。麦芽糖在饴糖、玉米糖浆中大量存在。

（3）乳糖。乳糖存在于动物乳汁中，甜味只是蔗糖的1/6。乳糖是婴儿主要食用的碳水化合物。乳糖较难溶于水，在消化道中吸收较慢，有利于保持肠道中合适的肠菌丛数，并能促进钙的吸收。

3. 寡糖

（1）寡糖的种类。寡糖也被称为低聚糖，是由3～9个单糖以苷键聚合而成的碳水化合物。有许多功能性低聚糖已被广泛应用于食品工业中，它们在食品加工中可代替或部分代替甜味剂。

（2）寡糖的生理功能。由于大多数低聚糖不被人体消化酶分解，人体难以消化吸收，是理想的功能性甜味剂，对某些疾病患者（如糖尿病患者）有重要的意义；能使人体肠道有益菌群如双歧杆菌活化和增殖，有益于肠道健康；具有某些食用纤维的生理功能，如降低血清胆固醇和预防肠癌等；不易或难以被龋齿菌所利用，因此不易形成齿垢或龋变，可预防口腔疾病。

4. 多糖

多糖是由许多单糖分子失水后以糖苷键组合而成的。多糖一般不溶于水（有的能与水相混合形成胶体溶液），无甜味，无还原性，一般不形成结晶，在酸或碱的作用下，依水解程度不同而生成糊精、寡糖或二糖，多糖完全水解时的最终产物为单糖。多糖中一部分可被人体消化吸收，如淀粉、糊精等；另一部分则不能被人体消化，如纤维素、半纤维素、木质素、果胶等。

（1）淀粉。淀粉是以颗粒的形式贮存在植物种子、根茎中的多糖，是由单一的葡萄糖所组成。淀粉有直链淀粉和支链淀粉两种结构。淀粉在谷类、豆类和薯类中含量丰富，是人类尤其是中国人膳食中的重要组成成分，同时也是食品工业的主要原料。

动物淀粉是存在于动物肝脏和肌肉组织中类似于植物淀粉的一类物质，又称糖原。它也由葡萄糖组成，是人体储存碳水化合物的主要形式，它在维持人体能量平衡方面发挥着十分重要的作用。

（2）纤维素与半纤维素。纤维素也是单糖构成的多糖。与淀粉水解相比较，纤维素难于水解，遇水、加热均不溶解，只有在浓酸（或稀酸）较高压力下长时间加热才能水解；半纤维素是一些与纤维素一起存在于植物细胞壁中的多糖的总称，大量存在于植物的木质化部分，也是一种不容易水解的多糖。

(3) 果胶。果胶是植物细胞壁的成分之一，存在于相邻细胞壁的中胶层。在植物体内一般有原果胶、果胶和果胶酸三种存在形态。

(4) 其他。动物和植物中含有多种类型的多糖，有些多糖具有调节生理功能的活性，如香菇多糖、茶多糖、银耳多糖、壳聚糖等。

5. 糖的衍生物

糖醇是糖的衍生物，食品工业中常用其代替蔗糖作为甜味剂使用。食品中经常使用的糖醇主要有山梨糖醇、木糖醇和麦芽糖醇等。它们共有的特点是：糖醇在人体内不走葡萄糖的代谢途径，因此不受胰岛素控制，食后不会使人体血糖浓度迅速上升，非常适合当作糖尿病患者的甜味剂使用。此外，木糖醇还不能被口腔细菌发酵，对防龋齿或抑龋齿有明显的作用。因此，食品加工业常用木糖醇作为各种口香糖的甜味剂。不过，有报道说糖醇可能会引起部分人群腹泻。

小资料 3－1

糖醇引发腹泻

糖醇在人体的小肠内很难被消化，但是，生活在肠道内的一些细菌却能够把糖醇分解作为自身的能源物质。细菌在分解糖醇的时候，产生许多废弃物，废弃物对肠道有刺激性作用，因此可能会导致腹泻。据美国营养学家的研究报告，一个妇女患有慢性腹泻长达 7 年之久，这期间尝试了多种治疗方法但始终未见成效。后来，在营养学家的帮助下，发现引起腹泻的罪魁祸首竟然是山梨糖醇。她每天嚼的口香糖使用山梨糖醇作为甜味剂，再加上该妇女每天嚼的口香糖数量也很多，因此导致慢性腹泻。在营养学家的建议之下，她停止嚼口香糖之后，慢性腹泻也就不治而愈了。

二、碳水化合物的生理功能

（一）供给和储存能量

碳水化合物的主要生理功能是供能，它最终分解成为葡萄糖被人体利用生成能量。碳水化合物和脂肪是体内能量的基本供给物质，二者在代谢过程中又可相互转化，碳水化合物还对蛋白质具有节约作用。

作为能量来源，碳水化合物比蛋白质和脂肪更容易被人体吸收，而且分解迅速、产能速度快并且耗氧量少，无论在有氧还是无氧条件下均能分解产生能量。糖原是肌肉和肝脏中碳水化合物的储存方式，肝脏储存人体内大约 1/3 的糖原。肌肉中的糖原是肌肉活动最有效的能量来源，心脏的活动也主要靠磷酸葡萄糖和糖原氧化供给能量。

（二）构成人体组织

碳水化合物是构成人体组织并参与许多生命过程的重要物质。糖脂是细胞膜和神经组织的结构成分之一；糖蛋白是细胞的组成成分之一，还是人体中许多抗体、酶、激素的重要组成成分；核糖与脱氧糖则是核酸不可缺少的组成物质。

（三）维持神经系统的功能

碳水化合物对维持中枢神经系统的功能是必需的，葡萄糖是脑、神经和肺组织必需的能源物质。大脑没有能量储备，只能依靠血液中的葡萄糖来供能。血糖降低，脑功能即受影响，长期的低血糖可造成大脑不可逆性的损伤。

（四）具有保护肝脏的作用

在储备有较丰富的糖原时，肝脏能够产生比较多的葡萄糖醛酸。葡萄糖醛酸是体内一种重要的解毒剂，能够与进入人体的有害物质如细菌毒素、酒精、砷等进行充分结合，由此消除或减轻这些有害物质的毒性或生物活性，从而对人体起到解毒的作用。肝脏是人体重要的解毒器官，糖醛酸能减轻有毒物质的毒性，所以说，碳水化合物具有保护肝脏的作用。

（五）抗生酮作用

碳水化合物在身体内分解过程中产生草酰乙酸，草酰乙酸是脂肪正常分解所必需的物质。缺乏碳水化合物的时候，草酰乙酸就不足，因此，脂肪就不能彻底氧化成二氧化碳和水。不仅如此，脂肪如果不彻底氧化分解就会产生对人体健康有害的酮类物质，过多的酮类物质在体内不断蓄积，最终会发生酮血症和酮尿症，严重危害人体健康。如果膳食中具有充足的碳水化合物，能够生成足量的草酰乙酸，从而脂肪就会得到比较彻底的氧化分解，不会或很少产生酮类物质，这就是所谓的碳水化合物的抗生酮作用。

（六）增强肠道功能

自 20 世纪 70 年代开始，营养学家认为非淀粉类的多糖类（如纤维素和果胶等）虽然不能被人体消化吸收，但能刺激肠道蠕动，有助于提高肠道的消化功能。

三、碳水化合物的参考摄入量与食物来源

（一）碳水化合物的参考摄入量①

《中国居民膳食营养素参考摄入量（DRIs）》当中规定，碳水化合物的理想摄入量范围，可以用膳食中碳水化合物提供能量占总能量的比例来表示。根据中

---

① 《中国居民膳食营养素参考摄入量（DRIs）》（2013 版）规定了膳食营养素的平均需要量、推荐摄入量、适宜摄入量和可耐受最高摄入量等数值，作者考虑到读者对象的特点，且为行文方便，将这些术语名称统一简称为“参考摄入量”。

国居民的饮食生活习惯，碳水化合物摄入量占膳食总能量的50%～65%为宜，其中，4岁以上人群的添加糖供能占膳食总能量不超过10%为宜。

（二）碳水化合物的食物来源

碳水化合物主要来源于植物性食物，如谷类、薯类和根茎类食物，它们都含有丰富的淀粉。膳食纤维（非淀粉的多糖类）含量丰富的食物有蔬菜、水果、粗粮、杂粮、豆类等。各种单糖和双糖除一部分存在于水果、蔬菜和蜂蜜等天然食物中之外，绝大部分是以加工食物如蔗糖、糖果、甜食、糕点、蔬菜水果汁等含糖饮料直接食用。乳中的乳糖是婴儿最重要的碳水化合物来源。

第二节　脂类

一、脂类的组成与分类

（一）组成

脂类是生命的主要构成物质，主要是由碳、氢、氧三种元素组成。有的脂类含有少量的磷、氮等元素。营养学上重要的脂类主要有脂肪（即甘油三酯）、磷脂和固醇类物质。食物中的脂类95%是脂肪，5%是其他脂类，即磷脂和固醇等。人体贮存的脂类中脂肪占绝大多数，比例可高达99%。

（二）分类

脂类包括脂肪（有时也称“中性脂肪”）和类脂。通常所说的脂肪包括脂和油。其中，常温情况下呈固体状态的称“脂”；呈液体状态的称“油”。脂肪是由碳、氢、氧三种元素组成的，这些元素先组成甘油和脂肪酸，再由甘油和脂肪酸组成甘油三酯，即脂肪。日常饮食生活中使用的各种食用油其实就是脂肪。类脂是与脂或油类似的一种物质，种类很多，如磷脂、固醇和脂蛋白等。本书主要介绍磷脂和固醇。

二、脂类的生理功能

（一）人体能量的重要来源和储备

脂肪能值高。体内氧化1克脂肪释放的能量是等量的蛋白质和碳水化合物氧化释放能量的两倍多。人体皮下脂肪不易导热，有助于维持人体体温恒定。这就是较胖的人不惧寒冷但怕炎热的缘故。此外，人体脏器器官周围的脂肪层还有固定保护内脏的作用。在人体摄入较多的食物时，会把食物所提供的过多的能量作为“能源储备”贮存在脂肪细胞中，待到人体需要能量时再释放出来满足需要。

（二）构成人体成分

脂类大约占正常成人体重的14%～19%。其中，绝大多数的脂肪是以甘油三酯储存于脂肪细胞内。脂类中的磷脂、胆固醇能够与蛋白质结合成脂蛋白，构成了细胞的各种膜结构。此外，脂类还参与合成内分泌激素，是内分泌激素的组成成分。

（三）供给人体必需脂肪酸

脂肪为人体提供必需脂肪酸如亚油酸、α－亚麻酸。此外，脂肪还能提供其他具有特殊营养功能的多不饱和脂肪酸如 DHA、EPA，以满足人体的正常生理需要。

（四）帮助人体吸收维生素

脂肪还能够提供脂溶性维生素（主要有维生素 A、D、E、K），并促进脂溶性维生素的吸收。此外，脂肪还具有节约蛋白质的消耗、增加膳食的美味和增加饱腹感等生理功能。

三、脂肪酸

（一）饱和脂肪酸

脂肪酸的碳链以一价相连的为饱和脂肪酸。在组成动物油脂的脂肪酸当中，饱和脂肪酸含量一般都比较高。不过，鱼脂肪比较特殊，其中饱和脂肪酸含量少，不饱和脂肪酸含量高。

（二）不饱和脂肪酸

碳链之间有不饱和键存在的脂肪酸为不饱和脂肪酸，主要有油酸（十八碳一烯酸）、亚油酸（十八碳二烯酸）、α－亚麻酸（十八碳三烯酸）、花生四烯酸（二十碳四烯酸）、EPA（二十碳五烯酸）和 DHA（二十二碳六烯酸）。其中，油酸属于 n（ω）－9 系脂肪酸，花生四烯酸和亚油酸属于 n（ω）－6 系脂肪酸，DHA、EPA 和 α－亚麻酸属于 n（ω）－3 系脂肪酸。油酸只有一个碳碳双键，为单不饱和脂肪酸，其他的含有两个或两个以上的碳碳双键，为多不饱和脂肪酸。多不饱和脂肪酸在人和哺乳动物组织细胞中一系列酶的催化下，可转变为前列腺素、血酸素及白细胞三烯等重要衍生物，几乎参与人体所有的细胞代谢活动，具有特殊的生理功能。

（三）必需脂肪酸

必需脂肪酸是指不能被人体合成，但又是人体生命活动所必需，一定要由食物供给的脂肪酸。过去认为，亚油酸、亚麻酸和花生四烯酸都是人体的必需脂肪酸。随着科学进步，人们对必需脂肪酸的认识不断深刻，科学实验证明：花生四烯酸可以由亚油酸合成（但在合成数量不足的时候也需要从食物中摄取），不宜算是必需脂肪酸。因此，营养学家公认亚油酸和 α－亚麻酸是人体的必需脂肪酸。

必需脂肪酸在植物油中含量较多，海产鱼类的脂肪往往含有长链的多不饱和脂肪酸；畜禽类脂肪中必需脂肪酸的含量相对较少。

食物中饱和脂肪酸、单不饱和脂肪酸和多不饱和脂肪酸的比例分布如图 3－1 所示。从图 3－1 可知，猪、牛、羊三种动物脂肪当中，饱和脂肪酸含量很高，大约在 50% 左右，而多不饱和脂肪酸的含量很低，几乎都在 10% 以下；葵花籽油的多不饱和脂肪酸含量很高，大约在 70% 左右，大豆油含量也比较高，在 60% 以上。

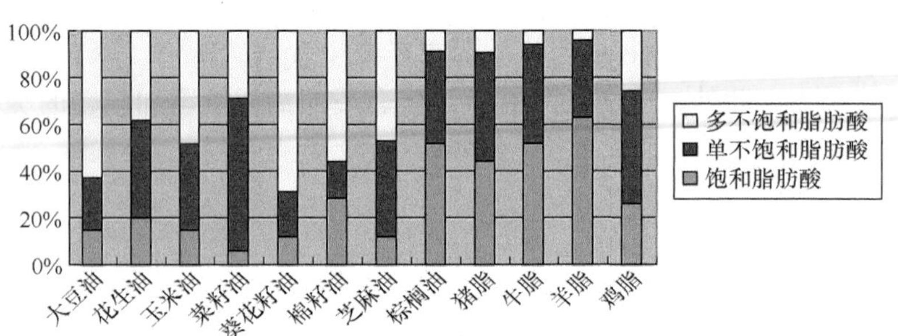

图 3－1　各种油脂中不同脂肪酸含量比例

四、脂肪的营养价值评价

（一）脂肪的消化率

脂肪的消化吸收率主要与熔点有关。熔点低于体温的脂肪，其消化率要比熔点高于体温的脂肪高 8% 左右。消化率还同不饱和双键的多少有关，双键数目越多，其消化吸收率越高。植物油的不饱和双键一般多于动物脂肪，因此，人体对牛油和羊油的消化吸收较差，而对植物油的消化吸收较好。

（二）必需脂肪酸的含量

因为人体本身无法合成必需脂肪酸，一定要由食物供给才能维持身体健康，因此，必需脂肪酸和不饱和脂肪酸含量较高的油脂，其营养价值也就相对较高。由于不饱和脂肪酸中的亚油酸、α－亚麻酸是必需脂肪酸，而亚油酸在植物油中含量明显高于动物脂肪，因此，植物油的营养价值高。

（三）脂溶性维生素的含量

一般情况下，脂溶性维生素含量高其营养价值也高。脂溶性维生素主要是维生素 A、D、E、K。在动物肝脏中含有丰富的维生素 A、D，而植物油中则富含维生素 E。由于肝油、牛乳、蛋黄脂肪中维生素 A、D 含量多，并且其脂肪呈分散的细小微粒状态，很容易被人体消化吸收利用，因此这些食物中的脂肪营养价值就高。

(四)其他不饱和脂肪酸的含量

以 DHA 和 EPA 为代表的不饱和脂肪酸对人体健康也能发挥重要的作用。因此，不饱和脂肪酸种类和数量也是评价脂肪营养价值所要考虑的一个指标，不饱和脂肪酸含量高的脂肪营养价值高。

(五)各种脂肪酸的比例

饱和脂肪酸、单不饱和脂肪酸、多不饱和脂肪酸只有满足一定的比例模式才能更好地促进人体健康。脂肪酸比例合理的脂肪其营养价值也高。

小资料 3－2

什么是色拉油和调和油？调和油的 1∶1∶1 是什么意思？

色拉油俗称凉拌油，它是将毛油经过精炼加工而成的精制食用油，呈淡黄色，澄清，透明，无气味，由于加热时不起泡沫且油烟少，制作的成品菜肴口感好，还可以直接食用，因此特别适合用于西餐“色拉”和凉拌菜。目前，我国市场上常见的色拉油主要有大豆色拉油、菜籽色拉油、葵花籽色拉油和米糠色拉油等。调和油也称调合油，它是根据烹调菜肴的需要，将两种以上的精炼油（香味油除外）按比例调配制成的食用油。调和油澄清、透明，可用作熘、炒、炸、煎或凉拌菜用油。调和油的原料主要选用精炼大豆油、菜籽油、花生油、葵花籽油，也可以配置精炼的米糠油、玉米胚芽油、油茶籽油、红花籽油、小麦胚油等。植物油的 1∶1∶1 的意思就是如果将人们所需要的脂肪量假定为三份的话，那么，饱和脂肪酸、单不饱和脂肪酸、多不饱和脂肪酸的比例应该各占一份，这样比例的植物油对人体健康最为有利。实际上世界上任何一种天然的植物油都无法满足这个比例要求，即使是调和油也只能近似地达到 1∶1∶1 的比例。

五、磷脂、固醇与脂蛋白

(一)磷脂

1. 磷脂的重要性

磷脂主要包括脑磷脂、卵磷脂。磷脂是人体内组织和器官的重要组成脂类，是哺乳类动物细胞的必要组成部分，是构成一切生物体的生物膜成分之一，它具有表面活性和抗氧化作用，对脂肪的吸收、运输、储存发挥不可替代的作用。人体核心器官组织如脑、肝脏、心脏、肾脏和肺当中，磷脂的含量都比较高。例如，肝、肾脏为 9.8% 左右，脑中的磷脂含量高达 30.9%。毋庸置疑，磷脂也是生命的基础物质之一。

2. 磷脂的食物来源

人体所需的磷脂来源途径有体内合成（内源性）和食物摄取（外源性）。富含磷脂的食物主要有蛋黄、瘦肉、动物的内脏如肝、脑、肾等。其中，蛋黄含有十分丰富的卵磷脂，含量高达9.4%。除动物性食物之外，植物性食物中的大豆，磷脂含量也比较丰富，含量在1.5%～3%。

（二）固醇

1. 胆固醇的重要性

众所周知，过多摄入胆固醇会对人体健康造成危害，有引起心血管疾病发生的危险。但是，适量的胆固醇能对人体健康发挥重要作用。例如，胆固醇是内分泌腺合成类固醇激素的原料，如性激素、肾上腺皮质激素等；胆固醇在人体内形成7－脱氢胆固醇，经日光照射转变成维生素D；胆固醇也是胆汁酸合成的原材料，由此增加人体消化脂肪的能力；胆固醇还是脑、神经、肝、肾、皮肤和细胞膜的重要构筑成分。

2. 胆固醇的来源

固醇可分为动物固醇和植物固醇。动物固醇当中最具代表性的就是胆固醇。人体内的胆固醇主要有两个来源途径：一是内源性途径，如人体在肝脏合成的胆固醇；二是外源性途径，即人体从食物中摄取的胆固醇。

胆固醇是极具代表性的动物固醇。植物性食物中不含胆固醇，但是却含有丰富的植物固醇，植物固醇对人体健康也能发挥重要作用。植物固醇主要存在于麦胚油、大豆油、菜籽油、燕麦油等植物油中，食品工业上可从植物油精炼的产物中提取植物固醇。

（三）脂蛋白

脂蛋白是脂类分子与蛋白质结合形成的复合体，一般可分为乳糜颗粒、极低密度脂蛋白（VLDL）、低密度脂蛋白（LDL）和高密度脂蛋白（HDL）四种。其中，低密度脂蛋白负责将三酰甘油和胆固醇从肝脏运送到身体各部位，而高密度脂蛋白负责将身体组织中多余的胆固醇清除并送回肝脏利用。因此，尽管它们都携带胆固醇，但是，血液中如果低密度脂蛋白的浓度升高，意味着心脏病发病的风险在升高，而高密度脂蛋白的浓度升高则意味着心脏病发病的风险在降低。

低密度脂蛋白和高密度脂蛋白的主要组成如图3－2所示。由图3－2可知，高密度脂蛋白与低密度脂蛋白的主要差异在于所含蛋白质数量不同。高密度脂蛋白的蛋白质含量大约占总体的50%，而低密度脂蛋白的蛋白质含量大约只占总体的20%左右。

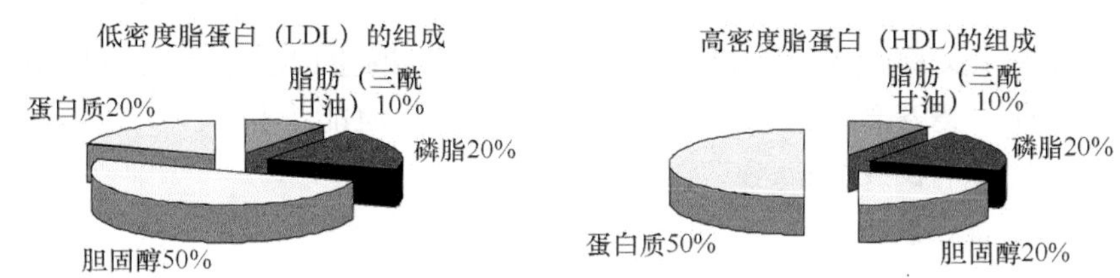

图 3-2　低密度脂蛋白与高密度脂蛋白的区别

六、脂类的参考摄入量与食物来源

（一）脂类的参考摄入量

脂肪的理想摄入量范围，可以用膳食中脂肪提供能量占总能量的比例来表示。根据我国居民日常饮食生活的现状，成年人膳食中脂肪供能占总能量的20% ~30%为宜。其中，饱和脂肪酸提供的能量不宜超过总能量的10%，正常成年人每日 DHA 和 EPA 的混合参考摄入量为 0.25 ~2.0 克，胆固醇的摄入量则最好控制在 300 毫克以下。

（二）脂肪的食物来源

膳食中脂肪的来源主要有动物性脂肪和植物油，动物性脂肪包括各种家畜家禽的肉类、水产品、奶油等；日常膳食中的植物油主要有豆油、花生油、菜籽油、芝麻油、棉籽油等。

第三节　蛋白质

一、蛋白质的组成与分类

（一）蛋白质的组成

蛋白质是生命的基础物质。英文的蛋白质（protein）一词原本来源于希腊文的“proteios”，其意是指最重要的东西，由此表明了蛋白质是生命中最重要的物质。蛋白质主要是由碳、氢、氮、氧四种元素构成，一部分蛋白质也含有硫、磷、铁、碘、锰、锌和铜等元素。由于碳水化合物和脂肪中主要组成成分是碳、氢、氧，不含或含有很少的氮，所以蛋白质就是人体氮的唯一来源，碳水化合物和脂肪不能代替蛋白质对维持人体健康发挥应有的作用。

（二）蛋白质的分类

在营养学上，根据各种食物蛋白质所含必需氨基酸的种类、数量及比值可将蛋白质分为三类，即完全蛋白质、半完全蛋白质和不完全蛋白质。

1. 完全蛋白质

完全蛋白质又称优质蛋白质，是一种质量优良的蛋白质，含有机体所需必需氨基酸，并且种类齐全，数量充足，比例合适，不但能维持人体的生命和健康，还能促进儿童的生长发育。

2. 半完全蛋白质

半完全蛋白质虽然含有各种必需氨基酸，但含量多少不均，比例不合适，若在膳食中作为唯一的蛋白质来源，可以维持生命，但不能够促进儿童生长发育。

3. 不完全蛋白质

不完全蛋白质所含必需氨基酸种类不全，若在膳食中作为唯一蛋白质来源，既不能维持身体健康，也不能促进儿童生长发育。属于不完全蛋白质的有玉米中的玉米胶蛋白，动物结缔组织中的胶原蛋白以及豌豆中的豆球蛋白等。

二、蛋白质的生理功能

（一）生命现象和蛋白质同时存在

蛋白质约占人体总重量的 16%，是组成人体所有组织和细胞的主要成分，人体的神经、肌肉、内脏、血液、骨骼，甚至指甲和头发，没有一处不含有蛋白质。核蛋白、核酸是遗传物质的基础。人体每天从食物中摄取一定量的蛋白质，在消化道内被分解成各种氨基酸而被人体吸收，通过血液循环被送到身体各组织中去，合成人体所需的各种蛋白质，用于更新和修复组织。

（二）调节多种生理功能

首先，蛋白质是酶和激素的重要组成成分。人体的新陈代谢是通过无数种化学反应来实现的，人体能保持正常生理代谢必须有酶和激素的参与，而酶和激素必须以蛋白质为原料来合成。酶在人体中的重要作用如图 3－3 所示。

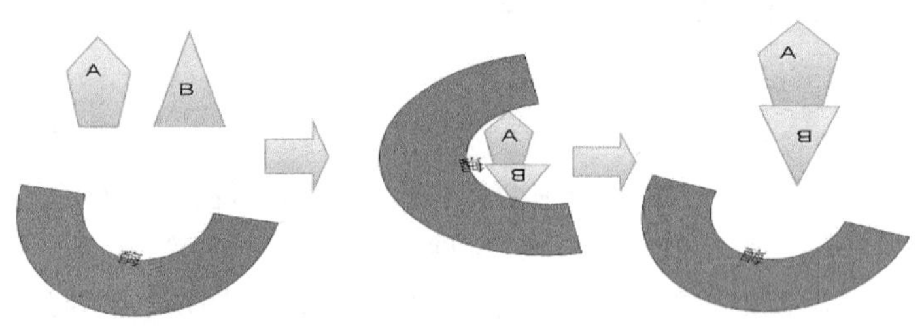

图 3－3　酶的作用示意图

从图 3－3 可以看出，正常情况下 A 和 B 不发生反应。但是，在酶的作用下，A 和 B 就会发生反应，变成一种新的物质 AB。（值得说明的是，物质 AB 绝对不是 A 和 B 的简单加和，它是一种全新的生成物质。）

其次，蛋白质还是人体内重要的运载工具。人体生物氧化过程中所需的氧和生成的二氧化碳，是由血液中的血红蛋白输送完成的。血红蛋白是球蛋白与血红素的复合物。细胞代谢过程中的某些物质，也往往是以蛋白质为载体的，如血液中的脂肪、脂肪酸、胆固醇、磷脂等。生物氧化过程中的电子得失现象也是由一些色素蛋白等载送完成的。

最后，蛋白质构成抗体和调节渗透压。人体能抵抗疾病主要是人体内产生抗体，抵抗外界抗原（异体蛋白）的危害，此即人体的免疫作用。免疫作用是由免疫球蛋白和其他抗体来完成的。有些有效抑制病毒药物和抗癌药物（如干扰素等），也是一种蛋白质的复合物。血浆中的白蛋白不足则影响渗透压，使水分渗出毛细血管到组织中去，由此出现水肿现象。

（三）供给能量

蛋白质虽然不是人体的主要能量物质，但在糖类和脂类供给量不足时，也会氧化提供能量。蛋白质所提供的能量同样可以促进人体的生物合成、维持体温和进行各种生理活动。不过，蛋白质以能源物质的方式被人体利用是很不划算的。这是因为蛋白质如果只被用来满足人体的能量需求，那么，就不能有效地发挥氮的生物学作用。利用糖类和脂类物质来为人体提供能量具有节约蛋白质的作用。

三、氨基酸与参考蛋白质

（一）必需氨基酸

氨基酸是构成蛋白质的基本单位。氨基酸之间主要以肽键相连接构成蛋白质。人体对蛋白质的需要，实质上就是对氨基酸的需要。天然氨基酸有许多种，构成蛋白质的氨基酸主要是其中的 20 多种。在组成蛋白质的 20 多种氨基酸当中，只有一部分能够在体内合成，其余的则不能合成或者合成速度不快。必需氨基酸就是人体内不能合成的，或者合成速度不能满足人体需要，必须由食物蛋白质供给的氨基酸。人体内必需氨基酸有九种，即亮氨酸、异亮氨酸、赖氨酸、蛋氨酸、苯丙氨酸，苏氨酸、色氨酸、缬氨酸和组氨酸。此外，还有一些氨基酸叫作“条件必需氨基酸”，如半胱氨酸和酪氨酸等，而那些人体能够合成的氨基酸则是非必需氨基酸。

（二）限制性氨基酸

膳食中蛋白质的氨基酸构成比例与人体的需要不相符合，一种氨基酸不足，则其他氨基酸也不能充分利用。被吸收到人体内的必需氨基酸中，能够限制其他氨基酸利用程度的氨基酸，称为限制性氨基酸。限制性氨基酸中缺乏最多的称第一限制性氨基酸，第二缺乏的称第二限制性氨基酸，依此类推。例如，谷类蛋白质严重缺乏赖氨酸，则赖氨酸就是谷类蛋白质的第一限制性氨基酸，此外，小麦、大米还缺乏苏氨酸，则苏氨酸就是它们的第二限制性氨基酸。

（三）氨基酸模式

人体对必需氨基酸不仅有数量上的需要，而且还有比例上的要求。所以，为了保证人体健康，一方面要充分满足人体对必需氨基酸数量上的需要，另一方面还必须注意各种必需氨基酸之间的比例关系。将食物蛋白质中的必需氨基酸的比例，与学龄前儿童的氨基酸需求比例相比较，就可以判定该食物蛋白质的质量优劣。这个用来比较的标准，叫作氨基酸模式。

（四）参考蛋白质

最符合人体需要氨基酸模式的食物蛋白质，常常被用来作为标准评价其他食物蛋白质的质量，该种食物蛋白质就是参考蛋白质。目前常用的参考蛋白质是母乳或鸡蛋中的蛋白质。如果某种食物蛋白质的氨基酸组成比例接近参考蛋白质，那么就认为这种食物蛋白质的营养价值高。

四、食物蛋白质的营养评价

评定一种蛋白质的营养价值有多种方法，但总的来说，都是从“量”和“质”两方面来评价的。“量”即食物中蛋白质的含量多少，“质”即其必需氨基酸的含量及模式。此外，还应该考虑人体对该食物蛋白质的消化、吸收利用程度。

（一）蛋白质的数量评价

食物中蛋白质的含量多少，是影响食物蛋白质营养价值高低的基本因素，这是衡量食物中蛋白质营养价值的基础指标。不能脱离含量单纯考虑蛋白质的营养价值。即使营养价值高，但如果含量低，也无法满足人体氮平衡，当然也不能发挥完全蛋白质应有的作用。

科学家已经找到食物蛋白质测量的方法，即所谓的凯氏定氮法。其原理是：大多数蛋白质的含氮量相当接近，平均约为16%。通过实验测出食物样品中氮的数量也就能推算食物中蛋白质的含量：

样品中蛋白质的百分含量(%) = 每克样品中含氮量(克) × 6.25 × 100%

（二）蛋白质的质量评价

衡量蛋白质的质量高低指标主要有蛋白质的消化率、利用率和氨基酸分等。其中，蛋白质的消化率，是指食物中的蛋白质能够被肠道消化吸收的程度，通常以蛋白质中被消化吸收的氮的数量与该种蛋白质的含氮总量的比值来表示。蛋白质的利用率则主要用蛋白质的生物价来衡量。蛋白质的生物价是表示蛋白质被消化吸收后被人体利用的程度，常用（食物蛋白质在人体内被吸收之后）人体储留的氮与被人体吸收的氮之间的比值来表示。此外，还有用氨基酸分来衡量食物蛋白质质量高低的评价方法。

五、蛋白质的互补作用

蛋白质的互补作用是指将不同种类的食物适当混合食用，使它们之间相对不足的氨基酸互相补偿，从而接近人体所需的氨基酸模式，更好地满足人体需求，此即蛋白质的互补作用，或称氨基酸的互补作用。

观念应用 3-1

蛋白质的互补作用

蛋白质互补作用能够提高食物蛋白质的营养价值，因此，在个人饮食生活中要注意利用蛋白质互补作用调配膳食。尤其是那些素食主义者，他们不吃动物性食物，一日三餐均以植物性食物为主，为预防蛋白质缺乏症的出现，要运用蛋白质的互补作用原理调配饮食生活，如豆类蛋白质和米面类蛋白质就有很好的互补作用：大豆中富含赖氨酸而蛋氨酸含量较低，单独食用时，生物价为 64；小米单独食用时生物价为 57；玉米中蛋氨酸含量稍高，赖氨酸、色氨酸含量低，单独食用时，生物价仅为 60。如果三者按照 52∶25∶23 比例混合食用，则混合膳食的蛋白质生物价为 76，由此可见，混合膳食的蛋白质营养价值得到显著提高。如果跨越物种，将植物性食物和动物性食物混合食用，则效果更好。例如，面粉、小米、大豆、牛肉单独食用时，生物价分别为 67、57、64、76，如果把它们按照 39∶13∶22∶26 的比例混合食用，则混合膳食蛋白质的生物价高达 89！

实际上，我国传统食品就巧妙地利用了豆类和谷类之间的蛋白质互补作用，如用粗粮和各种豆类烹调成的八宝粥、红豆饭、大豆玉米面窝头、杂豆小麦面条、红豆包、豆沙饼等主食，都具有较高的蛋白质质量。此外，粮食类主食配合豆制品菜肴也是科学合理的搭配，如米饭配尖椒豆腐皮等。所以说，传统的荤菜配饭、荤素搭配的饮食观点还是有道理的。

六、蛋白质的参考摄入量与食物来源

（一）蛋白质的参考摄入量

在研究蛋白质的参考摄入量的时候，要考虑所谓的“氮平衡”的问题。因为整体来说，人体蛋白质合成的量和分解的量之间，进入人体的量和排出体外的量之间，存在一个平衡的关系。如果人体摄入氮和排出氮的量相等，就称为氮平衡。氮平衡状态可用下式来表示：

摄入氮 = 尿氮 + 粪氮 + 其他氮损失（通过皮肤和其他途径排出氮）

在考虑氮平衡的基础上，再结合膳食结构和膳食质量的差异，可以确定我国居民膳食中蛋白质提供的能量在膳食总能量中所占比例以10%～15%为宜。此外，成年人每日膳食蛋白质的推荐摄入量为：男性65克，女性55克，孕妇和乳母70～85克。

（二）蛋白质的食物来源

蛋白质的食物来源可分为植物性蛋白质和动物性蛋白质两大类。植物性蛋白质中，谷类含蛋白质大约在10%左右，虽然含量不高，由于是中国人的主食，所以仍然是我国居民蛋白质的主要来源。豆类含有丰富的蛋白质，尤其是大豆蛋白质含量可高达40%左右，并且是优质蛋白质。肉类蛋白质、蛋类蛋白质和奶类蛋白质也是优质蛋白质的来源。

第四节　能量

一、人体能量平衡及其意义

人体为了维持生命存在和从事各项体力活动，每天必须从各种食物中获得充足的能量。人体能量的主要来源是食物中的碳水化合物、脂类和蛋白质三大营养素，习惯上把这三种营养素叫作“宏量营养素”或者“产能营养素”，而食物中的水、矿物质和维生素不产生能量。酒精进入人体之后也能产生能量，但是绝对不能把酒精也当作营养素来看待。

人体能量代谢的最佳状态是达到能量消耗与能量需要的平衡，即能量平衡。这种能量平衡能使人体保持健康状态并能胜任必要的社会活动。能量代谢失衡，即能量缺乏或能量过剩都对身体健康产生不利影响。

二、能量单位及产能营养素的能值测定

（一）能量单位及能值测定

1. 能量单位

能量的国际单位是焦耳（J）。营养学上通常采用千焦耳（KJ）为能量常用单位。但是习惯上还可以用卡（Cal）或者千卡（Kcal）作为能量单位。焦耳和卡的换算关系是：1卡=4.184焦耳，或者是：1千卡=4.184千焦。

2. 产能营养素的能值测定

产能营养素在体内的燃烧（生物氧化）过程和在体外的燃烧过程不尽相同，体外燃烧是在氧气作用下完成的，化学反应激烈，同时伴随着发光和发热；体内氧化是在酶的作用下缓慢进行的，反应比较温和；特别是最终产物不完全相同导致产能数量不同，如蛋白质在体外氧化时最终产物是二氧化碳、水、氨和氮等，在体内氧化最终产物则为二氧化碳、水、氨、氮和其他含氮有机物，体内氧化要

比体外氧化产生的能量少。据科学测算，三种产能营养素在体内产能量实际应为：

1 克碳水化合物产能量 16.81 千焦（4.0 千卡）；

1 克脂肪产能量 37.56 千焦（9.0 千卡）；

1 克蛋白质产能量 16.74 千焦（4.0 千卡）。

（二）体内能量的转移、贮存和利用

能量从一种形式转化成另一种形式的过程中，其能量既不增加也不减少，这是所有能量互相转化的一般规律，即能量守恒定律。人体把蕴藏在食物中的化学能转化成身体内的能量时，同时也伴随能量的释放和转移过程。其中，一部分能量为维持体温而向周围环境散发，还有相当一部分能量转移到了 ATP 和磷酸肌酸等高能键中而储存起来。当人体需要能量时，这些贮存在高能键中的能量被释放出来，满足人体各种生命活动的需要。

三、人体的能量消耗

正常情况下，成年人每天的能量消耗途径主要由维持基础代谢、食物的热效应（或食物的特殊动力作用）以及从事各种体力活动三种途径组成。此外，儿童、青少年和孕妇、乳母还需要额外的能量供其生长发育和哺乳的需要。成年人的能量消耗途径如图 3－4 所示。正常情况下，不同途径的能量消耗比例是：基础代谢耗能比例为 60%～70%，体力活动耗能为 15%～30%，食物热效应耗能约为基础代谢的 10%。

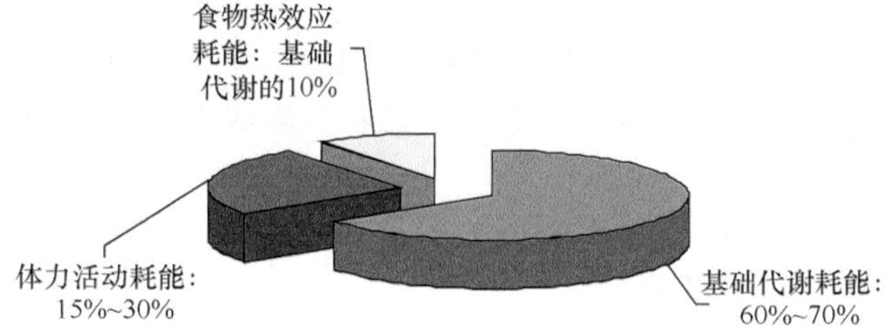

图 3－4 成年人能量消耗途径及其比例

（一）基础代谢能量消耗

基础代谢能量消耗，又称基础能量消耗（Basal Energy Expenditure，BEE），是指人体维持生命的所有器官所需要的最低能量需要，即人体在安静和恒温条件下（一般在 18～25℃），禁食 12 小时后，静卧、放松而又清醒时的能量消耗。

此时，人体的能量消耗不受精神紧张、肌肉活动、食物和环境温度等因素影响。

基础代谢能量消耗的测量一般都在清晨未进餐以前进行，距离前一天晚餐12～14小时，而且测量前的最后一次进餐不要吃得太饱，膳食中的脂肪量也不要太多，这样可以排除食物热效应作用的影响。测量前不应做费力的劳动或运动，而且必须静卧半小时以上，测量时采取平卧姿势，并使全身肌肉尽量松弛，以排除肌肉活动的影响。基础代谢能量消耗可以通过基础代谢率和体表面积（或体重）来计算。

1. 基础代谢率

单位时间内人体每平方米体表面积所消耗的基础代谢能量称为基础代谢率（BMR），其单位是千焦（千卡）/平方米·小时。不同年龄的男女基础代谢率的数值参见表3－1。

表3－1　中国人正常基础代谢率平均值

单位：千焦（千卡）/平方米·小时

年龄	11～15	16～17	18～19	20～30	31～40	41～50	50以上
男	195.5	193.4	166.2	157.8	158.7	154.1	149.1
	(46.7)	(46.2)	(39.7)	(37.9)	(37.7)	(36.8)	(35.6)
女	172.5	181.7	154.1	146.5	146.4	142.4	138.6
	(41.2)	(43.4)	(36.8)	(35.1)	(35.0)	(34.0)	(33.1)

2. 体表面积

由于基础代谢与体表面积密切相关，而人的体表面积又与身高及体重相关，我国成人可以用以下公式计算体表面积：

$$体表面积\ M = 0.006\,59H + 0.012\,6W - 0.160\,3$$

式中：M、H、W 分别用平方米、厘米、千克表示体表面积、身高、体重。

3. 基础代谢能量消耗

通过查表3－1可得到基础代谢率的数据，在计算出体表面积之后，就可以计算出此人的基础代谢能量消耗。

$$基础代谢能量消耗 = \mathrm{BMR(Kcal)} \times 24 \times 体表面积\mathrm{(Kcal)}$$

4. 影响基础代谢能量消耗的因素

影响基础代谢能量消耗的因素主要有年龄（生长期的儿童基础代谢率较高；青壮年期较稳定；老年人基础代谢率应较低）、性别（同年龄组的男性基础代谢率高于女子；妇女妊娠期基础代谢率随生理变化而增高）、体型（身体瘦长者基础代谢率高于胖体型者）、环境温度（寒冷气温下的人基础代谢高于温热带气温下的人）和种族（相同体表的人中以爱斯基摩人和印第安人的基础代谢率最高，欧美人次之，亚洲人较低）。

此外人体激素分泌、神经紧张程度、营养状况以及疾病等都会影响基础代谢的能量消耗。影响基础代谢率的诸因素参见表 3－2。

表 3－2　影响基础代谢率（BMR）的因素

影响因素	对 BMR 的作用	影响因素	对 BMR 的作用
年龄	随着年龄的增加，BMR 逐渐降低	节食/饥饿	降低 BMR
身高	同等体重，瘦高者 BMR 高，矮胖者低	营养不良	降低 BMR
生长状态	未成年人和孕妇的 BMR 高	应激反应	应激会提高 BMR，疾病也是一种应激反应，从而使 BMR 升高
身体成分（性别）	体内肌肉组织的比例越大，BMR 越高；脂肪组织的比例越大，BMR 越低。一般说来，男性比女性的 BMR 高	吸烟/药物	吸烟时摄入的尼古丁提高 BMR。咖啡因和其他兴奋性药物也会提高 BMR
体温	体温升高，BMR 增加。所以感冒发烧会消耗更多的能量	激素	甲状腺功能亢进时，BMR 升高，功能低下时 BMR 偏低
环境温度	寒冷或炎热的生活环境均提高 BMR	睡眠	睡眠状态时人体能量消耗低于清醒时

观念应用 3-2

节食减肥的的注意事项

现实生活中，经常有一些爱美人士热衷于节食减肥。在节食期间，体重确实减轻不少；有些人由此停止了节食，进食量也恢复到节食前的水平。可是好景不长，很快就会出现体重报复性反弹的现象。如何解释这种现象呢？根据表 3－2 可知，节食/饥饿和营养不良都会降低人体的基础代谢率。在减肥过程中，如果急于求成，大量减少对食物的摄取，由于节食/饥饿造成体内营养不良，就会使人体内的肌肉组织分解，用于保持基本生命活动的能量消耗比减肥前显著减少，从而使基础代谢率明显降低。正常情况下，对于健康的成年人来说，基础代谢耗能大概占每日能量消耗的 2/3。那么，如果减肥成功后进食数量恢复到减肥前的数量（甚至还稍微少），即恢复到减肥前的膳食能量摄入，由于基础代谢率比减肥前明显降低，因此，就会有较多的能量富余出来，这些能量将在人体内转化成脂肪贮存，体重也将有所反弹，节食减肥也就遗憾地失败了。节食减肥需要循序渐进，逐步加大运动量和减少能量的摄入量，最终达到运动量、进食量和体重三者平衡才能成功。

（二）体力活动的能量消耗

体力活动是指任何由骨骼肌收缩引起的导致能量消耗的身体运动。根据活动的频率、持续时间与强度等可将体力活动分级，体力活动可以分为工作、家务、体育和娱乐活动等。体力活动是人体能量消耗的主要因素，也是人体控制能量消耗、保持能量平衡和维持健康的重要部分。通常情况下，各种体力活动所消耗的能量约占人体能量总消耗的15%～30%，随着人体活动量的增加，其能量消耗也将大幅增加。影响体力活动所消耗能量的因素包括：肌肉发达者，消耗的能量较不发达者要多；体重越重者，做相同的活动消耗的能量也越多；工作越不熟练者，消耗的能量也越多。

（三）食物热效应

食物热效应（Thermic Effect of Food，TEF）是指由于进食而引起能量消耗增加的现象，也称为食物的特殊动力作用（Specific Dynamic Action，SDA）。例如，进食碳水化合物可使能量消耗增加5%～10%，进食脂肪增加4%～5%，进食蛋白质增加20%～30%。一般混合膳食的食物热效应约为基础代谢的10%。食物热效应增加了体热的外散，对于人体来说，食物热效应也是能量的一种损耗而不是一种收益。为了保存体内的营养贮备，进食时必须考虑食物热效应额外消耗的能量，使摄入的能量与消耗的能量保持平衡。

（四）影响能量消耗的其他因素

处在生长发育过程中的儿童，其一天的能量需要量还应包括生长发育所需要的能量。怀孕的妇女，由于子宫内胎儿的发育，孕妇间接地承担并提供其迅速发育所需的能量，加上自身器官及生殖系统的进一步发育需要特殊的能量，尤其在怀孕后半期更是如此。乳母的泌乳活动也会增加能量的消耗。此外，能量消耗还与心理活动相关。例如，精神紧张地工作，可使大脑的活动加剧，能量代谢约增加3%～4%。当然，与体力劳动比较，脑力劳动的能量消耗仍然相对地少。

四、人体一日能量的需要量

（一）轻体力活动水平

轻体力活动水平被定义为75%的时间坐或站立，25%的时间站着活动。属于轻体力活动的有：办公室活动、修理电器钟表、售货员、酒店服务员、化学实验操作、讲课等。成年男性需要的能量为9.41MJ（2 250Kcal），成年女性需要的能量为7.53MJ（1 800Kcal）。

（二）中体力活动

中体力活动水平被定义为25%的时间坐或站立，75%的时间从事特殊职业活动。属于中体力活动的有：学生日常活动、机动车驾驶、电工安装、车床操作、金工切割等。成年男性需要的能量为10.88MJ（2 600Kcal），成年女性需要的能量为8.79MJ（2 100Kcal）。

（三）重体力活动水平

重体力活动水平被定义为40%的时间坐或站立，60%的时间从事特殊职业活动。属于重体力活动的有：非机械化农业劳动、炼钢、舞蹈、体育运动、装卸、采矿等。成年男性需要的能量为12.55MJ（3 000Kcal），成年女性需要的能量为10.04MJ（2 400Kcal）。

五、膳食营养素供能比及能量的食物来源

能量的食物来源。人体的能量来源是食物中的碳水化合物、脂类和蛋白质。三类产能营养素在体内都有其特殊的生理功能并且彼此相互影响，如碳水化合物与脂肪的相互转化及它们对蛋白质有节约作用。因此，三者在总能量供给中应有一个恰当的比例。根据我国的饮食特点，正常成人碳水化合物供给的能量占总能量的50%～65%，脂肪占20%～30%，蛋白质占10%～15%为宜。年龄越小，蛋白质及脂肪供能占的比例相应增加。成人膳食脂肪提供的能量一般不宜超过总能量的30%，否则，患营养相关疾病的风险显著上升。我国推荐三大产能营养素供能的比例关系如图3－5所示。

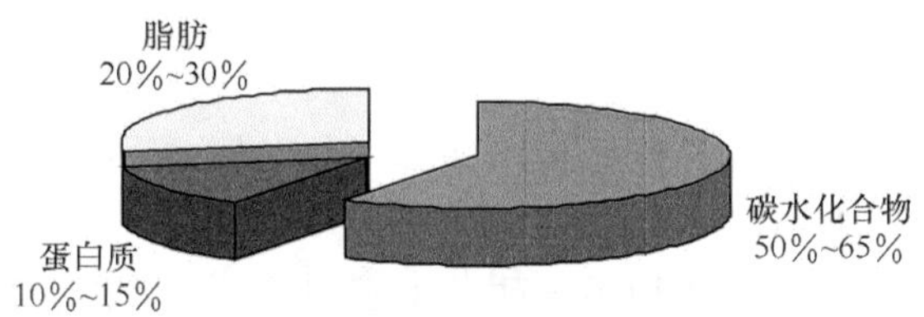

图3－5 三大产能营养素供能比例模式

碳水化合物、脂类和蛋白质这三类营养素普遍存在于各种食物中。粮谷类和薯类食物含碳水化合物较多，是膳食能量最经济的来源；油料作物富含脂肪；动物性食物一般比植物性食物含有更多的脂肪和蛋白质；但大豆和坚果类例外，它们含丰富的油脂和蛋白质；蔬菜和水果一般含能量较少。

第五节 维生素

一、概述

维生素俗称维他命，是维持人体正常生命活动、促进人体生长发育和调节生

理功能所必需的一类低分子有机化合物的总称。维生素不是构成人体组织的材料，也不为人体提供能量，但却在体内调节物质代谢和能量代谢中起着十分重要的作用。在人体内，维生素主要以辅酶的形式来调节各种生理功能，有的在体内可转变成激素。

维生素存在于天然食物中，大多不能在体内合成，或合成量甚微，在体内的储存量也很少，但却是维持人体正常生理机能绝对不可缺少的，因此必须经常要由食物中摄取。

维生素种类较多，化学性质不同，生理功能各异，人体所必需的维生素大约有 10 多种，一般按其溶解性质可分为脂溶性维生素和水溶性维生素两大类。脂溶性维生素包括维生素 A、D、E、K；水溶性维生素包括维生素 B_1、B_2、PP、B_6、B_{12}、C、泛酸及叶酸等。维生素中的脂溶性维生素不能够溶解于水，只能够溶解储存在脂肪当中。过多食用脂溶性维生素会使这些维生素聚集在人体组织中对人体产生危害。水溶性维生素可以溶解在体内的水溶液中，过量摄取的维生素通常随尿液排泄出体外，所以水溶性维生素在体内聚集产生毒害作用的可能性很小；相反，体内缺乏这类维生素的可能性倒是很大。

二、脂溶性维生素

（一）维生素 A

维生素 A 仅存在于动物体中，以维生素 A_1 和维生素 A_2 两种形式存在。植物和真菌中有许多胡萝卜素在人体内可以转变为维生素 A，它们是维生素 A 的前体，被称为维生素 A 原，其中以 β－胡萝卜素最重要。

1. 生理功能与缺乏症

构成视觉细胞内感光物质。维生素 A 能够维持正常视觉，眼球内层视网膜上的感光物质视紫红质，由维生素 A 和视蛋白结合而成，有维持弱光下视力的作用。如缺乏维生素 A，就会影响视紫红质的合成，引起夜盲症（古称雀目）。

维持皮肤黏膜层的完整性。维生素 A 能维护上皮组织的完整和健全，增强抵抗力。缺乏维生素 A 可使细胞角化增生，对每个器官均有影响，使其机能发生障碍，抵抗力降低，以眼睛、皮肤、呼吸道、泌尿道最显著。常见症状有皮肤干燥、脱屑、毛囊角化、眼干燥症等。

维持促进免疫功能。维生素 A 可以提高免疫细胞产生抗体的能力，也可以促进细胞免疫的功能，以及促进 T 淋巴细胞产生某些淋巴因子。维生素 A 缺乏时将会影响机体的免疫功能。

促进生长发育和维护生殖功能。维生素 A 参与细胞的 RNA、DNA 的合成，对细胞的分化、组织更新有一定影响；参与软骨内成骨，缺乏时长骨形成和牙齿发育均受影响；维生素 A 缺乏时还会导致男性睾丸萎缩，精子数量减少、活力下降，也可影响胎盘发育。

此外，也有科学研究报道，维生素 A 对预防腹泻和呼吸道感染有一定效果，对抑制上皮细胞肿瘤活性也有疗效，β－胡萝卜素在防癌和预防心血管疾病方面也有明显作用。

2. 吸收

维生素 A 与胡萝卜素的吸收过程是不同的。胡萝卜素的吸收为物理扩散性，吸收量与摄入量相关。胡萝卜素的吸收部位在小肠，小肠细胞内含有胡萝卜素双氧化酶，在其作用下进入小肠细胞的胡萝卜素被分解为视黄醛或视黄醇。维生素 A 则为主动吸收，需要能量，吸收速率比胡萝卜素快 7～30 倍。胡萝卜素或维生素 A 在小肠细胞中转化成棕榈酸酯，与乳糜微粒结合通过淋巴系统进入血液循环，然后转运到肝脏储存。

值得说明的是，如果人体长期摄入过量维生素 A 可发生急慢性中毒。其中，急性表现为恶心、呕吐、嗜睡；慢性表现为食欲不振、毛发脱落、头痛、耳鸣、复视等。不过，值得庆幸的是，我国目前膳食中维生素 A 和胡萝卜素的摄入量仍然普遍偏低。

3. 参考摄入量与食物来源

在计算膳食维生素 A 供给量时，应考虑其来源，我国人民膳食中维生素 A 的主要来源为胡萝卜素。膳食维生素 A 经常以视黄醇当量（RE）表示。

1 微克 RE＝1 微克视黄醇当量＝1 微克视黄醇＝6 微克 β－胡萝卜素

1 微克 β－胡萝卜素＝0. 167 微克视黄醇

1IU（国际单位）维生素 A＝0. 3 微克视黄醇

我国建议每日膳食中维生素 A 的推荐摄入量为：成年男子为 800 微克视黄醇当量，成年女子为 700 微克视黄醇当量，孕妇 770 微克视黄醇当量，乳母为 1 300 微克视黄醇当量。可耐受最高摄入量为成年人 3 000 微克视黄醇当量。

维生素 A 在动物肝脏、蛋黄和乳中含量较多，如 100 克羊肝含 20 972 微克视黄醇当量、100 克猪肝含 4 972 微克视黄醇当量。在植物性食品中，维生素 A 原在红黄色及绿色蔬菜、水果中含量较多，如 100 克胡萝卜含有 668 微克视黄醇当量、100 克菠菜含有 487 微克视黄醇当量。食物中维生素 A 含量特点如图 3－6 所示。

（二）维生素 D

维生素 D 是类固醇的衍生物，主要包括两种：维生素 D_2 称麦角钙化醇，维生素 D_3 称胆钙化醇。植物中麦角固醇在日光或紫外线照射后可以转变成 D_2，人体皮下的 7－脱氢胆固醇在日光或紫外线照射下可以转变为 D_3，所以，维生素 D 又被称为“阳光维生素”。

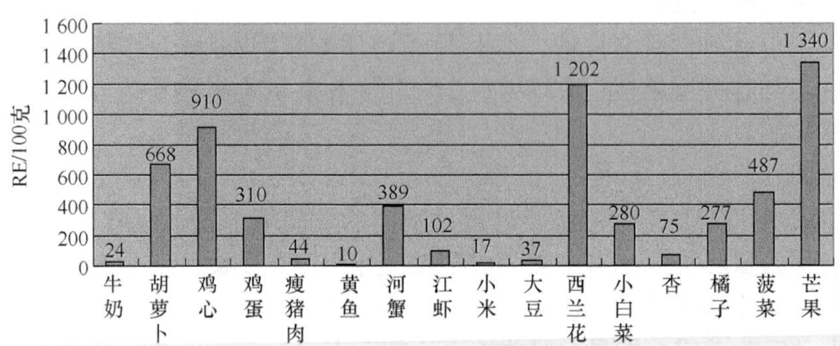

图 3－6　不同食物中维生素 A 的含量

1. 生理功能与缺乏症

维生素 D 主要与钙和磷的代谢有关，它促进钙、磷的吸收利用，维持血清钙磷浓度的稳定，对骨骼及牙齿的钙化过程起重要作用，保证正常生长发育。活性维生素 D 具有类固醇激素的作用。

婴幼儿缺乏维生素 D 将引起佝偻病（Rickets），临床表现为骨骼的软骨连接处及骨骼部位增大；成年人特别是孕妇、乳母、老年人缺乏维生素 D 导致钙吸收不良，可使已经成熟的骨骼脱钙而发生软化症或骨质疏松症（Osteoporosis），表现为腰酸背痛、腿脚麻木疼痛等症。

2. 吸收

维生素 D 吸收最快的部位在小肠的近端，也就是在十二指肠和空肠，但由于食物通过小肠远端的时间较长，维生素 D 在回肠被大量吸收掉。

3. 参考摄入量与食物来源

我国建议每日膳食中维生素 D 的推荐摄入量是：成年人为 10 微克，65 岁以后为 15 微克，可耐受最高摄入量为每天 50 微克。

此外，由于日光直接照射皮肤可产生胆钙化醇，所以经常在户外活动较多的人不易缺乏，一般不需另外补充。

小资料 3－3

小心维生素 D 中毒

天然食物中，维生素 D 的含量很少。它主要存在于脂肪含量高的海鱼、动物的肝脏、蛋黄、奶油和干酪中，坚果、瘦肉中含量较少。人的乳汁及牛乳中含有较少的维生素 D，需要婴幼儿食品常给予维生素 D 强化。由于鱼肝油中天然浓缩维生素 D 的含量极高，每 100 克鱼肝油含有 8500IU 的维生素 D，所以经常用鱼肝油作为强化食品供婴幼儿补充维生素 D。长期摄入过多的维生素 D 也可导致中毒，其中毒症状包括倦怠、腹泻、食欲不振、头痛、高血压及体内钙积存等症状。

（三）维生素 E

维生素 E 又名生育酚或抗不育维生素，是所有具有 α－生育酚生物活性化合物的总称。室温下为油状液体，橙黄或者蛋黄色。维生素 E 的活性以 RRR－α－生育酚当量（α－TEs）表示。

1. 生理功能与缺乏症

抗氧化。维生素 E 是一种极有效的抗氧化剂，可保护维生素 A、C 以及不饱和脂肪酸免受氧化。

抗动脉粥样硬化。维生素 E 还有抑制血小板在血管表面凝集和保护血管内皮的作用，因而被认为有预防动脉粥样硬化和心血管疾病的作用。缺乏维生素 E 红细胞将受到破坏，容易引起贫血。

对神经系统和骨骼肌的保护作用。维生素 E 有保护神经系统、骨骼肌、视网膜免受氧化损伤的作用。

提高免疫功能。维生素 E 对维持正常的免疫功能，特别是对 T 淋巴细胞的功能很重要。老年人群补充维生素 E，可提高机体的抗病能力。

维生素 E 与生殖功能有关，可防止流产。维生素 E 还具有阻断亚硝胺形成的作用，抑制癌肿瘤的发生。缺乏维生素 E 还容易引起未老先衰而产生疾病。

2. 吸收

维生素 E 在有胆酸、胰液和脂肪的存在时，在脂酶的作用下，以混合微粒在小肠上部被小肠上皮细胞吸收。维生素 E 补充剂在餐后服用，有助于吸收。各种形式的维生素 E 被吸收后大多由乳糜微粒携带经淋巴系统到达肝脏。

3. 参考摄入量与食物来源

维生素 E 的需要量因人而异，婴儿、孕妇、乳母和老人需求量较大。我国建议每日膳食中成年人、孕妇维生素 E 适宜摄入量为 14 毫克，乳母为 17 毫克，儿童依年龄而有所不同。可耐受最高摄入量为成年人每天 700 毫克，维生素 E 一般不易缺乏。

维生素 E 广泛地存在于各种油料种子、豆类及植物油当中，谷类种子、坚果类、蛋黄和绿色蔬菜中含量较多，肉、鱼、禽、乳中也都含维生素 E。

（四）维生素 K

维生素 K 亦称凝血维生素。天然存在的维生素 K 有两种，维生素 K_1 存在于绿叶植物中，称叶绿醌；维生素 K_2 存在于发酵食品中，由细菌合成。

1. 生理功能与缺乏症

维生素 K 有助于某些凝血因子（凝血酶原、凝血因子Ⅱ、Ⅶ、Ⅸ、Ⅹ）在肝脏的合成，从而促进血液的凝固，缺乏时可以延长凝血时间。

2. 吸收

维生素 K 从小肠吸收进入淋巴系统及肝门循环，这一过程首先需要形成混合微团以溶解这些物质。胰腺和胆的正常功能对维生素 K 的吸收发挥重要作用。

3. 参考摄入量与食物来源

我国建议每日膳食中维生素 K 的适宜摄入量为成年人 80 微克。

维生素 K 在食物中分布很广，含量最丰富的是绿叶蔬菜，如每 100 克菠菜、甘蓝菜含量为 400 微克。此外，人体肠道正常菌群也可合成维生素 K。因此，人体一般不会缺乏维生素 K。

三、水溶性维生素

（一）维生素 C

1. 生理功能及缺乏症

抗坏血病。维生素 C 又名抗坏血酸，它参与组织胶原的形成，保持细胞间质的完整，维护结缔组织、骨、牙、毛细血管的正常结构与功能。

抗氧化作用。维生素 C 是抗氧化剂，还具有降低血清胆固醇、参与肝脏解毒、阻断亚胺形成、增强机体应激能力的作用。

提高免疫力。维生素 C 可促进抗体生成和白细胞的噬菌能力，从而增强机体免疫功能。

维生素 C 参与体内氧化还原反应，促进生物氧化过程。维生素 C 还能促进人体对矿物质铁和叶酸的吸收利用，促进创伤与骨折愈合。

缺乏维生素 C 会发生坏血病，出现牙齿松动、骨骼变脆、毛细血管及皮下出血等症状。此外，缺乏维生素 C 会降低人体谷胱甘肽的浓度，损害人体抗氧化系统。轻度疲劳是维生素 C 缺乏的最早症状，早期表现为皮肤小瘀斑或瘀点，多见于臀部和下肢。此外，毛囊角化也是缺乏维生素 C 的一个重要表现。

2. 吸收

食物中的维生素 C 被人体小肠上段吸收，吸收量与摄入量有关。每日摄入量为 30 ~ 60 毫克时，吸收率可达 100%；摄入量为 90 毫克时，吸收率降为 80% 左右；摄入量为 1 500 毫克、3 000 毫克和 12 000 毫克时，吸收率分别下降至 49%、36% 和 16%。维生素 C 被吸收之后分布到体内所有的水溶性结构中待用。

3. 参考摄入量与食物来源

我国建议每日膳食中维生素 C 的推荐摄入量为：成年人 100 毫克，孕妇 115

毫克，乳母150毫克。成年人可耐受最高摄入量为2 000毫克。值得注意的是，过量服用维生素C对人体有害，会引起腹痛、腹泻，容易生结石病。

维生素C主要存在于绿色、红色、黄色的新鲜水果、蔬菜中，例如辣椒、菠菜、红枣、山楂等含量较高，每100克含有维生素C在30~110毫克，野生的蔬菜水果如苜蓿、苋菜、刺梨、沙棘、猕猴桃和酸枣等维生素C的含量更加丰富，每100克的含量在50~100毫克甚至更高。经常吃新鲜的水果蔬菜一般不会缺乏维生素C。动物性食物中维生素C的含量很少。各种食物维生素C含量特点如图3-7所示。

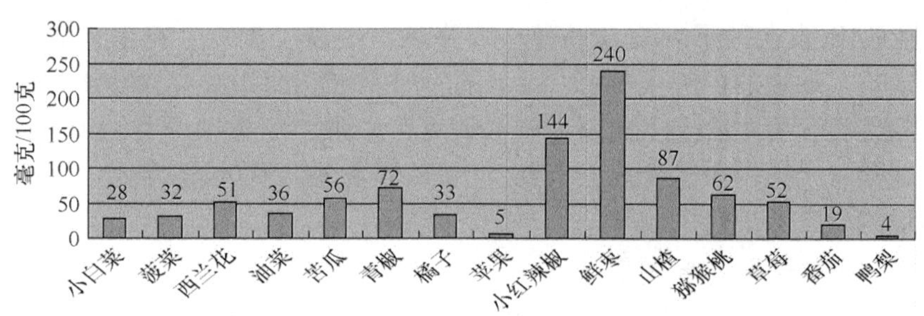

图3-7　各种食物中维生素C的含量特点

（二）维生素B_1（硫胺素）

1. 生理功能与缺乏症

促进碳水化合物代谢。维生素B_1是糖代谢中辅羧酶的重要成分。以焦磷酸硫胺素（TPP）形式，即辅羧酸参与α-酮酸脱羧。人体缺乏时，糖代谢至丙酮酸阶段就无法继续氧化分解，造成体内丙酮酸堆积，降低能量供应，影响正常生理功能。当神经组织能量不足时，就会出现相应的神经症状，如多发性神经炎、肌肉萎缩及水肿，严重时甚至影响心肌和脑组织功能。此外，维生素B_1还具有抑制胆碱酯酶的活性、促进胃肠蠕动增强消化功能的作用。

引起维生素B_1缺乏的因素有：首先，长期食用精白米、面，或者加工烹调方法不当导致食物中的维生素B_1损失。其次，特殊生理状况下（如生病、妊娠哺乳情况下）也会导致维生素B_1的损失。最后，不当的生活习惯如酗酒也会造成维生素B_1缺乏。

当缺乏维生素B_1时，易患脚气病，患者表现为疲乏无力、肌肉酸痛、头痛、失眠、食欲不振、心动过速、多发性神经炎、水肿等。此外缺乏维生素B_1可导致恶心、消化不良、便秘等症状。妊娠母亲在孕期缺乏维生素 B_1 时，会使婴儿患先天性脚气病，其症状主要是致命性的青紫症状、吮吸无力、嗜睡，

2. 吸收

维生素 B_1 吸收的主要部位是空肠和回肠。浓度高时为被动扩散，浓度低时为主动吸收。主动吸收时需要钠离子及 ATP，缺乏钠离子及 ATP 酶可抑制其吸收。大量饮茶会降低肠道对维生素 B_1 的吸收。酒中含有抗硫胺素物质，摄入过量，也会降低维生素 B_1 的吸收和利用。此外叶酸缺乏可导致吸收障碍。

3. 参考摄入量与食物来源

我国建议每日成年人膳食中维生素 B_1 的推荐摄入量为：男性 1.4 毫克，成人女性为 1.2 毫克，孕妇 1.2～1.5 毫克。

维生素 B_1 多在种子外皮及胚芽中，米糠、麦麸、黄豆、花生、酵母和瘦肉中比较丰富，动物的内脏（如肝、心、肾）中含量为每 100 克含 0.4～0.5 毫克，未精制的谷类食物中含量为 0.3～0.4 毫克，坚果、豆类中含量为 0.4～0.7 毫克。在蔬菜、水果中含量比较少。维生素 B_1 极易被人体小肠吸收。粮食是我国居民摄取维生素 B_1 的主要来源。

（三）维生素 B_2（核黄素）

维生素 B_2 在自然界中主要以磷酸酯的形式存在于黄素单核苷酸（FMN）和黄素腺嘌呤二核苷酸（FAD）两种辅酶中。

1. 生理功能与缺乏症

维生素 B_2 参与体内生物氧化与能量生成，构成黄酶的辅酶（FMN 和 FAD），具有可逆的氧化还原特性，是生物氧化过程中传递氢的重要物质。

维生素 B_2 作为谷胱甘肽还原酶的辅酶发挥抗氧化作用，还与细胞色素结合参与药物代谢。

维生素 B_2 还与人体内铁的吸收、贮存和利用紧密相关，在防治缺铁性贫血中发挥重要作用。维生素 B_2 能保证物质代谢正常进行，促进生长，维护皮肤和黏膜的完整性。

缺乏维生素 B_2 会导致人体物质代谢发生紊乱，具体表现为唇炎、口角炎、舌炎、阴囊皮炎、眼睑炎及脂溢性皮炎等症状。目前已经发现老年白内障也与缺乏维生素 B_2 有关，妊娠期间的妇女如果缺乏维生素 B_2 将会导致胎儿骨骼畸形，长期缺乏维生素 B_2 还会导致儿童生长发育迟缓。此外，缺乏维生素 B_2 还会导致发生贫血症状。

2. 吸收

食物中维生素 B_2 与蛋白质形成的结合物，进入消化道后，先在胃酸、蛋白酶的作用下，水解释放出黄素蛋白，然后在小肠上端磷酸酶和焦磷酸化酶的作用下，水解为游离维生素 B_2。维生素 B_2 在小肠上端以依赖 Na^+ 的主动转运方式吸

收，大肠也吸收少部分维生素 B_2。

3. 参考摄入量与食物来源

我国建议每日膳食中维生素 B_2 的推荐摄入量为：成年人男性为 1.4 毫克，女性为 1.2 毫克，孕妇和乳母为 1.2～1.5 毫克。

维生素 B_2 广泛存在于动植物食品中，在动物性食品中含量较高，特别是内脏（如肝、心、肾）、奶类和蛋类含量较多，每 100 克猪肝中含有 2.1 毫克的维生素 B_2。植物性食品中以豆类和绿叶蔬菜含量较多，谷类和一般蔬菜含量较少。我国目前的膳食结构，不能完全满足对维生素 B_2 的摄入。

（四）维生素 B_6

维生素 B_6 包括吡哆醇、吡哆醛、吡哆胺三种天然存在形式，它们以磷酸盐的形式广泛分布于动、植物体内。

1. 生理功能及缺乏症

维生素 B_6 是机体中很多酶系统的辅酶，参与氨基酸的脱羧作用、转氨基作用、色氨酸的合成、含硫氨基酸的代谢、氨基酮戊酸形成和不饱和脂肪酸代谢。它还帮助糖原在肝脏或肌肉中释放能量，参与血红蛋白的合成，参与氨基酸在体内的运输等。

人体缺乏维生素 B_6 表现为眼、鼻与口腔周围皮肤脂溢性皮炎，个别有神经症状，如容易激动或者忧郁性格等。此外，缺乏维生素 B_6 还会出现贫血、脑功能紊乱、皮炎等症状。婴幼儿缺乏维生素 B_6 会造成生长发育迟缓症状。

2. 吸收

维生素 B_6 大部分都能通过被动扩散形式在空肠和回肠被吸收，非磷酸化维生素 B_6 被运送到肝脏。

3. 参考摄入量与食物来源

我国建议每日膳食中维生素 B_6 的推荐摄入量为：成人为 1.6 毫克，孕妇 2.4 毫克，乳母为 1.9 毫克。

维生素 B_6 的食物来源比较广泛，通常动物性食物含量相对较多。含量最高的为白色肉类，如 100 克鸡肉和鱼肉中含量在 0.4～0.9 毫克。其次为动物内脏如肝、豆类和蛋类，水果和蔬菜中维生素 B_6 的含量也较多，含量最少的是柠檬类水果、奶类等。

（五）维生素 B_{12}（钴胺素）

1. 生理功能及缺乏症

维生素 B_{12} 以辅酶形式参与体内一碳单位的代谢，可以通过增加叶酸的利用率来影响核酸和蛋白质的合成，从而促进红细胞的发育和成熟。维生素 B_{12} 还参与胆碱的合成，缺少胆碱会影响脂肪代谢，产生脂肪肝。人体缺乏维生素 B_{12} 时可能造成神经系统损害，可引起巨幼红细胞贫血，即恶性贫血。

2. 吸收

食物中的维生素 B_{12} 与蛋白质相结合，进入人体消化道内，在胃酸、胃蛋白酶及胰蛋白酶的作用下，维生素 B_{12} 被释放，并与胃黏膜细胞分泌的糖蛋白内因子结合成复合物。复合物对胃蛋白酶较稳定，进入肠道之后在回肠部被吸收。游离钙及碳酸氢盐能促进维生素 B_{12} 的吸收。

3. 参考摄入量与食物来源

我国建议每日膳食中维生素 B_{12} 的推荐摄入量为：成人 2.4 微克，孕妇 2.9 微克，乳母 3.2 微克。

维生素 B_{12} 主要来源于动物性食物如肝脏、鱼贝类、蛋类、乳类和肉类，其中每 100 克动物内脏含维生素 B_{12} 40～90 微克。此外，豆制发酵食品中也含有一定数量，植物性食物中基本不含有维生素 B_{12}。

（六）烟酸

烟酸又称尼克酸、维生素 PP、抗癞皮病因子，是吡啶衍生物，有烟酸和烟酰胺两种物质。烟酰胺是烟酸在体内的重要存在形式。

1. 生理功能与缺乏症

烟酸在体内可转变为烟酰胺，构成脱氢酶辅酶，主要是呼吸链中的辅酶Ⅰ（CoⅠ，NAD^+）、辅酶Ⅱ（CoⅡ，$NADP^+$），参与葡萄糖的酵解、脂类代谢、丙酮酸代谢、戊糖合成及高能磷酸键的形成等。烟酸还能促进消化功能，维持皮肤和神经组织的功能，可扩张末梢血管和降低血清胆固醇。

缺乏烟酸时将引起癞皮病，表现为皮炎、腹泻和痴呆，即所谓的“3D”症状。初期症状有体重减轻、食欲不振、失眠、头痛、记忆力减退等症状，继而出现皮肤、消化系统症状和神经系统症状。一般认为，烟酸缺乏经常与维生素 B_1、维生素 B_2 等缺乏同时存在，故经常伴随有其他营养素缺乏症状。

2. 吸收

烟酸主要是以辅酶的形式存在于食物中，经消化后于胃及小肠吸收。吸收后以烟酸的形式经门静脉进入肝脏，在肝内转化为 NAD^+ 和 $NADP^+$。在肝内未经代谢的烟酸和烟酰胺随血液流入其他组织，再形成含有烟酸的辅酶。肾脏也可直接将烟酰胺转变为 $NADP^+$。

3. 参考摄入量与食物来源

我国建议每日膳食中烟酸的推荐摄入量为：成年男性 15 毫克，女性 12 毫克，乳母 15 毫克。成年人可耐受最高摄入量为每天 35 毫克。

烟酸在食物中分布较广，以酵母、蘑菇、肝脏、花生、瘦肉、豆类、全谷含量较多。乳类、蛋类含量不高，但是含有丰富的色氨酸可以转化为烟酸。此外，玉米、高粱中含有的烟酸大部分为结合型烟酸，不能被人体吸收利用（用碱处理后可被人体利用）。

（七）叶酸

叶酸属于B族维生素，由蝶酸和谷氨酸结合而成，故又称蝶酰谷氨酸。食物中的叶酸大部分是多谷氨酸型叶酸。已有30余种叶酸衍生物被分离、鉴定。

1. 生理功能与缺乏症

叶酸被小肠吸收后，在抗坏血酸和还原型辅酶Ⅱ参与下转化成具有生物活性的四氢叶酸（FH4）。四氢叶酸是体内一碳单位转移酶的辅酶，在氨基酸代谢、嘌呤嘧啶的合成时发挥重要作用。叶酸对蛋白质和核酸的生物合成也有重要作用。因此，叶酸为各种细胞生长所必需。叶酸是胎儿形成并正常发育的必要的维生素。

人体缺乏叶酸时可引起巨幼红细胞贫血，孕妇怀孕早期缺乏叶酸会引起胎儿畸形或早产。最近研究发现，增加叶酸摄入，可降低胃癌和结肠癌的发病率，叶酸还可以用于预防心血管疾病。

2. 吸收

混合膳食中的叶酸一般以多个谷氨酸相结合的形式存在。这种多谷氨酸叶酸不易被小肠吸收，在吸收之前必须水解分解为单谷氨酸叶酸才能被吸收。单谷氨酸叶酸可直接被肠黏膜吸收，叶酸结构中含谷氨酸分子越多，则吸收率越低，一般膳食中总叶酸的吸收率约为70%。维生素C和葡萄糖可促进叶酸吸收，锌作为叶酸结合的辅助因子，对叶酸的吸收亦起重要作用。

3. 参考摄入量与食物来源

我国建议每日膳食中叶酸的推荐摄入量为：成年人400微克，孕妇600微克，乳母550微克。可耐受最高摄入量为每天不超过1 000微克。

叶酸广泛存在于动植物食品当中。其中动物肝脏、鱼类、蛋类和肉类含量比较多，如100克猪肝、猪肾、鸡蛋分别含有236微克、50微克、75微克的叶酸，豆类、绿叶蔬菜和水果中含量也比较多，如100克黄豆、豌豆分别含有381微克、83微克叶酸，100克菠菜含有347微克的叶酸。

（八）泛酸

泛酸又称遍多酸，是辅酶A的组成部分，与糖类、脂类和蛋白质的代谢有关。它可促进细胞代谢功能，参与类固醇激素、脂肪及氨基酸的合成。泛酸在中性溶液中耐热，对氧化剂和还原剂很稳定，但对酸和碱很敏感。泛酸广泛分布于自然界，并且肠内细菌亦可合成供人体利用，所以很少见有人得泛酸缺乏症。我国建议每日膳食中泛酸的适宜摄入量为：成人5.0毫克，孕妇6.0毫克，乳母7.0毫克。泛酸主要的来源是肉类和动物内脏，鸡蛋中含量比较丰富。金枪鱼和鳕鱼的鱼子酱泛酸含量最为丰富，乳中也含有丰富的泛酸。

（九）生物素

生物素存在α、β两种结构。它们是羧化酶辅酶的组成成分，参与代谢，促进细胞成熟，参与某些脂肪及氨基酸的合成。生物素对光、热、空气及中等程度的酸碱都较为稳定，一般的家庭烹调和食品加工时，也非常稳定。一些疾病患者，如长期进行血液透析、烧伤患者、酒精中毒以及慢性肝病患者血浆中生物素缺乏。我国建议每日膳食中生物素的推荐摄入量为：成年人 40 微克，乳母 50 微克。生物素广泛分布于动植物食品中，相对丰富的食物有奶类、蛋黄、酵母、动物肝脏和绿叶蔬菜等。健康的人体能够合成生物素，一般不会缺乏。

第六节　矿物质

一、矿物质的分类与生理功能

（一）矿物质的分类

存在于人体内的各种元素中，除碳、氢、氧、氮主要以有机化合物的形式存在外，其余元素均统称为矿物质或无机盐（Mineral Salts）。

矿物质既不能在人体内合成，除排泄外也不能在机体代谢过程中消失，但在人的生命活动中具有重要的作用。人体几乎含有自然界存在的所有元素，但它们的含量差别很大。人体已经发现 20 余种必需的无机元素，占人体体重的 4% ~5%。按它们在体内的含量和膳食中的需要不同，可分为常量元素和微量元素两大类。

（二）常量元素

1. 常量元素的种类

常量元素又称宏量元素或组成元素。每种常量元素的标准含量大于人体总重量的 0.01%、人体每日需要量在 100 毫克以上。这些元素包括钙、磷、钠、钾、氯、镁和硫 7 种元素。一般还把钙、磷、硫、钾、钠、氯和镁称为必需常量矿物元素。

2. 常量元素的生理功能

首先，常量元素构成人体组织的重要组成部分，如牙齿、骨骼中的钙、磷、镁等硬组织起到支撑身体、维持有力运动形式的作用，一些软组织中有较多的钾组成；其次，在细胞内液和外液中与蛋白质一起调节细胞膜的通透性、控制水分、维持细胞内外液体渗透压的平衡以及调节体液的酸碱平衡；最后，构成酶的成分或者激活酶的活性，参与物质代谢。

（三）微量元素

1. 微量元素的种类

微量元素又称痕量元素。它们在体内存在的浓度很低，每种微量元素的标准含量小于人体总重量的0.01%，人体每日需要量在100毫克以下，这些微量元素一般在低浓度下就具有生物学作用。人体必需的微量元素有碘、铁、锌、硒、铜、钼、铬、钴共八种。此外，还有可能必需的微量元素如锰等，以及虽然具有潜在毒性，但是低剂量也可能是人体必需的微量元素如氟等。

2. 必需微量元素的生理功能

必需微量元素虽然含量极微，却发挥着重要的生理生化功能。首先，必需微量元素是酶和维生素必需的活性因子，许多金属酶含有必需微量元素；其次，构成某些激素或者参与激素的活性发挥；此外，参与核酸代谢；最后，协助常量元素发挥作用。

在食品烹调加工过程中，还可利用矿物质改善食品性状。矿物质中有很多是重要的食品添加剂，它们可有效地改善食品的性状和营养价值。如磷酸盐可提高肉的持水性和结着性、氯化钙是豆腐的凝固剂等。

（四）矿物质的生物有效性

矿物质的生物有效性是指食物中矿物质实际被机体吸收、利用的程度。食物中矿物质的总含量还不足以准确评价该食物中矿物质的营养价值。这是因为食物矿物元素被人体的吸收利用率，不仅取决于矿物质的总量，还受到矿物质元素的化学形式、形态大小、食物成分、食品加工烹调等诸多因素的影响。根据矿物质在食物中的分布及其吸收、人体需要特点可知，我国居民比较容易缺乏钙、铁、锌等矿物质元素，2002 年第四次全国营养调查结果已经证实了这一点。此外，在特殊地理环境或其他特殊条件下，也有可能出现缺硒问题。当人体缺乏这些矿物质的时候，就将产生相应的缺乏症。

二、常量元素

（一）钙（Ca）

钙是人体必需的常量元素，也是人体内含量最多的一种常量元素，总量超过1 000 克，占人体总重量的1.5% ~2%，其中99%存在于骨骼和牙齿中，剩余的约1%以游离或结合状态存在于软组织、细胞外液及血液中，这部分钙统称为混溶钙池（Miscible Calcim Poot），并与骨骼中的钙保持动态平衡，即骨骼中的钙不断从破骨细胞中释放出来进入混溶钙池，而混溶钙池中的钙也不断沉积于骨细胞成为骨骼、牙齿中的一部分。

1. 生理功能与缺乏症

钙以羟基磷灰石的形式构成骨骼和牙齿，它是血液凝结、激素分泌过程参与物质，对维持心脏和肌肉的收缩与弛缓、传导神经兴奋、维持细胞膜通透性功能、促进体内某些酶类产生活性、保持体内酸碱平衡等生理功能具有极其重要的作用。

人体长期缺钙就会导致骨骼、牙齿发育不良，并有血凝异常、甲状腺机能减退等症状。其中，①儿童缺钙会出现佝偻病，若血钙降低，轻者出现多汗、易惊、哭闹，重者出现抽搐；②成年人缺钙容易发生抽筋、乏力疲劳等症状；③中老年人缺钙易发生骨质疏松、骨质增生、肌肉痉挛、四肢麻木、腰腿酸疼、高血压、冠心病等；④孕产妇缺钙不仅严重影响胎儿的正常发育，还容易在中年后患骨质疏松症。

2. 影响钙吸收的因素

对钙吸收产生阻碍作用的有植酸、草酸、膳食纤维、糖醛酸、海藻酸钠、油脂、酒精等，它们可与钙形成难以消化吸收的不溶性物质；年龄大，人体钙的吸收率低；膳食中磷酸盐过多，也可降低钙的吸收。能促进人体钙吸收的因素有维生素 D、乳糖、低聚糖、酪蛋白水解肽及氨基酸中的精氨酸、赖氨酸和色氨酸等，酸性环境能促进钙的溶解吸收，人体缺钙或者人体对钙需要量多时，肠道对钙的主动吸收机制强。

3. 参考摄入量与食物来源

我国建议每日膳食中钙的推荐摄入量为：成人 800 毫克，50 岁后成年人和青少年 1 000 毫克，孕妇和乳母 1 200 毫克。

食物中含钙丰富的乳及乳制品（100 毫升牛奶中大约含有 100 毫克左右的钙），因其吸收率高，是人体最理想的钙源。此外，豆腐或豆制品、排骨、虾皮，绿色蔬菜如油菜，海产品如海带、紫菜以及虾米、螃蟹等也是钙的良好来源。由于我国多数居民存在钙缺乏，所以，建议膳食补钙。各种食物中钙的含量如图 3 - 8 所示。

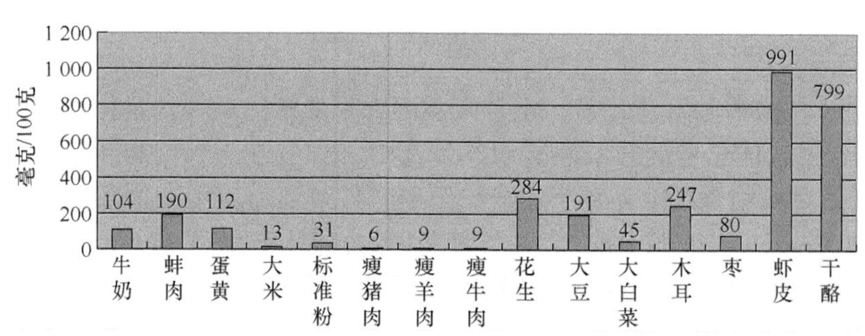

图 3 - 8 各种食物含钙量的特点

（二）磷（P）

磷亦是人体必需的元素之一，在人体内的含量为 650 克左右，占人体重的 1%

左右。人每日摄入的磷大约有1~1.5克。大约有85%~90%的磷与钙一起构成骨骼和牙齿，其余的10%~15%以磷脂、磷蛋白及磷酸盐的形式存在于细胞和血液中。

1. 生理功能与缺乏症

磷是人体骨骼、牙齿、细胞核蛋白及许多酶的重要组成成分。磷还参与碳水化合物和脂肪的吸收与代谢，参与体内的能量转化，以高能磷酸键的形式贮存能量，磷酸盐缓冲系统可维持机体酸碱平衡。磷脂是构成脑神经组织和脑脊髓的主要成分，对儿童生长发育特别重要。严重缺乏磷就可能会患有低磷血症，表现为贫血、肌肉无力、骨痛，甚至造成神经、精神异常等症状。

2. 影响磷吸收的因素

磷的吸收部位在小肠，其中以十二指肠及空肠部位吸收最快，在回肠吸收较差。磷的主要排泄途径是经肾脏。未经肠道吸收的磷从粪便排出。人体所能利用的磷，均为磷酸化合物，如有机磷酸酯和磷脂等，但植酸形式的磷不能被机体充分吸收利用。维生素D可以促进磷的吸收，酸性介质也有利于吸收。当维生素D缺乏时，常会使血液中无机磷酸盐下降，如佝偻病患者往往血钙正常而血清磷含量降低。谷物中的植酸可妨碍磷的吸收，食物中的铁或铝过多时，也会妨碍磷的吸收。谷物中植酸形式的磷利用率很低，可经面团发酵或将谷粒在热水中浸泡来提高其利用率。

3. 参考摄入量与食物来源

我国建议每日膳食中磷的推荐摄入量为：成人720毫克，65岁以上的老年人为700毫克，80岁以上的老年人为670毫克。

无论动物性食物还是植物性食物细胞中都含有丰富的磷。具体而言，食物中磷含量较高的有瘦肉、蛋、鱼、禽、乳及动物肝脏、海带、花生、芝麻酱，坚果中含磷亦很高。

（三）钾（K）

钾为人体内的重要常量元素之一。正常成年人体内含钾量约为每千克体重20毫克。体内钾主要存在于细胞内，约占总量的98%，其他存在于细胞外。

1. 生理功能与缺乏症

钾主要具有以下生理功能：维持碳水化合物、蛋白质的正常代谢；维持神经肌肉的应激性和正常的生理功能；维持细胞内正常渗透压；维持细胞内外正常的酸碱平衡和离子平衡；降低血压。

人体内钾总量减少可引起钾缺乏症，在神经肌肉、消化、心血管、泌尿、中枢神经等系统发生功能性或病理性改变。主要表现为肌肉无力、站立不稳或者无力登楼，还会产生瘫痪、心律失常以及肾功能障碍等症状。

2. 影响钾吸收的因素

患有胃肠炎疾病的病人，以及某些药物服用者如服用治疗哮喘肺气肿的药物

（支气管扩张剂、类固醇以及茶碱等）都会导致体内钾缺乏。天热人体排汗较多也会造成钾缺乏，造成低血钾现象。摄入的钾大部分由小肠吸收，吸收率为90%左右。

3. 参考摄入量与食物来源

我国建议每日膳食中钾的适宜摄入量为：成年人 2 000 毫克，乳母 2 400 毫克。

钾的食物来源主要有水果蔬菜，一般情况下，动物性食物中含量比较少。

（四）钠（Na）

钠是人体中重要的无机元素之一，一般情况下，成年人体内钠含量约为 6 200～6 900 毫克。

钠的主要生理功能有：构成细胞外液渗透压，调节和维持体内水量的恒定；清除体内酸碱代谢产物，保持体液酸碱平衡；维持神经肌肉的兴奋性。人体内一般不会发生钠缺乏，但是在某种情况下如禁食、高温、过量出汗、反复呕吐、腹泻等情况下，或者服用利尿剂以及某些胃肠营养病患者等也可能缺钠。钠在小肠上部吸收，吸收率可达100%。

我国建议每日膳食中钠的适宜摄入量为成年人 1 500 毫克。钠广泛存在于各种食物中，但人体钠的来源主要为食盐、酱油、酱咸菜类等。

三、微量元素

（一）铁（Fe）

铁是人体内含量最多的一种必需微量元素。成人含铁 4～5 克，60%～75%存在于血红蛋白中，3.0%存在于肌红蛋白中，1.0%的铁存在于各种含铁酶当中，其余21%～36%的铁为贮存铁，以铁蛋白和血铁黄素形式分布于肝脏、脾脏和骨髓中。人体内的铁几乎都与蛋白质结合，游离状态的铁存在非常少。

1. 生理功能及缺乏症

人体内的铁最重要的任务是参与形成血红蛋白，负责人体内氧气的输送，并将各组织中的二氧化碳送至肺部排出体外，对维持人体健康发挥极其重要的作用；铁是细胞色素酶、过氧化氢酶以及肌红蛋白的组成成分，在组织呼吸过程、生物氧化中起十分重要的作用。

铁不足将导致体内铁贮备减少、血清铁蛋白降低，从而会导致缺铁性贫血。发生缺铁性贫血时表现为乏力、面色苍白、头晕、记忆力减退等症状。中度贫血可导致认知能力低下、免疫和抗感染能力降低等症状。儿童缺铁会出现莫名烦躁、智能发育差，并出现虚胖、肝脾肿大等症状。婴儿先天性缺铁将对婴儿以后的发育和健康产生长久的不良影响。

2. 影响铁吸收的因素

人体对食物中铁的吸收率比较低。大米为1%，玉米为3%，小麦面粉为5%，血为11%，动物肉、肝为22%。

铁的吸收主要在小肠的上段，且吸收效率最佳。影响铁吸收利用的因素很多。不同价位铁的吸收率不同，如二价铁的吸收率是三价铁的3倍。谷物和蔬菜中的植酸盐、草酸盐、多酚类物质均可影响铁的吸收。此外，维生素C能促进食物中非血红素铁吸收。所以说，食物中铁的营养价值高低，不仅与铁含量有关，还与铁的生物利用率以及食物中含有的抑制（或促进）铁吸收的因素相关。一般来讲，天然血红素铁的吸收率较高，并且副作用小。

小资料 3－4

什么是营养性贫血？如何通过饮食来预防贫血？

贫血是最常见的营养缺乏症之一，发病的主要原因是饮食中缺少造血原料。其中，由于缺乏微量元素铁所引起的贫血被称为缺铁性贫血，由于缺乏叶酸和维生素 B_{12} 引起的贫血称为巨幼红细胞性贫血，这两种贫血统称为营养性贫血。其中，缺铁性贫血占的比例为65%～75%，是最常见的一种贫血，也是世界上四大营养缺乏病之一。

预防缺铁性贫血，平时应多吃含铁丰富的食物，特别是动物性食物，如瘦肉、猪肝、动物血。它们不但含铁丰富，而且还容易吸收。植物性食物一般含铁较低，并且吸收效果差。另外，还要注意饮食的合理搭配。如餐后适当吃些水果，水果中含有丰富的维生素C和果酸，能够促进人体对铁的吸收。餐后饮茶则会降低铁的吸收，因为铁与茶中的单宁鞣酸结合不利于人体对铁的吸收。除了铁之外，叶酸和维生素 B_{12} 也是造血必不可少的物质。新鲜绿色蔬菜水果、豆类和瘦肉含有丰富的叶酸，肉类和动物的内脏（如肝、肾、心等）含有丰富的维生素 B_{12}，动物的肝脏中还含有丰富的维生素A，维生素A对人体吸收和利用铁也有一定的帮助。值得注意的是，经过高温烹调后，可使食物中50%以上的叶酸和10%～30%的维生素 B_{12} 遭到破坏。因此，日常生活中不仅要尽量做到饮食多样化，而且也要讲究适当的烹饪技术方法，尽量避免过度烹煮食物造成营养素的过度破坏。

3. 参考摄入量与食物来源

我国的膳食中，血红素铁含量低，估计膳食铁的吸收率仅为10%左右。我国建议每日膳食中铁的推荐摄入量为：少年男子20毫克，少年女子为25毫克，成年男子为12毫克，女子20毫克，孕妇及乳母为16～21毫克。

在动物性食物中，如动物内脏、血液均含有丰富的铁。其中，猪肝含铁比较多、吸收率也高，100克猪肝大约含22毫克铁。瘦肉、红糖、蛋黄、干果等也是铁的良好来源，例如100克猪瘦肉中含3毫克的铁。豆类、绿色蔬菜含铁也较多。铁质炊具烹调食物也是铁的一大来源。各种食物中铁的含量如图3－9所示。

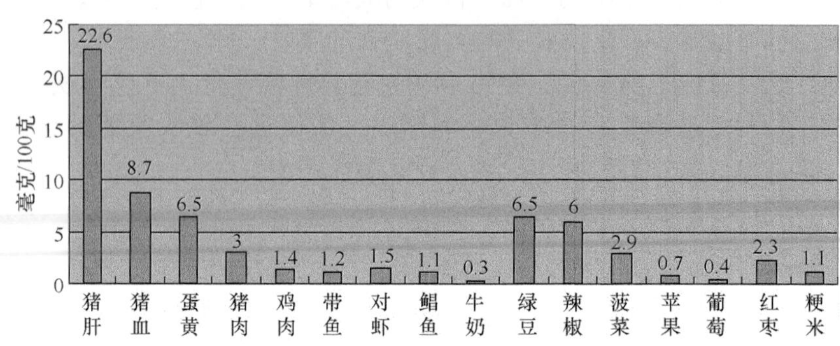

图3－9　不同食物铁的含量

（二）碘（I）

碘是首批被人类确认的必需微量元素之一。人体内含碘20～50毫克，有20%～30%存在于甲状腺中。碘在人体内主要以有机碘的形式存在。

1. 生理功能及缺乏症

碘的生理功能是参与甲状腺素的形成，其生理功能也通过甲状腺素的作用表现出来。甲状腺素具有调节人体能量代谢和蛋白质、脂肪、碳水化合物的合成与分解作用，促进机体的生长发育。碘是胎儿神经发育的必需物质。

人体缺碘，可导致甲状腺素分泌不足，会促使甲状腺增生肥大，出现甲状腺肿大，俗称大脖子病。孕妇缺碘会使胎儿生长迟缓，造成智力低下，出现以呆、小、聋、哑、瘫为临床表现的地方性克汀病，还会导致早产、流产、死产、先天畸形儿、先天聋哑儿等。

2. 注意防止碘缺乏病（IDD）

人主要从饮水、食物及周围环境中获得碘。在内陆、山区等地，一般远离海洋，水和土壤中含碘量比较少，因而食物中碘含量也相应较低，长期生活在这样的缺碘环境中容易患碘缺乏病。除在食盐中加碘之外，对那些特殊人群应采取特殊的碘缺乏病预防措施。

3. 参考摄入量与食物来源

我国建议每日膳食中碘的推荐摄入量为：成年人120微克，孕妇230微克，乳母240微克。

海产品含有丰富的碘，尤其是海带、紫菜含碘量非常高，如1 000克干海带中含碘240毫克。此外，鲜鱼、蛤干、干贝、海参、海蜇等含碘量也比较多。每1 000克的蛋、奶含碘量在40~90微克左右。肉类、淡水鱼的含碘量较低，水果蔬菜含碘量最低。食用碘盐是最方便、有效的预防缺碘的方法。

（三）锌（Zn）

锌存在于人体所有组织中，具有多种生理功能和营养作用。成人体内含锌1.4~2.3克，主要分布在肝脏、肌肉、骨骼和皮肤中。血液中的锌有75%~88%存在于红细胞中，血浆中大部分的锌与蛋白质结合存在。

1. 生理功能及缺乏症

锌是人体很多金属酶的组成成分，同时也是酶的激活剂，在组织呼吸和物质代谢中起重要作用；锌与DNA和RNA、蛋白的生物合成密切相关，能促进机体的生长发育，并能加速创伤组织的愈合；锌与人体免疫功能有关；锌不但影响味觉和食欲，还与性机能有关；锌参与胰岛素合成及功能，并影响肾上腺皮质激素；锌还具有能使细胞膜或机体膜稳定化的重要作用；锌还有促进维生素A代谢的作用。

人体缺锌时，表现为儿童生长发育停滞，脑垂体调节机能障碍，食欲不振，味觉与嗅觉减退，皮肤干燥粗糙，脱发，创伤难愈合；男性性成熟延迟和性腺机能减退，肝脾肿大，贫血症，嗜睡症，肠原性肢端皮炎等。

2. 影响锌吸收的因素

一般人体内锌的吸收率为20%~30%。锌主要在小肠内被吸收。锌的吸收和利用可受多种因素影响，如谷物和蔬菜中的植酸盐、草酸盐以及多酚类物质均可影响锌的吸收；此外，某些矿物质元素如铁对锌的吸收有相互竞争的作用，从而影响锌的吸收；某些蛋白质中的氨基酸如组氨酸和半胱氨酸可促进锌的吸收。

3. 参考摄入量与食物来源

我国建议每日膳食中锌的推荐摄入量为：成人男性为12.5毫克，女性为7.5毫克，孕妇9.5毫克，乳母12毫克。

食品中贝壳类海产品、红色肉类、动物内脏类等都是锌的极好来源。如牡蛎含锌量很高，每100克牡蛎肉含47毫克锌，因此牡蛎被誉为“海洋中的牛奶”。干果类、谷类胚芽和麦麸也含有丰富的锌。奶酪、燕麦、花生等含锌量也较多，不过，谷类食物因植酸的影响限制了锌的利用率，植物性食物中的蔬菜水果中含锌低。不同食物当中锌含量如图3-10所示。

（四）硒（Se）

硒在人体内总量大约为14~21毫克，多分布于指甲、头发、肾脏和肝脏，肌肉组织和血液中含量较少，脂肪组织中含量低。硒的生物活性形式为含硒酶和蛋白（GPX等）。

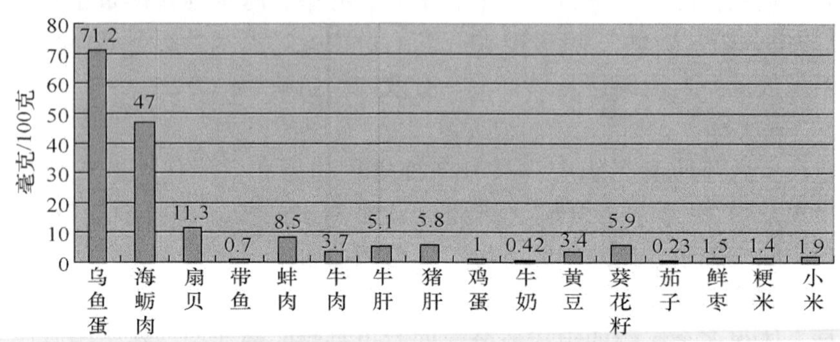

图 3-10　不同食物锌的含量

1. 生理功能及缺乏症

硒是谷胱甘肽过氧化物酶（SOD）发挥活性所必需的矿物质元素，具有抗氧化作用。硒还是多种重金属的天然解毒剂，能够与体内重金属结合排出体外，具有很好的解毒抗癌效果。此外，硒还具有促进生长、保护视觉器官的重要作用。

缺硒可导致克山病的发生。克山病属于一种地球生物化学病，缺硒是发病的重要因素，其症状有心脏扩大、心功能失常、心律失常等。大骨节病也是与缺硒有关的疾病，其主要病变是骨端软骨细胞变性坏死、肌肉萎缩、发育障碍。用硒、维生素 E 防治大骨节病亦有效。过量的硒可导致中毒，症状为脱发、脱甲，少数病人有神经症状。

2. 参考摄入量与食物来源

我国建议每日膳食中硒的推荐摄入量为：成年人 60 微克，孕妇 65 微克，乳母 78 微克。

硒在食物中的含量受环境影响很大，如粮食等植物性食品含硒量随土壤中的硒含量而异，100 克同品种大米低硒地区含硒量为 0.2 微克，而高硒地区含硒量可达 2 000 微克。动物性食品如肝、肾、海产品、肉类都是硒的良好来源，如 100 克内脏、海产品含硒量为 40 ~ 150 微克，100 克谷物含硒量为 10 ~ 80 微克。

硒在食物中的存在形式不同，其生物利用率也不同。重金属和铁、铜、锌及某些药物可降低硒的利用率；维生素 E、C 和 A 则可促进硒的利用。

（五）铜（Cu）、铬（Cr）、钼（Mo）和钴（Co）

1. 铜（Cu）

人体各器官均含有铜，以肝、脑、心、肾较多，肝是铜贮存的仓库，可以调节血中的含铜量。成人体内含铜总量约 80 微克。铜是人体许多金属酶的组成成分，它们都是氧化酶，在生物氧化过程和代谢过程中发挥重要作用。铜的存在能够促进人体对铁的吸收。

缺铜会导致血红蛋白合成减少而产生贫血症状。长期缺铜或铜营养不良可导致心血管损伤和胆固醇代谢异常，是诱发冠心病的危险因素。缺铜时还可因弹性蛋白和胶原蛋白的交联发生障碍，影响骨骼的生长。铜代谢紊乱时可发生儿童抽风及智力低下。

我国建议成年人每日膳食中铜的推荐摄入量为 0.8 毫克，孕妇 0.9 毫克，乳母 1.4 毫克。铜的摄入过多会引起中毒。铜广泛存在于各种食物中，牡蛎、贝类食物以及坚果类是铜的良好来源（每 100 克含量为 0.3 ~ 2 微克）；含铜丰富的食物还有动物肝脏、肾、瘦肉、豆类等。奶类和蔬菜类食物中铜含量比较低。

2. 铬（Cr）

三价铬是胰岛素正常工作不可缺少的矿物质元素，参与人体能量代谢并维持人体正常的血糖水平。铬还能够降低血中的胆固醇，从而可预防动脉粥样硬化。此外，铬可以促进蛋白质代谢和生长发育。缺铬是动脉硬化的重要原因。六价铬及其化合物有毒、有致癌作用，不能为人体所利用。

我国建议每日膳食中成年人铬的适宜摄入量为 30 微克。膳食中铬的主要来源是谷类、肉类和鱼贝类。全谷类食物中含有的铬高于水果蔬菜。啤酒、酵母、乳酪和肉制品是铬的较好来源。值得注意的是，蔬菜中铬的利用率较低。

3. 钼（Mo）

钼的功能主要是作为黄嘌呤氧化酶、醛氧化酶、亚硫酸盐氧化酶等酶的辅基催化相应的底物氧化，具有氧化体内化学物质成为尿酸和解毒的生理功能。普通情况下人体不会缺乏钼，长期的胃病患者可能会缺乏钼。动物缺乏钼会引起体重下降、繁殖力降低及寿命缩短等症状。

我国建议每日膳食中成年人钼的推荐摄入量为 100 微克。钼广泛存在于各种食物中，动物的肝、肾中含量非常丰富，奶及奶制品含量也比较丰富，干豆和谷类也是钼的良好来源，水果蔬菜和海产品中含量比较低。

4. 钴（Co）

钴是维生素 B_{12}的组成部分，人体内的钴有 10% 左右是以维生素的形式存在的。钴可以经过消化道和呼吸道进入人体内，经口进入人体内的钴在小肠上部被吸收，并部分地与铁共用一个运载通道，铁缺乏时可促进钴的吸收。人体一般不容易缺乏钴。

第七节　水和膳食纤维

一、水

没有水就没有生命。生命是起源于水的。水是人体除氧气以外赖以生存的最重要的物质，人若缺水，仅能维持生命几天；但在绝食时只要不缺水，可维持生命十数天。当饥饿或长时间不进食，体内贮存的碳水化合物完全耗尽，蛋白质失去一半时，人体还能勉强维持生命；人体内失水达到20%左右时就无法生存。

（一）生活饮用水分类

生活饮用水指日常饮水和生活用水，包括自来水、大桶水，但是不包括饮料和瓶装矿泉水。生活饮用水水质应符合下列基本要求，保证饮用安全：生活饮用水中不得含有病原微生物；生活饮用水中化学物质不得危害人体健康；生活饮用水中放射性物质不得危害人体健康；生活饮用水的感官性状良好；生活饮用水应经消毒处理。

一般情况下，水的 pH 值对人体健康没有直接影响，但是 pH 值过高或过低会腐蚀管道，腐蚀下来的东西会被人喝入体内，所以对饮用水的 pH 值也有明确规定，即要求 pH 值的范围是 6.5 到 8.5。由于水的硬度对人体健康有较大影响，所以，规定生活用水的总硬度以碳酸钙计小于 450 毫克/升。此外，还要求饮用水大肠菌群不得检出，每毫升菌落总数不超过 100。

（二）水的生理功能

1. 人体的重要组成成分

水是人体含量最大和最重要的部分。水在人体内的含量与性别、年龄等有关。新生儿水占体重的 75% ~80%，成年男子约为 60%，成年女子约为 50%。体内所有组织中都含有水，但分布并不均匀，如血液含水 90%，肌肉含水 70%，骨骼含水 22%。人体的水可分为细胞内液和细胞外液，前者占体重的 40%，后者占体重的 20%。

2. 促进物质代谢过程

水参与各种营养素的代谢过程。水是营养素的良好溶剂，能使很多物质溶解，有助于体内的生理化学反应。此外，水的流动性大，在体内形成体液循环运输物质。各种营养素的消化、吸收、生物氧化以及最终排泄都离不开水。

3. 调节体温和作为人体润滑剂

水的比热大，可维持体温。当外界温度高时，体热可随水分经皮肤出汗散发掉，从而降低人体温度。另外，水还是人体关节、肌肉及内脏器官的润滑剂，对人体组织器官起一定的保护作用。

4. 水的其他保健功能

预防泌尿系统结石。人体内结石的生成是由于尿液中的草酸盐或磷酸盐类结晶造成的。当尿液较多时，结石悬浮于人的尿液中，体积小的结石还可以随着尿液排出体外。

有益呼吸延缓衰老。体内水充足可以使肺部组织保持湿润，从而使肺脏能够顺利地吸进氧气排出二氧化碳。缺水会影响肺功能的正常发挥，还会使皮肤失去应有的光泽和弹性，使人显得干瘪枯萎皱纹增多。水充足会促进人体新陈代谢加快，使皮肤圆润光滑显得精神饱满，衰老过程相对减缓。

缓解便秘，降脂减肥。每天清晨起床时饮用适量水可刺激肠道蠕动，稀释食物残渣有利于排便。水还是脂肪分解必不可少的营养素，多喝水有利于肥胖症患者减肥。

（三）科学饮水的措施

1. 饮水的时间和方式

饮水时间应分配在一天中的任何时刻，喝水应该少量多次，每次 200 毫升左右。空腹饮下的水在胃内只停留 3 分钟左右就很快进入小肠然后再进入血液，1 小时左右就可以补充给全身的血液。体内水分达到平衡时，就可以保证进餐时消化液的充足分泌，增进食欲帮助消化。不过，吃饭时不要大量饮水。这是因为一次性大量饮水会加重胃肠负担，使得胃液稀释，降低胃酸的杀菌作用，妨碍对食物的消化。

早晨起床之后要喝水一杯，因为睡眠时的出汗和呼吸等会损失很多水分，起床之后虽然没有感到口渴但是体内仍会因为缺水而使血液黏稠。饮用一杯水可以使血液的黏稠度降低，增加循环血容量。睡觉前也可以喝一杯水，有利于预防夜间血液黏稠度的增加。

运动时由于体内的水分丢失加快，如果不及时补充水分就会引起水不足。在运动强度较大时，要注意运动中水和矿物质的同时补充，运动后应根据需要补充水分。

2. 不宜饮用生水和蒸锅水

生水是指未经消毒过滤处理的水，如河水、溪水、井水等，这些水中都不同程度地含有各种各样对人体健康有害的微生物及人畜共患病的寄生虫，直接饮用会引发急性肠胃炎、伤寒、痢疾以及寄生虫感染等疾病。

蒸锅水即煮饭、蒸馒头的剩锅水，特别是多次反复使用的蒸锅水，其中含有的重金属和亚硝酸盐会被浓缩而含量增高，从而对人体健康带来负面影响。

3. 合理选择饮料

合理选择饮料对人体健康具有重要作用。饮料的主要功能是补充人体所需的水分，同时也会带给消费者愉悦的味觉感受。但是很多饮料都有一定的能量，在补水的同时会增加能量的摄入。

选择饮料应根据个人的身体健康状况而定。果蔬汁饮料可以补充水溶性维生素、矿物质元素和膳食纤维；运动大量出汗时可以选择富含电解质的运动饮料；对于需要控制能量或者控制糖分的人，可在同类饮料中选择能量低的产品。不过，由于目前市场上出售的饮料都有一定的能量，所以，口渴时不宜大量饮用各种饮料，白开水是最佳的解渴饮品。

（四）参考摄入量与消耗途径

1. 参考摄入量

在正常情况下，人体排出的水和摄入的水是平衡的，体内不储存多余的水分，但也不能缺水。机体失水过多，会影响其生理机能。影响人体需水量的因素很多，如体重、年龄、气温、劳动及其持续时间，都会使人体对水的需要量产生很大差异。夏季天热或高温作业、剧烈运动都会大量出汗，此时需水量较大，需要多饮水。当人体口渴时，即需及时补充水分。《中国居民膳食营养素参考摄入量》（2013 版）推荐水的适宜摄入量为：成年人男性每日 1 700 毫升，成年女性每日 1 500 毫升。值得说明的是，如果在高温下或进行中等以上体力活动的时候，应该适当增加水的摄入量。

小资料 3－5

饮水过多的危害

当人体饮水过多时，可增加心脏的负担。据科学实验证明，饮水过多将会加速人体代谢速度，如蛋白质分解加速，甚至造成负氮平衡。而且还会增加肾脏负担，导致水肿、腹水等症状。此外，人体细胞是半透膜，水可以自由渗透，当人体内水分超过 65% 的时候，血液和细胞间质将会被稀释，造成细胞内进水发生水中毒，严重的造成脑细胞水肿，导致头痛、恶心、呕吐、乏力及视力模糊等症状，甚至会出现昏厥、抽搐、死亡等严重后果。

2. 水的来源及消耗

假设成年人平均每天需要水 2 500 毫升，水的来源和消耗途径大致如下。

(1) 人体水的来源。人体水的来源主要有三种途径：首先，食物中含有的水。各种食物的含水量亦不相同，成人一般每日从食物中摄取约 1 000 毫升的水；其次，饮水。饮水量因气温、劳动、生活习惯不同而异，成人每日饮水、汤、乳或其他饮料约 1 200 毫升。此外，代谢水内生，即来自体内碳水化合物、脂肪、蛋白质代谢时氧化产生的水，这些水大约有 200 ~ 400 毫升。

(2) 人体水的消耗。人体内水的消耗主要有如下途径：首先，通过肾脏以尿液的形式排出，这部分的水约为 1 500 毫升；其次是经过肺呼吸呼出的水，这部分水约有 350 毫升；再次，经过皮肤蒸发的水大约有 500 毫升；最后，随粪便排出的水约有 150 毫升。

图 3－11 所示为人体水的摄取和排出途径。

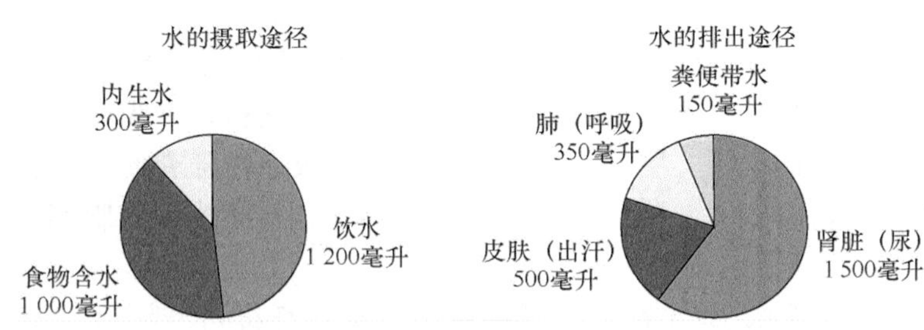

图 3－11 人体水的摄取途径和排出途径

二、膳食纤维

从化学结构式来看，膳食纤维是属于碳水化合物中的一类非淀粉多糖，主要成分是来自植物细胞壁的成分，包括果胶、树胶、纤维素、半纤维素、果胶和非多糖成分的木质素等。膳食纤维是一类复杂的混合物，按照其溶解性可分为溶于水的膳食纤维和不溶于水的膳食纤维两大类。其中，水溶性膳食纤维对小肠内的葡萄糖和脂质吸收有影响，主要有如阿拉伯胶、琼脂、果胶、树胶等；不溶于水的膳食纤维主要有纤维素、半纤维素、木质素和植物蜡等，它们是植物细胞壁的组成成分，存在于粮谷类和豆类种子的外皮及植物的茎和叶中，在大肠中发酵而部分影响大肠的生理功能。本书所说的膳食纤维一般是指那些不被人体所消化吸收的碳水化合物。

（一）膳食纤维的生理活性

膳食纤维的多种理化性质与其生理活性有关，主要有以下几点：膳食纤维的化学结构中含有的特殊基团是膳食纤维生理活性的基础。如膳食纤维中含有众多的亲水基团，因此具有很强的持水性。此外，膳食纤维的分子结构中还含有活性基团，可以螯合吸附胆酸、胆固醇、化学药物及有毒物质等有机分子，从而抑制人体对它们的吸收，帮助人体将它们排出体外；人体肠道细菌分解膳食纤维增进人体健康。膳食纤维在动物小肠中不能被内源酶分解，但在大肠中可被多种微生物分解发酵，可抑制有害细菌的滋生，膳食纤维由此能够改变人体肠道菌群的生存状态，从而促进人体健康。

（二）膳食纤维对人体健康的重要作用

（1）预防便秘。膳食纤维可促进肠道蠕动，减少有害物质与肠壁的接触时间，尤其是果胶类吸水浸胀后，使大肠内容物的体积相对增加，有利于粪便排出。此外，膳食纤维在肠腔中被细菌产生的酶降解，产生二氧化碳并使酸度增加、粪便量增加以及加速肠内容物在结肠内的转移而使粪便易于排出，从而达到预防便秘的作用，因此膳食纤维有“肠道清洁工”之称。

（2）调节肠内菌群和辅助抑制肿瘤作用。膳食纤维可改善肠内菌群，使双歧杆菌等有益菌活化、繁殖，从而抑制肠内有害菌的繁殖，并吸收有害菌所产生的二甲基联氨等致癌物质。膳食纤维还能促使多种致癌物随粪便一起排出，降低致癌物的浓度。资料表明，膳食纤维可降低大肠癌、结肠癌、乳腺癌、胃癌、食管癌等癌症的发生。

（3）减轻有害物质所导致的中毒和腹泻。膳食纤维可减缓许多有害物质对肠道的损害作用，从而减轻中毒程度。

（4）调节血脂。膳食纤维能结合胆固醇的代谢分解产物胆酸，会使胆固醇向胆酸转化，促进胆酸的排泄，降低血浆胆固醇及甘油三酯的水平，从而预防动脉粥样硬化和冠心病等心血管疾病的发生。

（5）调节血糖。膳食纤维中的可溶性纤维可延缓消化道对糖类的消化吸收，抑制餐后血糖值的上升，改善组织对胰岛素的敏感性。不溶性食物纤维能促进人体胃肠吸收水分，使人产生饱腹感，改善糖耐量。

（6）控制肥胖。大多数富含膳食纤维的食物，仅含有少量的脂肪；而且膳食纤维能与部分脂肪酸结合，使脂肪酸的吸收减少。因此，在控制能量摄入的同时，摄入富含膳食纤维的膳食对控制超重和肥胖有一定的作用。然而，必须注意膳食纤维与金属阳离子的结合引起的问题。由于构成膳食纤维单位结构上的羧基能与钙、铁、锌等阳离子结合，也可和膳食纤维分子中原来含有的阳离子如钠、钾离子进行可逆性变换，因此可能影响人体内某些矿物质元素的吸收。

图3－12所示为膳食纤维调节血脂的示意图。

（三）膳食纤维的适宜摄入量

中国居民的膳食纤维的适宜摄入量可根据《平衡膳食宝塔》推算出来。即低能量7 531KJ（1 800 Kcal）膳食为25克；中等能量膳食10 042KJ（2 400Kcal）为30克；高能量膳食11 715KJ（2 800Kcal）为35克。《中国居民营养素参考摄入量》（2013版）中对膳食纤维的特定建议值为正常成年人每天25克。

（四）膳食纤维的食物来源

食物中的膳食纤维来自植物性食物如水果、蔬菜、豆类、坚果和各种的谷类，由于蔬菜和水果中的水分含量较高，所含纤维的量就较少，因此膳食中膳食纤维的主要来源是谷物；全谷粒和麦麸等富含膳食纤维，而精加工的谷类食品则

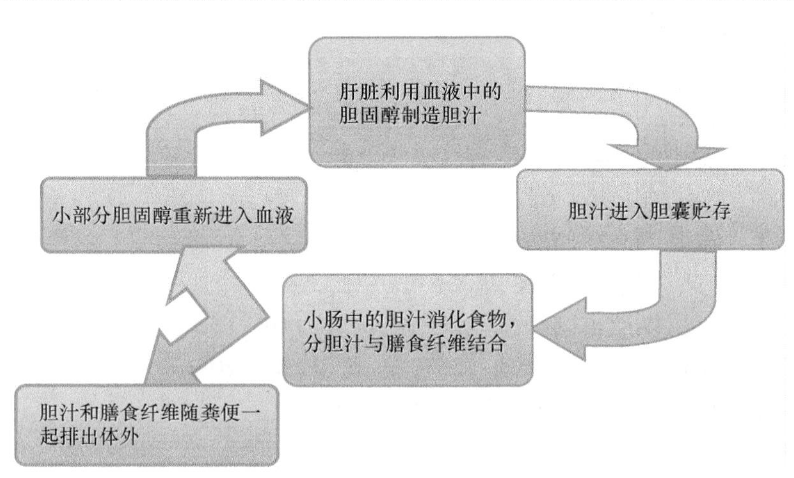

图 3－12　膳食纤维调节血脂的示意图

含量较少。食物中含量最多的是不溶于水的膳食纤维，它包括纤维素、木质素和一些半纤维素。谷物的麸皮、全谷粒和干豆类、干的蔬菜和坚果等也是不溶于水的膳食纤维的良好来源。可溶于水的膳食纤维则主要存在于燕麦、大麦、水果和一些豆类当中。

观念应用 3-3

儿童为什么要补充一些富含粗膳食纤维的食物？

粗纤维食物需要反复咀嚼才便于吞咽使之沿着食道入胃消化。而细嚼慢咽利于儿童牙齿生长发育的整齐美观，并且还具有预防牙病的重要作用。当前中国社会经济发展，人民生活水平得到极大提高，绝大多数儿童的饮食生活向精细化方向发展，日常饮食生活中像白菜、萝卜、芹菜、茄子、韭菜之类的蔬菜在膳食结构中所占的比重逐步下降，而这些蔬菜恰恰是富含粗纤维素的食物。在儿童恒牙萌生之前，多吃富含粗纤维的食物对他们的牙齿健康生长具有重要意义。在儿童换牙期，要给他们吃一些富含粗纤维、质地较硬的食物如甘蔗、五香豆等，同时还要教育孩子日常进餐时尽量用两侧磨牙来咀嚼食物，不然会引起牙齿排列参差不齐，甚至会造成面部不对称的严重后果，不仅影响儿童的容貌和语言、呼吸等生理功能，而且还给儿童的心理和日常饮食生活造成较大伤害。

课后习题

一、选择题

1. 成年人需要的必需氨基酸有（　　）。

A. 6 种　　B. 7 种　　C. 8 种　　D. 9 种

2. 成年人需要的必需脂肪酸有（　　）。

A. 1 种　　B. 2 种　　C. 3 种　　D. 4 种

3. 膳食蛋白质供能占膳食总能量的比例应为（　　）。

A. 5% ~10%　　B. 10% ~15%　　C. 15% ~20%　　D. 20% ~25%

4. 人体中含量最多的微量元素是（　　）。

A. 钙　　B 铁　　C. 锌　　D. 硒

二、思考题

1. 必需氨基酸有几种？蛋白质的生理功能有哪些？
2. 必需脂肪酸有几种？脂类的生理功能有哪些？
3. 单糖有哪些食物来源？碳水化合物的生理功能有哪些？
4. 计算一个 20 岁男大学生的一日基础代谢的能量消耗。
5. 解释食物热效应的含义。
6. 分别解释维生素 C、维生素 A 的生理功能及缺乏症。
7. 分别解释钙、铁、锌、硒的生理功能及缺乏症。
8. 简述水的生理功能。人每天需饮用多少水？
9. 简述科学饮水的措施及注意事项。
10. 简述膳食纤维的生理功能及其食物来源？

三、实训题

暑假期间，准备 1 000 毫升凉开水，在口渴的时候就随意喝一些，看这些水多长时间能够全喝光。参考《中国居民膳食营养素参考摄入量》推荐的饮水量，评价一下你平均每天的饮水量是否达到要求。如果未达到要求，请你针对自己日常饮水事宜制订个计划，养成每天定时定量饮水的好习惯。

第四章

各类食品的营养价值

学习目标

1. 简单了解动物性食物的营养价值特点。
2. 简单了解谷类、薯类、水果、蔬菜的营养价值特点。
3. 了解酱油、味素、食盐对人体健康的副作用。
4. 理解蛋类、乳类的营养价值特点。
5. 深刻理解酒类的营养价值特点。
6. 深刻理解鱼类的营养价值特点。
7. 掌握富含植物化学物质的食物种类。
8. 掌握大豆的营养价值特点及其抗营养因子。
9. 掌握乳糖不耐症的概念。
10. 掌握茶叶的营养价值特点及其保健作用。

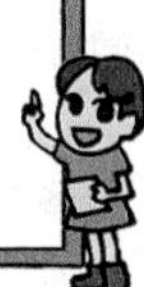

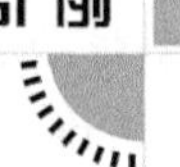

引例

从一首儿歌说起

想必各位对以下这首儿歌不会陌生吧："小白兔，白又白，两只耳朵竖起来；不吃鱼来不吃肉，光吃萝卜和青菜，蹦蹦跳跳真可爱！"

听过这首儿歌的人，相信在脑海中都会映现出一个活泼调皮的小白兔的形象。我们这里当然不是在探讨小白兔是否真的可爱，我们要讨论的是小白兔的食物特点，并以此为出发点，思考古人类的膳食结构的形成，及其对现代人身体健康的利弊。众所周知，在动物界里，草食动物和肉食动物的食物特征是那么的明显，羊和兔子吃草，狼吃兔子和羊。如果把狼和兔子都当成世界生灵大家庭的一员，它们的"膳食"特点不证自明。反之，如果让兔子和羊吃肉，让狼吃草的话，会有什么样的结果呢？相信各位读者心中都找得到的正确答案。

再来看一下我们人类的饮食。有句俗话说好：“想要跳得更远就要尽量后退。”同样道理，想知道今天我们人类的饮食之所以是这样的结构，就必须把目光焦点集中到1万年前甚至更为久远的时代。

首先，我们把目光聚焦在旧石器时代（大约距今50万年前，结束于1万年前）。旧石器时代的人类保持了50多万年的饮食生活方式就是通过狩猎、捕捞和自然采集的手段获得食物。即使是在物质文明高度发达的今天，世界上还存在一些原始部落，它们仍然沿袭着原始的生活方式。

对于旧石器时代的人类来说，并不是什么时候都有食物果腹，经常出现的景象是食物充足和饥荒的交替轮回。古人类对这种情况适应得很好（适应不了的古人类就被自然选择机制淘汰掉）。人是杂食的，能够消化来自动物和植物的营养物质，这与我们上面说的兔子吃草和狼吃肉完全不同。重要的是你要记住，我们人类从50多万年前就开始食用动物性食物和植物性食物组成的混合膳食。在漫长的进化时期，人类也建立了自我保护机制，在食物充足的时候，能够把多余的能量贮存在脂肪里。当饥荒来临或者生病的时候，这些贮存的能量就派上了用场。

尽管时光已经过去了50多万年，但是，现在我们的身体机能忠实地继承了50多万年前的贮存脂肪以待不时之需的特点：我们同样能吃各种各样的食物，同样能高效地把能量贮存在脂肪里。不过，现在这些能力的好处可不多！时代已经变迁了，我们处于食物极大丰富充裕的新时代，不会或很少会出现饥荒。过度进食或过多贮存脂肪会缩短寿命。而且，对于某些敏感的人，过量的脂肪会诱发糖尿病，加重高血压，还会诱发癌症，等等。

虽然我们身体里贮存的脂肪足够许多天使用，人还是会每间隔4～6小时就会感觉饥饿。这种应对机制对旧石器时代的人类有利，因为饥饿的痛苦记忆使得他们在消化系统能完成任务的前提下尽可能多地贮存脂肪。可以毫不夸张地说，他们只要有食物就不停地吃，哪怕身体已经贮存了足够多的脂肪和营养。谁知道下一次饥荒会在什么时候发生呢？

此外，旧石器时代的人还对富含能量的食物——有油脂味道或甜味（高浓度的糖）的食物具有很好的胃口。有咸味的食物也得到他们的青睐，因为早期的人们得不到纯粹的食盐，人体对必需营养素钠的需要很难得到充分的满足。由于食物单调，因此他们对新奇的食物很感兴趣，这种习惯又会帮助他们不断地拓展新的食物资源。即使在现在，人们对食物的反应仍然如此，我们对韩式拌饭、烤肉以及日本料理的态度，热衷开发转基因食物等，这一切使得我们餐桌上的食物日益丰富起来。

味觉是人体防卫毒素的第一道防线：人们不吃味道不正常的食物。第二道防线是胃的排斥反应：人体把进入体内的很多毒素呕吐出去或者通过腹泻排泄掉。第三道防线是肝脏的过滤和解毒系统：进入血液的毒素被肝细胞除掉，肝细胞把毒素变成无毒的物质之后，贮存在体内或者由肾脏排出。例如，人体基因里就有防卫古老而常见的毒素——酒精的基因，其中的一种在肝脏里变异成分解酒精的酶，这种酶能够分解酒精。只要肝脏里的酒精不是太多，这种分解机制都能有效地运行。

人体早期进化也是与环境相适应的。遗传赋予人类强健的身体，这样人类就可以逃避天敌、与敌人打斗或者长距离地负重行走。随着体力的消耗，人类的反应变得更强健。随着锻炼，不仅肺强健起来，而且心脏和肌肉的功能也更加强大。当然，缺乏锻炼时，它们也会变弱。人类早期，剧烈奔跑和体力劳动是日常生活的一部分，而今天的人们可能会在几个月的时间里一直坐着。因此，我们必须特别注意在生活习惯中安排体育锻炼，否则，肌肉会变弱且功能退化。

到了距今1万年左右，人类开始了原始的农业，由此标志着进入了新石器时代。原始农业使得收获稳定，人类得到食物的能力有了显著提高，但是人类身体与食物的关系开始逐渐疏远。到了现代社会，一方面食物的种类和数量空前丰富，另一方面由于生活节奏的紧张许多人只能以方便面等快餐食物果腹，由此导致营养不良。人类只有利用头脑的聪明才智才能克服现代生活方式的弊端。石器时代的人们利用他们的头脑想方设法地获取食物，现代社会的你却需要利用智慧拒绝食物的美味，要用理智抗拒内心深处隐藏的对食物的渴望。石器时代的人们利用他们的智慧尽量节省一点点儿的能量，现代社会的你却要利用智慧科学合理地消耗能量以保持适宜体重，保持心脏和肌肉的健康。

幸运的是，与我们的祖先不同，我们具有一大优势：你我都能够发挥能动性来学习营养学知识，学会利用各种食物的营养价值特点来帮助我们安排饮食生活。只有如此，才能使我们有的放矢地科学选择食物，满足身体不同生理状态下的营养需求，也才能有意识地克服与生俱来的对食物的过多欲望，最终塑造一个体态匀称、面色红润、生理功能强健的现代人体魄。

第一节 动物性食品的营养价值

一、畜禽肉的营养价值

畜禽肉类主要包括猪、牛、羊、兔肉以及鸡、鸭、鹅肉类等，也包括畜禽的内脏及其制品。该类食品不仅能供给人体优质蛋白质、脂肪、矿物质和维生素，而且还可加工成各种制品和菜肴，是人类重要的食物资源。畜禽肉的营养素分布因动物的种类、年龄、肥瘦程度及部位不同而差异较大。肥瘦不同的肉中脂肪和蛋白质的变动较大；动物内脏脂肪含量少，蛋白质、维生素、矿物质和胆固醇含量较高。

（一）畜禽肉组织结构

1. 肌肉组织

肌肉组织是畜禽肉的主要构成部分。在各种畜禽肉体中，肌肉组织占50%～60%。肌肉组织是最有食用价值的部分。肌肉组织主要由横纹肌组成，构成横纹肌的最小结构单位为肌纤维，肌纤维是含有蛋白质、矿物质等营养素和各种酶的主要成分。肌肉组织食用价值的大小，决定于肌纤维之间的结缔组织的多少。结缔组织属不完全蛋白质，且结缔组织过多，肌肉组织在烹调时不易熟烂。随着人民生活水平的提高，培育、饲养肌肉组织发达的瘦肉类型品种的畜禽具有重要意义。

2. 脂肪组织

脂肪组织是决定肉品质的重要因素，它也决定肉的食用价值。脂肪组织一般沉积在皮下、肾脏周围及腹腔内肠膜的表面，一部分与蛋白质相结合存在于肌肉中，一般占肉体的20%～30%。肌肉中的脂肪称为肌间脂肪，能使肉的风味柔滑而鲜美，因而食用价值很高。

3. 结缔组织

结缔组织在畜禽体内执行着机械职能，由它连接着机体各部，建立起软硬支架。在整个有机体内部都有结缔组织分布，如腱、筋膜、血管等。结缔组织有连接和保护机体组织的作用，一般占肉体的9%～11%。结缔组织主要由两种蛋白质构成，即胶原蛋白与弹性蛋白。胶原蛋白与弹性蛋白属不完全蛋白质，营养价值低且不易消化，故结缔组织含量越少，肉的营养价值越高。肉中结缔组织的多少与畜禽的年龄、饲养、肥度和畜禽体部位密切相关。

（二）畜禽肉类的营养价值

1. 蛋白质

畜禽肉类的蛋白质主要存在于动物肌肉组织和结缔组织中，含量占动物总重量的10%～20%。牛肉中蛋白质含量为15%～20%，瘦猪肉中含10%～17%，羊肉中含9%～17%，鸡肉中的含量可达20%以上，鸭肉中含15%～18%，鹅肉中含10%左右。

畜禽肉类蛋白质中含有各种必需氨基酸，尤其是精氨酸、组氨酸、苏氨酸、赖氨酸和蛋氨酸等植物性蛋白所缺少的氨基酸，而且在种类和比例上接近人体需要，极易被人体消化吸收利用，所以，营养价值很高，属于完全蛋白质。在结缔组织中的间质蛋白，其色氨酸、酪氨酸、蛋氨酸的含量很少，属于不完全蛋白质。

某些畜肉如兔肉，肌肉组织中蛋白质含量超过 20%，脂肪含量低，只有 0.5%，并且胆固醇含量极低。由于它具有这些营养特点，非常适合老年人及患有心脑血管疾病的人食用。

2. 脂类

畜禽肉类的脂类是由各种脂肪酸的三酰甘油酯以及少量卵磷脂、胆固醇和脂色素等组成。不同的畜禽肉品中脂肪含量不同，脂肪酸的种类也不同。畜肉中脂肪含量在 10% ~30%，含饱和脂肪酸较多，熔点高，不易被肌体消化吸收；但禽肉脂肪熔点较低，含有一定量的亚油酸等不饱和脂肪酸，含量大约为 20%，所以禽肉脂肪的营养价值高于畜肉。在畜禽的脑、内脏和脂肪中含有比较多的胆固醇，应避免过多摄入影响健康。

3. 碳水化合物

动物性食品中碳水化合物含量低。畜禽肉中的碳水化合物主要是糖原，一部分存在于肝脏，一部分存在于肌肉组织中，其正常含量应占动物体重的 5%。动物宰杀后，由于过度疲劳，糖原含量下降。在贮存过程中，由于糖酵解作用继续进行，使畜禽体内的糖原继续减少，少部分发生不完全氧化分解成乳酸，肉的酸性增强。

4. 矿物质

畜禽肉中矿物质含量为 0.8% ~1.2%，多集中在内脏器官如肝、肾及瘦肉中。铁和磷含量较多，钙含量比较低。肉中所含的铁主要以血红素铁的形式存在，吸收利用不受其他因素的影响，生物利用率高，是膳食铁的良好来源。畜禽肉中含磷约每 100 克含 150 毫克，含钙约每 100 克含 10 毫克。

5. 维生素

畜禽肉中含有丰富 B 族维生素。动物的内脏特别是肝、肾含有较多的脂溶性维生素。每 100 克猪肝中含维生素 C 18 毫克，烟酸 16 毫克，还有维生素 A 等。鸡肉中含有的烟酸的量也比一般肉类含量高，维生素 B_1 和维生素 B_2 也含量较多。

表 4 -1 是猪肉、牛肉和羊肉（肥瘦相间）的营养价值特点及其与 NRV（NRV 是“中国食品标签营养素参考值”的简称，能量相当于 8 400 千焦；蛋白质、脂肪、碳水化合物供能分别占成年人每天能量总需要量的 13%、27% 与 60%）的比值。从表 4 -1 可知，每 100 克猪肉、牛肉和羊肉提供的能量分别为 395 千卡、193 千卡和 203 千卡，相当于成年人每天能量需要量的 19.8%、9.7% 和 10.2%。这些数据提醒我们，100 克的猪五花肉提供的能量大约是牛五花肉的 2 倍！在你吃烤肉的时候，从营养学的视角出发，还是尽量选择牛五花肉为好。

表 4－1　猪肉、牛肉和羊肉的营养素含量及其与 NRV 的比值

营养素	能量（千卡）	水（克）	蛋白质（克）	脂肪（克）	糖类（克）	视黄醇当量（微克）	VB_1（毫克）	VB_2（毫克）	钙（毫克）	铁（毫克）	锌（毫克）
猪肉（A）	395	46.8	13.2	37.0	6.8	114	0.22	0.16	6	1.6	2.06
牛肉（B）	193	67.4	18.1	13.4	0.0	9	0.03	0.11	8	3.2	3.67
羊肉（C）	203	65.7	19.0	14.1	0.0	22	0.05	0.14	6	2.3	3.22
NRV（D）	200		60	60	300	800	1.4	1.4	800	15	15
A/D	0.198	—	0.220	0.617	0.113	0.143	0.157	0.114	0.008	0.107	0.137
B/D	0.097	—	0.302	0.223	—	0.013	0.021	0.079	0.01	0.213	0.245
C/D	0.102	—	0.317	0.235	—	0.275	0.036	0.100	0.008	0.153	0.215

注：猪肉、牛肉和羊肉的营养素含量数值都是指 100 克可食部分的数值。以后各表中的食物均是如此。

二、蛋类的营养价值

人们日常食用的禽蛋主要有鸡蛋、鸭蛋、鹅蛋和鹌鹑蛋等，尤以鸡蛋消费量大。蛋类具有很高的营养价值和特殊的物理性质，被广泛应用于食品加工和各种烹调上。

（一）蛋的结构

各种蛋类大小不一，但结构基本相似，都是由蛋壳、蛋清、蛋黄三部分组成。以鸡蛋为例，每只鸡蛋平均重约 50 克，其中蛋壳占全蛋重的 11% ~13%，主要由碳酸钙构成，壳上布满细孔，对微生物进入蛋内和蛋内水分及二氧化碳过度向外蒸发起保护作用。蛋壳内面紧贴一层间质膜。在蛋的钝端，间质膜分离成一气室。蛋壳的颜色从白色到棕色，因鸡的品种而异，与蛋的营养价值无关。蛋清为白色半透明黏性溶胶状物质，分为三层：外层的稀蛋清、中层的浓蛋清和内层的稀蛋清。蛋黄由无数富含脂肪的球形微胞组成，呈浓稠、不透明、半流动黏稠物状态。蛋黄的表面还包围有蛋黄膜，蛋黄被两条韧带固定在蛋的中央，蛋黄膜和韧带保护蛋黄免受损害。

（二）蛋的营养价值

1. 蛋白质

蛋类含蛋白质一般都在 10% 以上。全鸡蛋蛋白质含量为 12.8%，蛋清中较低，蛋黄中较高，加工成咸蛋或皮蛋后，蛋白质含量变化不大。蛋清中所含蛋白质种类超过 40 种，主要有卵清蛋白、卵伴清蛋白、卵粘蛋白、卵胶粘蛋白、卵类粘蛋白、卵球蛋白等。蛋黄中蛋白质主要是卵黄磷蛋白和卵黄球蛋白。

2. 脂肪

蛋清中含脂肪极少，98% 的脂肪集中在蛋黄内，呈乳化状，分散成细小颗粒，故易消化吸收。蛋黄中的脂肪大部分为中性脂肪，占62%～65%，磷脂占30%～33%，固醇占4%～5%，还有微量脑苷脂类。中性脂肪的脂肪酸主要是油酸，约占50%，亚油酸约占10%。

蛋黄是磷脂的良好食物来源，蛋黄中的磷脂主要是卵磷脂和脑磷脂，除此之外还有神经鞘磷脂。卵磷脂具有降低血胆固醇的作用，并能促进脂溶性维生素的吸收。蛋类胆固醇含量极高，主要集中在蛋黄，以乌骨鸡蛋黄含量最高，每100克含量达2 057毫克。

3. 碳水化合物

蛋类含碳水化合物较少，蛋清中主要是甘露糖和半乳糖，蛋黄中主要是葡萄糖，大部分以与蛋白质结合的形式存在。

4. 矿物质

蛋类的矿物质主要存在于蛋黄内，蛋清中含量极低。其中以磷、钙、钾、钠含量较多，如每100克含磷为240毫克。此外还含有丰富的铁、镁、锌、硒等矿物质。蛋黄中的铁含量虽然较高，但由于是以非血红素铁的形式存在，并与磷蛋白结合，因此生物利用率不高，仅为3%左右。蛋中的矿物质含量受饲料影响较大。

5. 维生素

蛋类维生素含量较为丰富，而且种类较为齐全。绝大部分的维生素都集中在蛋黄内。蛋类的维生素含量受到品种、季节和饲料的影响。

（三）几种鲜蛋的营养价值

鸡蛋。鸡蛋是我国最重要的蛋白质食物之一，来源广、价格低、补养性强。鸡蛋一般呈浅白色和棕红色。表面有似白色的霜，每只重量约60克。鸡蛋不宜过量食用，否则会加重肾脏负担，出现蛋白尿。慢性肾炎者需慎服。鸡蛋是蛋类中营养价值高的一种，一般含有蛋白质15%，脂肪12%，糖1.6%，矿物质总量1.1%，维生素也比其他蛋类高，尤其是维生素A含量高。

大量吃鸡蛋不但会给消化系统增加负担，而且过多摄入的蛋白质可在肠道内异常分解，产生大量有毒的氨。一旦氨溶于血液中，就会对人体造成危害。

从表4－2可知，100克鸡蛋的视黄醇当量、维生素B_2和铁含量分别为194微克、0.32毫克和2.3毫克，占人体每天需要量的24.3%、22.9%和14.7%；鸡蛋中碳水化合物较少，每100克鸡蛋提供的碳水化合物仅为1.3克，仅占人体每天需要量的0.4%。

鸭蛋。鸭蛋是雌鸭排出的卵，呈椭圆形，个体较大，一般每只重量可达70～90克，表面光滑，有白色和青灰色两种。其蛋白质含量为8.7%左右，脂肪含量9.8%左右，低于鸡蛋，但碳水化合物含量较高，可达10%左右，矿物质、维生素A也高于鸡蛋。

表 4-2 鸡蛋的营养素含量及其与 NRV 的比值

营养素	能量（千卡）	水（克）	蛋白质（克）	脂肪（克）	糖类（克）	视黄醇当量（微克）	VB_1（毫克）	VB_2（毫克）	钙（毫克）	铁（毫克）	锌（毫克）
鸡蛋（A）	156	73.8	12.8	11.1	1.3	194	0.13	0.32	44	2.3	1.01
NRV（B）	2000		60	60	300	800	1.4	1.4	800	15	15
A/B	0.078	—	0.213	0.185	0.004	0.243	0.093	0.229	0.055	0.147	0.067

鹅蛋。鹅蛋是雌鹅排出的卵，亦呈椭圆形，个体很大，一般每只蛋重量可达90克左右。表面光滑，呈白色，其蛋白质约占12.3%，脂肪约为14%，碳水化合物为3.7%，矿物质在1%左右，维生素较其他蛋类少。

鹌鹑蛋。同鸡蛋相比较，鹌鹑蛋的蛋白质含量高，而且胆固醇含量比鸡蛋的胆固醇含量低，是虚弱病人及老年人的理想滋补食物。

三、水产品的营养价值

水产品包括动物类和植物类，动物类主要是各种鱼、虾、蟹、贝类等；植物类包括海带、紫菜和海藻类等。本文以鱼为例说明水产品的营养价值。

（一）鱼类的营养价值

鱼类是动物性水产品的重要组成种类，在营养学上有特殊的营养意义。

1. 蛋白质

鱼肉中的蛋白质含量约为15%～20%，生物利用率可达85%～90%。鱼肉含有人体必需的各种氨基酸，尤其富含亮氨酸和赖氨酸，但色氨酸含量偏低。鱼类肌肉组织中肌纤维细短，间质蛋白少，水分含量较多，因此组织柔软细嫩，较畜、禽肉更易消化，其营养价值与畜、禽肉近似。存在于鱼类结缔组织和软骨中的含氮浸出物主要是胶原蛋白和粘蛋白，是鱼汤冷却后形成凝胶的主要物质。

2. 脂肪

鱼类中的脂肪含量比较低，一般为1%～3%。鱼的种类不同，脂肪含量差别也比较大，如鳀鱼含量为10.4%，而鳕鱼含量为0.5%。鱼类脂肪一般多由不饱和脂肪酸组成（可达70%～80%），熔点低，常温下为液态，消化吸收率为95%左右，鱼的脂肪酸以油酸为主，容易被氧化破坏而产生恶臭。鱼脂肪中还含有多不饱和脂肪酸 DHA、EPA，具有特殊的营养功能，它们大量存在于脑、精子及视网膜中，是其重要的构成物质。DHA 和 EPA 对人类脑细胞的生长、发育有着重要的功能，又被称为“脑黄金”。鱼脂肪可用来防治心脑血管疾病，但必需脂肪酸含量低。虾、蟹黄中还含有较高的胆固醇，心血管疾病患者要少食。

3. 矿物质

鱼类矿物质含量为1%～2%，高于畜禽肉的矿物质含量。鱼肉中含有丰富的磷，此外还含有丰富的钠、钾、镁等。鱼类被看作是钙的良好来源，主要以磷酸钙的形式存在，易被人体消化吸收。海产品还含有丰富的碘，是碘的主要来源。

4. 维生素

鱼肉中含有丰富的B族维生素和脂溶性维生素，海鱼内脏是维生素A和维生素D的丰富来源。鳝鱼中含有丰富的维生素B_2及烟酸。生鲜鱼中存在硫胺素酶，在生鱼存放或者生食时，会使鱼体内的维生素B_1被破坏而失效，通过加热处理可破坏硫胺素酶的活性，减少维生素B_2损失。

从表4－3可知，带鱼的蛋白质含量为17.7%，占人体每天需要量的29.5%；脂肪含量低，只占人体需要量的6.2%。此外，带鱼的钙、铁、锌含量也比较高。

表4－3　带鱼的营养素含量及其与NRV的比值

营养素	能量（千卡）	水（克）	蛋白质（克）	脂肪（克）	糖类（克）	视黄醇当量（微克）	VB_1（毫克）	VB_2（毫克）	钙（毫克）	铁（毫克）	锌（毫克）
带鱼（A）	127	73.3	17.7	4.9	3.1	29	0.02	0.06	28	1.2	0.70
NRV（B）	2000		60	60	300	800	1.4	1.4	800	15	15
A/B	0.064	—	0.295	0.082	0.013	0.036	0.014	0.043	0.035	0.08	0.047

（二）其他水产品的营养价值

其他水产动物性食品的营养价值特点与鱼相似，都含有丰富的完全蛋白质、矿物质和维生素。虾皮中钙含量高，海参几乎不含胆固醇，某些海产鱼类肝脏有大量维生素A，防止大量食用造成中毒。牡蛎中含锌量极高，每100克中含锌量高达8毫克，在欧美及澳大利亚还把牡蛎称为“海中牛奶”。这里主要介绍甲壳类和头足类的营养价值，如甲鱼、虾、蟹以及乌鱼的营养价值。

甲鱼的营养价值。甲鱼又称鳖或团鱼，是一种卵生两栖爬行动物，其头像龟，但背甲没有乌龟般的条纹，边缘呈柔软状裙边，颜色墨绿。每100克鲜鳖肉含：蛋白质17.3克，脂肪3.5克，碳水化合物1.6克，镁3.9毫克，钙107毫克，铁4.3毫克，磷0.54毫克，硫胺素0.62毫克，核黄素0.37毫克。鳖脂肪酸以不饱和脂肪酸为主，含量高达75.43%，铁等微量元素含量也比较丰富。

虾的营养价值。虾分为淡水虾和海虾两大类。常见的青虾、河虾、草虾、小龙虾等都是淡水虾；对虾、明虾、基围虾、琵琶虾、龙虾等都是海水虾。虾的肉质肥嫩鲜美，食之既无鱼腥味，又没有骨刺，老幼皆宜，备受青睐。虾的吃法多样，可制成多种美味佳肴。虾肉中含有非常丰富的蛋白质，含量在18%左右，脂肪含量一般在1%以下，属于有代表性的高蛋白低脂肪的食品。每百克鲜虾肉中含蛋白质20.6克，脂肪0.7克，钙35毫克，磷150毫克，铁0.1毫克，维生素A 360国际单位。虾皮的营养价值更高，每百克含蛋白质39.3克，钙2 000毫克，磷1 005毫克，铁5.6毫克，由于钙的含量高，所以虾皮特别适宜老年人和儿童食用。

蟹的营养价值。蟹可以分为河蟹、海蟹和湖蟹等品种。蟹肉味道鲜美、质地细嫩。蟹肉蛋白质、矿物质含量比较高。每100克河蟹肉营养素含量为：蛋白质17.5克，脂肪2.6克（胆固醇267毫克），碳水化合物含量为2.3克；矿物质中钙和硒含量高，其中钙含量为126毫克，硒56.7毫克；维生素A含量高，为389国际单位。此外，还含有锌3.68毫克、铁2.9毫克、磷182毫克。

乌鱼的营养价值。乌鱼又称墨鱼、墨斗鱼，我国沿海都有出产，以浙江、福建海域产量最大。乌鱼的种类较多，在我国常见的有北部海域的金乌贼，东南海域的曼氏无针乌贼。乌鱼分为头和胴体两部分。鲜乌鱼每100克可食部分含蛋白质17.4克，脂肪1.6克，钙28毫克，磷166毫克。

小资料4-1

牡蛎：个子小，阳刚劲十足

我国沿海盛产牡蛎，是食物中具有强壮腰膝功能的一员大将。牡蛎对男性身体健康具有极其重要的作用。其关键奥秘在于牡蛎中含有微量元素锌。在一般食物中，牡蛎的含锌量很高。锌对男性生殖器官的发育和精子的生成，以及保持正常的性功能都有很好的促进作用。所以，我国政府把牡蛎定为“既是食品又是药品的物品”。在欧美的饮食文化中，牡蛎的名气也很高，被誉为“海洋中的牛奶”。

四、乳（乳制品）的营养价值

乳汁是哺乳动物的最好天然食品，它能满足和适应初生幼仔生长发育的需要。在动物乳中以牛乳最为重要，通常被称为“最接近理想的食品”，含有人体生长和维持健康所需的全部营养素，此外，还有羊乳和马乳也为人们所饮用。

（一）牛乳的营养价值

1. 蛋白质

牛乳中的蛋白质平均含量大约为3.0%，主要有酪蛋白、乳清蛋白和脂肪球膜蛋白质。酪蛋白含量最多，占乳蛋白质的80%~82%。酪蛋白在pH4.6状态下沉淀。与钙结合为酪蛋白钙，进而与胶态磷酸钙生成酪蛋白钙与磷酸钙的复合物。此复合物中也含有镁、柠檬酸等营养物质，主要以胶粒的形式存在于乳中，使乳具有不透明性。酪蛋白在凝乳酶、酯或乙醇的作用下会发生凝胶化，生成副酪蛋白，再加入过量的钙，即可形成胶块，此为生产奶酪的主要工艺过程。

牛乳中酪蛋白酸沉淀后，保留于上面的清液称为乳清，含有多种蛋白质，如乳白蛋白和乳球蛋白等。乳白蛋白属热敏性蛋白质，对酪蛋白有保护作用。乳球蛋白与机体的免疫性有关，一般在初乳中的含量高于常乳的含量。脂肪球膜蛋白质含有磷脂蛋白和糖蛋白，是人体脏器的组成部分，虽然含量少，但有重要的生理意义。

牛乳中蛋白质含量比人乳高三倍，而且酪蛋白与乳清蛋白的比例与人乳组成正相反，因此在生产婴儿配方乳粉时要加以调整。牛乳蛋白质消化吸收率为87% ~89%，生物价为85，均高于一般的畜禽肉。牛乳中还含有谷类食品的限制性氨基酸，可作为谷类食品的互补食品。

2. 脂肪

牛乳脂肪在乳中以较小的微粒分散于乳液中，含量占3.5% ~4.5%，大约提供全乳能量的48%。乳脂的熔点低于体温，所以它有较高的消化吸收率，一般可达95%左右。乳脂肪中的脂肪酸种类远远多于其他动植物脂肪酸，达20种以上。一些短链的脂肪酸还是乳的呈味物质，如乙酸、丁酸等，约占9%，棕榈酸和硬脂酸约占40%，低级饱和脂肪酸如油酸约占30%，必需脂肪酸仅占约3%。此外乳脂肪中还含有少量的卵磷脂、脑磷脂和胆固醇等。

3. 碳水化合物

牛乳中所含碳水化合物主要是乳糖，其含量比人乳少。其余为少量的葡萄糖、果糖和半乳糖。

乳糖是哺乳动物乳汁中所特有的糖，在牛乳中含量为4.5% ~5%，乳糖的甜度很低，仅为蔗糖的1/5，乳糖酶可以分解乳糖为葡萄糖和半乳糖供人体吸收利用。乳糖具有调节胃酸，促进胃肠蠕动和消化腺分泌作用。婴儿出生后，消化道内含有较多的乳糖酶，随年龄的增长，乳类食用量减少，乳糖酶的活性和含量也逐渐下降。当食用乳及乳制品时，乳中的乳糖不能被分解成单糖而吸收，被肠道细菌分解，转化为乳酸，伴有胀气、腹泻等症，称之为乳糖不耐症。为避免发生乳糖不耐症，可采用事先加乳糖酶分解的方法而降低乳及乳制品中乳糖的含量。

4. 矿物质

牛乳中矿物质含量为0.7% ~0.75%。牛乳中含有矿物质的种类很多，如钾、钠、钙、镁等，大多数参与维持牛乳胶体的稳定活动。牛乳中钙的含量很高，约为人乳的3倍，含磷约为人乳的6倍，钙磷比值较合理，利于消化吸收。牛乳中含铁量较低。此外，牛乳中还含有铜、锰、铬等微量元素。因此，牛乳是多种矿物质的重要来源食品。

5. 维生素

牛乳中含有人体所需的各种维生素，但其含量却因季节、饲养条件及加工方式不同而有变化。如在饲料丰富的放牧期，乳中维生素 A、胡萝卜素和维生素 C 的含量明显高于冬春季棚内饲养期。日照时间长也使牛乳中的维生素 D 含量增加。另外，牛乳还含有比较丰富的维生素 B_2、维生素 A 以及烟酸。

从表 4－4 可知，100 克牛乳当中钙含量 104 毫克，能够满足成年人每天需要量的 13%。这也是奶类之所以成为世界各国政府推荐补钙首选食物的重要原因。

表 4－4　牛奶的营养素含量及其与 NRV 的比值

营养素	能量（千卡）	水（克）	蛋白质（克）	脂肪（克）	糖类（克）	视黄醇当量（微克）	VB_1（毫克）	VB_2（毫克）	钙（毫克）	铁（毫克）	锌（毫克）
牛奶（A）	54	89.8	3.0	3.2	3.4	24	0.03	0.14	104	0.3	0.42
NRV（B）	2 000		60	60	300	800	1.4	1.4	800	15	15
A/B	0.027	—	0.050	0.053	0.013	0.03	0.021	0.01	0.13	0.02	0.028

（二）牛乳的母乳化

人乳是最适合婴儿营养需要的食物，婴儿时期的营养失调，不但对生理发育有影响，同时也与情绪和智力发育有密切关系。由于工业发展带来的妇女参加工作的增多及某些特殊原因，母乳喂养率有逐年降低的趋势，因而对母乳化牛乳及其他代乳品提出了更高的要求。

牛乳母乳化的主要目标是：降低牛乳中的酪蛋白和矿物质含量；减小牛乳中脂肪球直径（因牛乳脂肪球大，不易消化），也可除掉牛乳中的脂肪，另加适量植物油；在牛乳中添加适量的人乳球蛋白；在牛乳中加入适量维生素 A，使其含量与人乳相接近；母乳化牛乳中氨基酸含量应基本满足婴儿对必需氨基酸的需要。

（三）乳制品的营养价值

1. 酸乳

酸乳是由产生乳酸的细菌使牛乳或其制品发酸的液体乳制品。最终产品的营养、味道、质地，由于发酵剂和牛乳的类型、乳中无脂固体的浓度、发酵加工的方法和温度的不同而变化。但总的来说，发酵过程乳糖分解、蛋白质凝结及不同程度降解，产生细小分子的凝块，能与体内酶系统充分接触，增加了消化吸收率。同时酸乳还有利于体内一些维生素的保存，调节肠道菌群平衡的作用，减轻乳糖不耐症症状。

酸乳中富含乳酸菌，其营养保健功能如下：①抑菌、杀菌作用。乳酸菌进入人体内即在肠道内繁殖，抑制了病原菌和有害于人体健康细菌的生长繁殖。②促进人体消化作用。乳酸菌及其代谢产物能促进宿主消化酶的分泌和肠道的蠕动，促进食物的消化吸收并预防便秘的发生。③降低血清胆固醇作用。乳酸菌（如嗜酸乳杆菌）能降低血清胆固醇水平，可预防由冠状动脉硬化引起的心脏病。④防癌、抗癌作用。首先，乳酸菌在肠道内繁殖抑制致癌物质的产生；其次，乳酸菌及其代谢产物活化巨噬细胞的功能，提高了人体免疫力，增强了对癌症的抵抗能力。

此外，酸乳有利于肠道内双歧杆菌的生长，双歧杆菌是人体肠道中典型的有益细菌，它在人体肠道内生长，在厌氧环境下产生乳酸，降低人体肠道系统 pH 值，使肠道菌群迅速发生变化从而抑制和杀死肠道病原菌，使菌群保持正常平衡。双歧杆菌及其代谢产物能阻断肠道内致癌物的产生，提高巨噬细胞的吞噬功能，增强人体免疫抵抗力。双歧杆菌还能在肠道内自然合成多种维生素，如维生素 B_1、维生素 B_2、维生素 B_6、维生素 E、维生素 K 等。

2. 其他乳制品的营养价值

乳粉。乳粉包括全脂乳粉、脱脂乳粉、调制乳粉。由于加工方法不同，其营养成分也有一定区别。乳粉在加工过程中，要经杀菌、浓缩、喷雾干燥处理，因此，对热敏感性的营养素会有损失，如牛乳经喷雾干燥，维生素 C 损失 20%，维生素 B_1 损失 30%，硫胺素损失 10%。蛋白质消化性有所改善，但生物价没有改变。脱脂乳粉由于脱去乳脂肪，因而脂溶性维生素损失很大。母乳化乳粉是将蛋白质中乳清蛋白和酪蛋白的比例加以调整，通过增加乳清粉来增加乳清蛋白的含量，使乳粉中蛋白质接近母乳蛋白质的组成，用作婴儿的母乳代用品。

干酪。干酪的种类很多，随产地、制法、外形和理化性质而表现出差异。制作干酪的第一步是将酪蛋白和乳固体成分分离出来，把水去除，因此干酪成了高蛋白、高脂肪、高矿物质的食品。干酪制作过程中，维生素 D 和维生素 C 被破坏和流失，其他维生素大部分保留。由于发酵作用，乳糖含量降低，蛋白质被分解成肽和氨基酸等产物，不仅赋予干酪独特味道，也利于消化吸收。干酪蛋白质消化率高达 98%。

炼乳。炼乳是一种浓缩乳制品，种类很多，按是否加糖可以分为甜炼乳和淡炼乳，按是否脱脂又分为全脂炼乳、脱脂炼乳和半脱脂炼乳。

甜炼乳添加大量糖，营养比例不平衡，不适合喂养婴儿。淡炼乳经均质及加热处理，维生素有较大损失，但被食用后，在胃酸和凝乳酶作用下，易于消化。将其稀释后，其营养价值与鲜乳相类似，适合婴幼儿食用。

消毒乳。消毒乳是将新鲜生牛乳过滤、加热杀菌后制成的饮用牛乳。经巴氏灭菌的牛乳仅破坏维生素 C 和维生素 B_1，大约有 20% 左右的损失，其他营养价值与新鲜生牛乳差别不大。市售消毒乳中经常强化维生素 D、维生素 C 以及维生素 B_1。

奶油。奶油是由牛乳中分离出来的脂肪精制而成的产品，一般脂肪的含量可达80%～83%，含水量低于16%，主要用于佐餐和面包、糕点制作。

小资料 4－2

各种乳制品的原料质量等级不同

超市商场里有琳琅满目的各种乳制品，你知道这些乳制品的原料质量高低吗？首先，酸乳（记住，是酸乳，不是酸味乳）的营养价值高。这是因为酸奶需要进行乳酸菌发酵，乳酸菌对生长环境要求苛刻，对原料乳的要求高，营养质量不高的原料乳是不能制作酸乳的；其次，巴氏消毒乳是最大限度地保留了牛乳中的营养物质的乳制品，与新鲜生牛乳相比较，仅有部分B族维生素遭到破坏；再次，所谓的“纯牛乳”，实际上是经过调制后的牛乳，并不是真正的我们想象的不含任何添加的纯牛乳。乳粉在加工过程中，各种营养素都有所损失；至于说各种乳饮料，某某早餐奶、某某果奶等，绝大多数是用乳粉调制的，营养价值都不如以上所说的乳制品。

当然，超市商场出售的所有乳及其制品都是符合国家标准的食品，对人体都有应有的营养作用，这是毋庸置疑的。

第二节　植物性食品的营养价值

一、谷类的营养价值

谷类食品主要包括小麦、大米、小米、玉米、高粱等。在中国人的膳食结构中，将谷类食物及其制品称为主食，在中国居民膳食中占有极其重要的地位。谷类食物是我国居民的蛋白质和能量的主要来源。据统计，我国居民每日所需能量的60%～80%，蛋白质需要量的50%以上是从谷类食品中摄入的。同时，谷类食品还是B族维生素和一些矿物质的主要来源。

（一）谷粒结构

谷粒的最外层是谷壳，主要起保护谷粒的作用。谷粒去壳后其结构可分为谷皮、胚乳和胚芽三部分。

谷皮的主要成分是纤维素和半纤维素，也含有一定量的植酸、蛋白质、脂肪、维生素和矿物质。磨粉、碾米时成为麸皮，作饲料和高纤维食品的原料。

胚乳是谷粒的主要成分。含有大量的淀粉和一定量的蛋白质，脂肪、矿物质、维生素、纤维素等含量都比较低。由于碳水化合物含量高，质地紧密，碾磨过程中容易首先被碾碎。因而当出粉率低时，胚乳所占的比重就大，淀粉含量也就高。

胚芽位于谷粒的一端，脂肪含量很高，而且蛋白质、可溶性糖、维生素、矿物质含量也很丰富，在磨制精度低的面粉时，把胚芽磨碎掺入面粉中可提高面粉的营养价值。但由于脂肪容易变质，不利于贮藏，此外，在胚芽和胚乳连接处有丰富的维生素 B_1，当加工过精时，会把维生素 B_1 除去。谷类加工精度越高，维生素 B_1 损失的就越多。

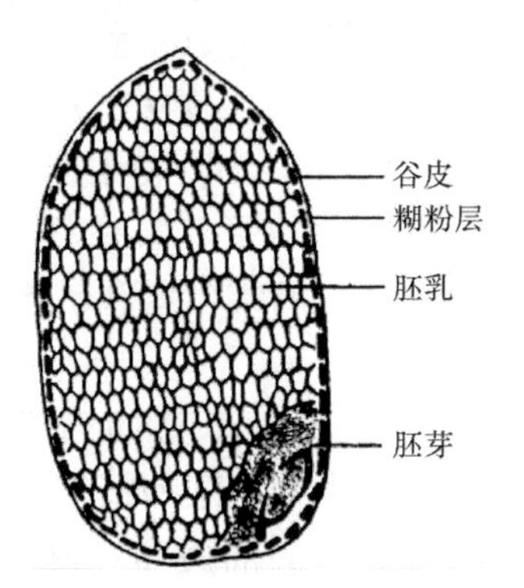

图 4－1　谷类的结构图

图 4－1 所示为谷类的结构图。

（二）谷类的营养价值

（1）蛋白质。谷类食品所含的蛋白质在 7%～16%。主要为白蛋白、球蛋白、醇溶蛋白及谷蛋白。不同谷类中蛋白质和氨基酸的组成有所不同。谷类蛋白质所含的必需氨基酸不平衡，多数缺乏赖氨酸及苏氨酸，玉米还缺乏色氨酸，亮氨酸的含量较高，因此谷类蛋白质的营养价值较低。赖氨酸通常为谷类蛋白质中的第一限制氨基酸。

小麦蛋白质中主要有醇溶蛋白和谷蛋白，约占蛋白质总量的 80%～85%。当面粉加水调制面团时，小麦蛋白质可迅速吸水膨胀，形成网状结构的面筋质。由于面筋质特有的可塑性和延展性，故常常应用在焙烤食品及各种面点生产中。

（2）碳水化合物。谷物中的碳水化合物主要是淀粉，大约占谷类总量的 70%～80%。此外还有少量的纤维素、半纤维素及可溶性糖。淀粉经烹调加工后，在人体内的消化吸收率很高，是人类最理想、最经济的能量来源，也是大有前景的工业原料。

（3）脂肪。谷类食品中脂肪含量较低，多在 2% 以下，但玉米和小米可达 4%，主要集中在胚芽和谷胚中，其中不饱和脂肪酸占 80% 以上，主要为油酸、亚油酸和棕榈酸，并含有少量的磷脂、糖脂、蜡质等。由于谷类食品中亚油酸含量较高，所以具有降低血胆固醇、防止动脉粥样硬化的作用。从玉米胚芽中提取的玉米油富含多不饱和脂肪酸，其中亚油酸高达 60%，是营养价值较高的食用油。

（4）维生素。谷类食物是人体所需 B 族维生素的重要来源，其中以硫胺素和烟酸含量为最高，主要集中在胚芽和谷皮中。胚芽中还含有较丰富的维生素 E。谷类中（尤其是玉米中）烟酸主要以结合型存在，只有在碱性环境下才能变成游离型烟酸，被人体吸收利用。黄色玉米中含有较多的 β－胡萝卜素。

（5）矿物质。谷类食物中矿物质含量在 1.5%～3%，主要含有钙、磷，但是由于谷类食物中含有较高的植酸，影响了矿物质在人体内吸收利用。谷物中还含有铁、锌、铜及钾、镁、氯等常量元素。

（三）某些谷类的营养价值

（1）小麦。小麦蛋白质含量为12%～14%，小麦“面筋”约占小麦蛋白质的80%～85%。小麦粉中的矿物质和维生素与小麦粉的出粉率和加工精度有关。由于小麦所含的营养素在籽粒中分布不均，所以小麦粉加工精度越高，面粉越白，其中所含的维生素和矿物质含量就越低。长期以精白粉为主食，能引起多种营养缺乏症。

（2）荞麦。荞麦的营养价值比米、面都高。其蛋白质含量为7.8%～10.8%，其中赖氨酸和精氨酸比大米、白面还要高；脂肪含量1.5%～3.1%，含有对人体有益的油酸和亚麻酸。荞麦的蛋白质中氨基酸构成比较平衡，维生素B_1、维生素B_2和胡萝卜素含量相当高，还含有多种独特成分，如叶绿素、苦味素、荞麦碱、芦丁、槲皮素等类黄酮物质，不但可以预防心血管疾病，还对糖尿病、青光眼、贫血等有较好疗效。

（3）大米。大米中蛋白质含量一般为8%，主要为谷蛋白。大米的营养价值与其加工精度有直接的关系。如以精白米和糙米比较的话，精白米中蛋白质减少8.4%，脂肪减少56%，纤维素减少57%，钙减少43.5%，维生素B_1减少59%，维生素B_2减少29%，烟酸减少48%。由此可见，精白米中B族维生素大幅减少，因此，在以精白米为主食的地区，常易患有脚气病等B族维生素缺乏症。有些地区通过采用强化米中的维生素等措施来提高精制大米的营养价值。

（4）玉米。玉米的总产量占世界粮食产量的第三位，除食用和作为饲料之外，还大量被用作工业原料。玉米中蛋白质含量为8%～9%，主要为玉米醇溶蛋白，玉米蛋白质中赖氨酸和色氨酸含量约为4.5%，主要集中在玉米胚芽中，主要为不饱和脂肪酸，营养价值高。

（5）小米。小米中蛋白质、脂肪及铁的含量都较大米高，蛋白质含量约为9%～10%，主要为醇溶谷蛋白，其中赖氨酸含量很低，而蛋氨酸、色氨酸和苏氨酸较其他谷类高。小米中含有较多的硫胺素、核黄素和β-胡萝卜素等多种维生素。小米中脂肪的含量较高，达4%以上。小米中各种营养素的消化吸收率较高。

（6）高粱米。高粱米中蛋白质含量为9.5%～12%，主要为醇溶谷蛋白，高粱米中亮氨酸含量较高，但其他氨基酸的含量较低。由于高粱米中含有一定量的鞣质和色素，因此，蛋白质的吸收利用率较低。高粱米中脂肪和铁的含量比大米高。

（7）燕麦。燕麦是世界上公认的营养价值很高的杂粮之一。每百克燕麦所释放的能量相当于同等数量肉类的能量。燕麦含糖少，蛋白质多，纤维素高，是心血管疾病、糖尿病患者的理想保健食品。

（四）谷类加工对营养价值的影响

谷类加工一般经过碾磨除去杂质及部分谷皮成为米或面，以利于食用和消化吸收。谷粒所含的矿物质、维生素、蛋白质及脂肪大部分都在谷粒的胚芽和表皮层中，过分提高加工精度，会使胚芽、谷皮连同各种营养物质转移到其他副产品如麸皮、饲料当中去，造成营养素的丢失；反之，如果出粉率或出米率太高，虽然保留了较多的营养素，但产品中带有大量的谷皮而使纤维素和植酸含量过高，妨碍蛋白质的吸收。

为最大限度地保留米面中的各种营养成分，同时兼顾产品的良好感官性状和人体的消化吸收，我国将加工精度为“九五米”和“八五粉”的米面制品定为标准米和标准粉。从营养素的含量来说，“九五米”和“八五粉”虽然有一定的营养损失，但是米面的感官性状较好，与精白米面相比较，还能保留相当量的营养素和膳食纤维，在预防某些营养素缺乏病和节约粮食方面发挥了积极的作用。

小资料 4－3

患脚气病的鸡

19 世纪末，在荷兰殖民地东印度群岛流行脚气病。有位学者叫艾克曼，他在医院的院子里发现一只奇怪的鸡。这只鸡头弯曲，爪子颤抖，跟得脚气病的人一样的症状。原来，这只鸡是吃那些得脚气病的人吃剩的食物长大的。于是，他决定从这只鸡身上来寻找脚气病的发病原因。但是，吝啬的医院院长不给他精米喂养这只鸡，只给他一些便宜的糙米作为鸡饲料。过了一段时间，艾克曼发现这只鸡的脚气病症状减轻许多直至痊愈。“鸡吃精米得脚气病，吃糙米则能治疗脚气病：是不是稻米加工时米中的一些营养成分丢掉了呢?”后来艾克曼尝试给患脚气病的人吃糙米，结果是脚气病患者都痊愈了。后来的研究证明，谷类的种皮中含有大量的维生素 B_1，能够治疗脚气病。

二、豆类及其制品的营养价值

豆类是大多数中国人喜爱的食物种类。日常生活中的豆类主要有大豆、豌豆、蚕豆、绿豆、红豆、小豆、芸豆等品种。大豆是植物性食物里“个性”鲜明的食物，主要表现在大豆是植物性食品中蛋白质含量最高的食物，并且还富含丰富的脂肪。其他的豆类蛋白质含量为 20% 左右，脂肪含量甚少。

（一）大豆的营养价值

（1）蛋白质。大豆含有 35% ~40% 的蛋白质。大豆蛋白质是来自植物的优质蛋白质，以球蛋白为主，是比较理想的唯一能代替动物蛋白质的植物蛋白质。大豆蛋白的氨基酸配比比较平衡，蛋白质的消化率和氮的代谢平衡几乎与牛肉相同。大豆蛋白中含有八种必需氨基酸，赖氨酸含量高，蛋氨酸含量较低，是谷类蛋白质理想的氨基酸互补食品。除大豆之外，其他的豆类蛋白质含量也较多，但是含量一般在20%左右。

（2）脂肪。豆类脂肪含量最高的是大豆，而其他豆类的脂肪含量则甚少。因而大豆油作为中国人主要食用油在日常饮食中占据重要地位。大豆中含脂肪为15%～20%，其中不饱和脂肪酸高达85%，其中亚油酸占50%以上，大豆油脂中还含有约1.64%的以核黄素为主要成分的磷脂。大豆磷脂具有较强的天然抗氧化能力，是营养价值很高的脂类。大豆脂肪中含有豆固醇，具有降低血清中的胆固醇的作用。

（3）碳水化合物。大豆中的碳水化合物有纤维素、半纤维素、果胶、甘露聚糖，以及蔗糖、水苏糖、棉子糖等。其中约有一半是不能被人体消化吸收的棉子糖和水苏糖。棉籽糖和水苏糖等低聚糖，能够被肠道内微生物利用，最终产品产酸产气，故称为胀气因子。大豆中淀粉含量非常少，并含有25%～30%的碳水化合物。

（4）维生素。豆类中普遍含有比较多的B族维生素，如100克大豆中含维生素B_1为0.79毫克，维生素B_2为0.25毫克。另外，大豆中还含有比较多的维生素E、维生素K和胡萝卜素等。

（5）矿物质。豆类富含钙、铁、镁、磷、钾等，是一类比较典型的高钾、高镁、低钠食品。虽然大豆中铁含量比较高，但是由于植酸的存在，使铁的生物利用率低，人体吸收数量也就少。

（二）我国传统豆制品的营养价值

我国传统的豆制品种类很多，如豆腐、豆腐干、豆浆、豆乳、发酵豆制品等。各种大豆制品因加工方法的差异和含水量的高低，其营养价值差别很大。

（1）豆浆。大豆经过清洗、浸泡、磨碎、过滤、煮沸后即成为豆浆。豆浆中蛋白质的利用率可达90%以上。豆浆含有丰富的营养成分，在蛋白质的供给上不亚于牛乳。其铁的含量还超过鲜乳的很多倍。

（2）豆腐。向煮沸的豆浆加入适量的硫酸钙，或者卤水（硫酸钙与硫酸镁的混合物），或者葡萄糖酸内酯，使豆浆中的大豆蛋白凝固，压榨去除其中的大部分水分就成为豆腐。豆腐中蛋白质消化吸收可达到95%左右，高于豆浆的消化吸收率。

（3）豆芽。豆芽是由大豆或绿豆经水泡后发芽而成。在豆类中几乎不含有维生素C，但经过发芽后每100克大豆中维生素C的含量可高达15～20毫克，绿豆芽约20毫克。

（4）腐乳。大豆蛋白切成块状，经初步发酵，用盐或盐水腌渍，再进行后期发酵，即制成腐乳。大豆蛋白经霉菌发酵后，产生多种氨基酸、多肽等营养物质，变得更有利于人体吸收和利用。

（三）大豆工业制品

大豆蛋白。大豆蛋白制品是应用现代科学技术对大豆进行深加工的产品，有大豆粉、浓缩大豆蛋白、分离大豆蛋白和组织蛋白等品种。它们常作为营养食品和保健食品的配料，在食品工业中有重要作用。其中，分离大豆蛋白用途广泛，组织化蛋白又称人造肉，在食品加工业被广泛应用。

大豆磷脂。大豆磷脂也是一种主要大豆工业制品。在人体内，磷脂是转化乙酰胆碱的基本原料。大豆磷脂对于提高人体内的乙酰胆碱数量具有重要作用，能够促进神经传导，提高大脑活力，还能促进脂肪代谢，防止出现脂肪肝，对降低血清胆固醇、改善血液循环、预防心血管疾病等也有效果。

（四）豆类中的抗营养因素

当利用豆类作为植物蛋白质原料时，要注意到豆类中抗营养因素的干扰，这些因素可以通过适当的加工方式去除掉。

（1）蛋白酶抑制剂。豆类中含有许多种蛋白酶抑制剂，主要有胃蛋白酶抑制剂、糜蛋白酶抑制剂、胰蛋白酶抑制剂等。其中胰蛋白酶抑制剂在体内抑制了蛋白酶的活性，使蛋白质的生物利用率降低，也造成人体胰腺增重。

（2）植酸。大豆与谷类一样，也含有相当数量的植酸。植酸可与锌、钙、铁、镁等元素结合而影响它们被机体吸收利用。为去除植酸，可将大豆浸泡在pH值为4.5～5.5的溶液中，此时，可使植酸溶解35%～75%。也可以通过大豆发芽而成豆芽，使植酸酶活性增强，植酸被分解，从而提高大豆中铁、锌、钙、镁的生物利用率。

（3）豆腥味。大豆中的豆腥味是一种引起人不愉快的味道，已知有40多种物质构成。

（4）胀气因子。大豆中存在着水苏糖与棉子糖等大豆低聚糖，不能被人体消化吸收，但却能够被肠道中的细菌发酵产气，引起人的腹胀，故称胀气因子。大豆低聚糖在大豆加工成豆腐时，已经被除去大多数。豆芽中也减少许多，腐乳中的大豆低聚糖可被霉菌分解掉。分离蛋白、浓缩蛋白中含量也不多。

（5）抗维生素。生大豆中含有抗维生素，抑制某些维生素的吸收利用。豆类中的植物红细胞凝血素是一种能够凝集人和动物红细胞的蛋白质，它能影响动物生长发育，但不耐热，加热可使之被破坏掉。

（五）其他豆类的营养价值

1. 绿豆

绿豆又名青小豆，为豆科植物绿豆的种子，是我国人民喜爱的药食兼用物，含有丰富的营养成分。蛋白质含量比谷类高1～3倍，而且氨基酸种类齐全，赖氨酸含量比一般动物食品还高。绿豆的营养价值特点参见表4－5。

表 4－5　绿豆的营养素含量及其与 NRV 的比值

营养素	能量 (kcal)	水 (g)	蛋白质 (g)	脂肪 (g)	糖类 (g)	膳食纤维 (g)	视黄醇当量 (ug)	VB_1 (mg)	VB_2 (mg)	钙 (mg)	铁 (mg)	锌 (mg)
绿豆（A）	316	12.3	21.6	0.8	55.6	6.4	22	0.25	0.11	81	6.5	2.18
NRV（B）	2 000		60	≤60	300	25	800	1.4	1.4	800	15	15
A/B	0.158	—	0.36	0.013	0.185	0.256	0.0275	0.179	0.079	0.101	0.433	0.145

从表 4－5 可知，100 克绿豆的蛋白质含量为 21.6 克，可满足正常成年人每天需要量的 36%。这也说明豆类的蛋白质含量在植物性食物中是遥遥领先的。此外，100 克绿豆中含钙、铁分别为 81 毫克、6.5 毫克，可满足成年人每天需要量的 10%、43.3%。不过，值得说明的是，豆类食物中的矿物质元素吸收率较低，实际上人体从绿豆中摄入的钙和铁的量是比较低的。

2. 黑豆

黑豆蛋白质含量 36%，易于消化，对满足人体对蛋白质的需要具有重要意义；脂肪含量 16%，主要含不饱和脂肪酸，吸收率高达 95%，除满足人体对脂肪的需要外，还有降低血液中胆固醇的作用；黑豆含有丰富的维生素、卵磷脂、黑色素及卵磷脂等物质，其中 B 族维生素和维生素 E 含量很高，具有营养保健作用；黑豆中还含有丰富的微量元素，对保持机体功能完整、延缓机体衰老、降低血液黏度、满足大脑对微量物质需求都是必不可少的。

观念应用 4-1

防止发生豆制品中毒事件

在制作豆类食物时，必须把食物充分加热烹制才能确保食品安全。豆类食物中普遍含有酶抑制剂、植酸、胀气因子等对人体健康不利的物质，烹调时必须加热充分，彻底破坏这些有毒有害物质。日常生活中有时发生的豆类食物中毒，主要原因就是烹调时加热时间、加热温度不足以破坏豆类中的有害物质而导致的。日常生活中经常发生豆浆中毒和四季豆中毒事件。

生豆浆如果加热不足，其中的蛋白酶抑制剂等有毒有害物质没有被充分破坏，饮用之后就会出现恶心、呕吐、腹胀、腹泻，可伴有腹痛、头晕、乏力等症状。此外，生豆浆在烹煮时，在沸腾前一般会起许多气泡，一些没有经验的人误以为豆浆已经煮开了，从而停止加热。预防豆浆中毒的根本方法就是把豆浆彻底煮开后饮用。需要提醒的是，当把豆浆加热到一定程度时，豆浆出现泡沫，此时豆浆还未煮开，应继续加热至泡沫消失，豆浆沸腾，再持续加热 5～10 分钟，饮用就不会中毒了。若豆浆量较大或较稠，加热时一定要不断地搅拌，使其受热均匀，防止烧糊锅底。市场上销售的豆粉，出厂前已经过高温加热处理，用豆粉冲的豆浆不会中毒。

此外，要防止四季豆食物中毒的发生。四季豆味道鲜美，有些人贪图美味，炒四季豆的时候火候轻、加热时间短，在没有完全破坏掉四季豆中的有害物时就停止加热食用，最终导致食物中毒。避免四季豆食物中毒的有效措施就是烹调四季豆的食物时，一定要充分加热烹调，最好不用炒制的方法而尽量采用炖煮的方法烹调四季豆，如红焖肉四季豆、烧芸豆等，都能确保烹调豆类食物的食品安全。

三、薯类的营养价值

在我国总产量较高的薯类主要有马铃薯和红薯，其次还有木薯，是我国仅次于谷类的碳水化合物的主要来源。由于薯类具有含高碳水化合物和高水分的特点，通常既把它们当作主食，又可作为蔬菜来食用。薯类除富含淀粉外，还含有大量的纤维素、半纤维素，但蛋白质、脂肪、矿物质和维生素的含量相对较低。

马铃薯。马铃薯作为一种粮食作物，其产量可与谷类相比。马铃薯是一种营养价值较高的食品，马铃薯中含蛋白质约2%，其中赖氨酸和色氨酸含量较高。含淀粉为10%～20%，水分70%～80%。马铃薯还含有维生素C，以及铁、磷、B族维生素和胡萝卜素等。马铃薯的蛋白质虽然含量低，但有较高的消化吸收率，所以营养价值较高。由于马铃薯中淀粉含量远远高于蔬菜，每百克可产生80～90千卡的能量，因此具有谷类食品的特点；又由于马铃薯含有较高水分及矿物质和水溶性维生素，又被人们普遍作为蔬菜食用。

红薯。红薯又称地瓜，其特点与马铃薯相似，被人们作为主食和蔬菜食用。红薯中蛋白质含量低，仅为1%左右，但含有丰富的β－胡萝卜素和维生素C，以及少量的B族维生素和矿物质。红薯中淀粉可达25%～30%，含水量70%。红薯的最大特点就是能提供大量黏多糖和胶原蛋白形成的黏液物质，对人体的消化系统、呼吸系统和泌尿系统各器官的黏膜有保护作用。

木薯。木薯为亚热带及热带常见作物。木薯在我国局部地区作为主食食用，含碳水化合物28%，蛋白质含量在1%以下，每百克木薯中含钙85毫克，铁1.3毫克，维生素C 22毫克，还含有少量的核黄素和烟酸。木薯中淀粉含量很高，可以作为经济的能量来源，同时由于木薯淀粉易于与蛋白质和脂肪分离，只用水洗沉淀的方法即可分离出淀粉，因此可用作工业淀粉的原料来源。

魔芋。魔芋中的97%是水、3%是葡萄糖和甘露多糖的结合体。魔芋是一种理想的天然食品，其碳水化合物为甘露聚糖，不能被人体消化液中的酶分解。但其体积膨胀系数极大，少食即有饱腹感，是人们理想的减肥食品。此外，魔芋食品对习惯性便秘、痔疮等有较好疗效，对心血管疾病、糖尿病等有食疗作用。

四、水果和蔬菜的营养价值

水果和蔬菜种类繁多，是人类的主要食品之一。蔬菜和水果的共同特点是含有大量水分、丰富的矿物质以及一些重要的维生素类、丰富的果胶物质、纤维素。水果和蔬菜中蛋白质和脂肪含量很低，除少部分外，一般供能较少。蔬菜和水果对于人体具有特殊的生理意义。

（一）水果和蔬菜的营养价值

1. 碳水化合物

水果和蔬菜中所含碳水化合物有淀粉、纤维素、果胶质、单糖、双糖等。其含糖的种类和数量因其种类和品种不同而有很大差别。水果中葡萄、苹果、西瓜等含有较多的单糖和双糖；蔬菜中的胡萝卜、南瓜、番茄等含有较多的单糖和双糖，其他的含淀粉等多糖较多，如藕类、芋类和薯类等。

果蔬中所含纤维素、半纤维素和果胶物质是人们膳食纤维的主要来源，它们在体内不参与代谢作用，但是停留在肠道内可阻止和减少有害因子的吸收，促进肠道蠕动利于通便，具有其他营养素所不可替代的作用。果胶的含量及质量高低对果酱加工有重要的意义。

2. 维生素

水果和蔬菜中含有丰富的维生素类，是维生素C、胡萝卜素和维生素B_2的重要来源。人体中所需的维生素C主要是由水果和蔬菜来提供的。在食用水果中，含维生素C最丰富的有新鲜大枣，每100克含量高达540毫克，此外山楂、柑橘也含有较为丰富的维生素C；蔬菜中维生素C含量丰富的主要是绿叶蔬菜，瓜类蔬菜中维生素C的含量较少，常见的含有维生素C较多的有大青椒、花椰菜、雪里蕻等。

水果中含胡萝卜素较多的是山楂、杏、橘子等；蔬菜中的胡萝卜素在各种绿色、黄色及红色蔬菜中含量较多，如黄胡萝卜、菠菜、油菜、韭菜等。一般的绿叶蔬菜中还含有较多的核黄素，但不能满足人体对核黄素的全部要求。含核黄素较多的蔬菜有空心菜、苋菜、油菜、菠菜、雪里蕻等。

3. 矿物质

水果和蔬菜中含有十分丰富的矿物质，如钙、磷、铁、钾、钠、镁、锰等，是人体矿物质的很重要的来源。雪里蕻、芹菜中含有较多的铁，还含有较多的钙且易于吸收。菠菜、洋葱等也含有较多的钙，但由于这些蔬菜中含有多种有机酸（如草酸、植酸）和无机酸（如磷酸、碳酸等），它们能够与钙形成络合物沉淀，因而影响钙与铁的吸收。水果中的钙与铁含量一般低于蔬菜，但水果中特别是香蕉中含有丰富的钾。

4. 有机酸、色素

有机酸对水果的风味质量有重要作用，它与糖类物质共同形成果实的特殊风味，能刺激人体消化液的分泌，增进食欲，有利于食物的消化。大多数水果中含有柠檬酸、苹果酸，未成熟的水果中多含琥珀酸和延胡索酸。有机酸的含量因水果的种类、品种和成熟度不同而有较大变化。柑橘类和浆果类中柠檬酸含量高，且与苹果酸共存；葡萄中酒石酸含量高；仁果类苹果酸含量高。水果中的柠檬酸可以参与体内的三羧酸循环，构成机体重要代谢物。蔬菜中含有机酸比较少，主要为乳酸和琥珀酸。有机酸在体内代谢，最终被氧化为二氧化碳和水排出体外。

水果和蔬菜中还含有多种色素，如叶绿素、叶黄素、花黄素和类胡萝卜素等，使水果和蔬菜呈鲜艳的颜色。通常这些色素很不稳定，对光、热、酸、碱都很敏感，在一定的条件下，会失去新鲜的色泽，感官性状不佳，破坏人们的食欲。如叶绿素在酸性条件下，其分子中的镁被取代，生成褐绿色的脱镁叶绿素。

5. 水

在所有食品中，蔬菜和水果的含水量最高。一般蔬菜的含水量在 60% ~ 95%；水果中含水量为 70% ~90%，西瓜含水量高达 97%，干果含水 4% 左右。蔬菜和水果中的水大部分以游离水的形式存在。含水量的多少决定了水果和蔬菜的新鲜程度。当蔬菜和水果中正常的含水量降低时，不仅失去了鲜嫩的特点，甚至其营养价值也随之降低。

这里仅以菠菜和草莓为例，说明水果和蔬菜的营养价值特点。菠菜和草莓的营养素含量特点参见表 4 –6。

表 4 –6　菠菜和草莓的营养素含量及其与 NRV 的比值

营养素	能量 (kcal)	水 (g)	蛋白质 (g)	脂肪 (g)	糖类 (g)	膳食纤维 (g)	视黄醇当量(ug)	VB_1 (mg)	VB_2 (mg)	V_C (mg)	钙 (mg)	铁 (mg)	锌 (mg)
菠菜（A）	24	91.2	2.6	0.3	2.8	1.7	487	0.20	0.18	32	411	2.9	3.91
草莓（B）	30	91.3	1.0	0.2	6.0	1.1	5	0.02	0.03	52	18	1.8	0.14
NRV（B）	2 000		60	≤60	300	25	800	1.4	1.4	100	800	15	15
A/C	0.012	—	0.043	0.005	0.093	0.068	0.609	0.143	0.129	0.32	0.514	0.193	0.261
B/C	0.015	—	0.017	0.003	0.02	0.044	0.006	0.014	0.021	0.52	0.225	0.12	0.093

从表 4 –6 可知，菠菜和草莓能量很低，富含 90% 以上的水，膳食纤维的含量也不如绿豆的 6.4 克。从视黄醇当量来看，菠菜的含量远远高于草莓，每 100 克菠菜含 487 微克的视黄醇当量，而每 100 克草莓只有 5 微克的视黄醇当量。钙、铁的含量菠菜也比草莓高，每 100 克菠菜含钙、铁分别为 411 毫克、2.9 毫克，分别能够满足成年人每日需要量的 51.4%、19.3%，而 100 克草莓含钙、铁仅有 18 毫克、1.8 毫克，分别能满足成年人每日需要量的 22.5%、12%。不过，从维生素 C 的含量来看，草莓却比菠菜高，每 100 克的草莓含有维生素 C 52 毫

克，菠菜则只有32毫克。所以，尽管水果和蔬菜的营养价值特点相似，但是它们之间还是有一些微小的差异。

6. 生理活性成分

蔬菜和水果中不仅含有维生素、矿物质、纤维素、有机酸等多种营养物质，还含有多种抗变异原性、抗氧化性、促进抗体生成和正常细胞繁殖、活化巨噬细胞、致死癌细胞、抗紫外线等生理活性成分（具体见五、某些富含植物化学物质的食物）。

（二）水果和蔬菜的抗营养因素

水果和蔬菜在未成熟的情况下，含有较多的鞣质，鞣质易与蛋白质、钙、铁等结合，极大地影响了这些营养素的消化吸收率。蔬菜和水果中的鞣质在酶的作用下易被氧化而发生褐变，对其风味和色泽有很大的影响。

水果、蔬菜中还含有少量对人体无益或有害的有机酸，如草酸、苯甲酸、水杨酸等，特别是果蔬中含有较多草酸时，不仅影响口味，还影响钙、铁的吸收。因此，食用前应先采用开水烫漂，以除去部分草酸。

（三）水果蔬菜不能完全相互替代

尽管蔬菜和水果在营养成分和健康效应方面有很多相似的地方，但它们毕竟是两种不同的食物，其营养价值各有特点。一般来说，蔬菜品种远远多于水果，而且多数蔬菜特别是深色蔬菜的维生素、矿物质、膳食纤维和植物化学物质的含量远远多于水果，故水果不能代替蔬菜。在膳食中，水果可以补充蔬菜的摄入不足。水果中的碳水化合物、有机酸和芳香物质比新鲜的蔬菜多，且水果食用前不用加热，其营养成分不受烹调因素的影响，因此蔬菜也不能代替水果。

五、某些富含植物化学物质的食物

（一）富含类胡萝卜素的食物

类胡萝卜素主要有α－胡萝卜素、β－胡萝卜素、γ－胡萝卜素、叶黄素、玉米黄素和番茄红素等。黄橙色蔬菜和水果富含α－胡萝卜素、β－胡萝卜素，深绿色蔬菜富含叶黄素，番茄富含番茄红素。以β－胡萝卜素为例，近年来的研究显示，β－胡萝卜素还具有维生素A功能之外的作用，它们是体内重要的脂溶性抗氧化物质，可清除各种自由基，提高人体的抗氧化能力。动物实验还发现β－胡萝卜素有抑制化学物致癌作用，有增强巨噬细胞功能及预防白内障发生等作用。胡萝卜、红薯、南瓜、橘子等食物中含有较多的β－胡萝卜素。

番茄红素是类胡萝卜素中抗氧化性最强的一种色素，广泛存在于自然界的植物中，在成熟的红色植物果实中含量较高，其中番茄、胡萝卜、西瓜、木瓜及番石榴等的果实中存在着较多的番茄红素。番茄红素的生理功能主要有以下几种：

抗氧化、延缓衰老。番茄红素是有效的抗氧化剂，能捕捉过氧化自由基，预防脂类过氧化反应，保护生物膜免受自由基的损伤。由于机体细胞的过氧化损伤是人类衰老的最主要原因，因此番茄红素具有一定程度的延缓衰老作用。

抑制肿瘤。增加摄入番茄红素可以降低食管癌、胃癌、结肠癌和直肠癌等消化道肿瘤的发病率。番茄红素对晚期和浸润性前列腺癌也具有显著抑制作用。

预防动脉粥样硬化。番茄红素能通过体内的抗氧化作用，阻止低密度脂蛋白胆固醇的氧化损伤，改善血脂代谢，减少动脉粥样硬化和冠心病的发生。

抗辐射。当紫外线照射皮肤时，皮肤中的番茄红素首先被破坏，补充番茄红素可能减少紫外线对皮肤的过氧化损伤。

（二）富含硫化物的食物

十字花科蔬菜中，如西兰花、卷心菜、菜花、球茎甘蓝、荠菜和小萝卜富含有机硫化合物。成熟的木瓜果肉中含有非常丰富的有机硫化物。此外，葱蒜也是比较有代表性的富含有机硫化合物的食物。

有机硫化合物的生物学作用主要是抑癌和杀菌。例如，异硫氰酸盐能阻止实验动物肺、乳腺、食管、肝、小肠、结肠和膀胱等组织癌症的发生。大蒜可以阻断体内的亚硝胺合成途径、抑制肿瘤细胞生长。大蒜汁对革兰氏阳性菌和革兰阴性菌都有抑菌或灭菌作用，因此大蒜素具有广谱杀菌作用。此外，文献报道大蒜还具有增强机体免疫力、降血脂、减少脑血栓和冠心病发生等多种生物学作用。

（三）富含皂苷类化合物的食物

根据皂苷元化学结构的不同，可将皂苷分为甾体皂苷和三萜皂苷等。甾体皂苷主要在薯蓣科和百合科的食物中含量高，而三萜皂苷则在豆科、石竹科、桔梗科、五加科的食物中含量高。日常饮食生活中较常见的有大豆皂苷、人参皂苷、三七皂苷、绞股蓝皂苷、薯蓣皂苷等。在各种皂苷当中，大豆皂苷比较有代表性，其生理功能主要有以下几种：

降脂减肥作用。大豆皂苷可以降低血中胆固醇和甘油三酯的含量，同时还可以抑制血清中脂类的氧化，抑制过氧化脂质的生成。

抗凝血、预防血栓形成。大豆皂苷可抑制血小板的凝聚作用，并能使血浆中的纤维蛋白原减少，因此大豆皂苷具有预防血栓形成作用。

抗氧化、抑制过氧化脂质生成。大豆皂苷可使机体通过调节，增加体内 SOD 的含量，减轻自由基的损害，使体内过氧化脂质含量下降，从而起到抗氧化作用。

预防肿瘤作用。大豆皂苷对肿瘤细胞株具有抑制作用，对人胃腺癌细胞的生长也可产生抑制作用，而且大豆皂苷的浓度越高，这种抑制作用越明显。

（四）富含酚类化合物的食物

比较有代表性的酚类食物有咖啡、茶叶、大豆、银杏、葛根等。酚类化合物与人体健康关系的研究多集中在槲皮素、大豆异黄酮、茶多酚的生物学作用方面。一般认为，酚类化合物具有以下功能：

抗氧化作用。植物中所含的多酚化合物是重要的抗氧化剂，可以保护低密度脂蛋白免受过氧化，从而防止动脉粥样硬化和体内过氧化反应的致癌作用。

调节血脂的功能。大豆异黄酮可以降低胆固醇，含这种成分的大豆蛋白可使动物的低密度脂蛋白和极低密度脂蛋白以及胆固醇降低30% ~40%。茶多酚可减少肠内胆固醇的吸收，降低血液胆固醇，降低体脂和肝内脂肪聚积。

血管保护作用。红葡萄酒中的多酚化合物可抑制血小板的活性，从而抑制血栓的形成，并可使已形成的血栓血小板解聚；还可减轻栓塞性心血管病的发生概率。因此，适当饮用红葡萄酒可降低冠心病、心肌梗死等的发病率。

预防肿瘤作用。大豆异黄酮有抑制动物癌细胞生长的作用，对前列腺癌细胞有毒性作用。大豆成分中染料木甙可延长癌症发生的潜伏期，因此摄入异黄酮较多的人群发生癌症的危险性较小。茶多酚中的成分可抑制肿瘤细胞的生长，并具有抗氧化、截留致癌物、抑制亚硝化等功能。

类雌激素作用。异黄酮类化合物可称为异黄酮植物雌激素，摄入适宜剂量的此类化合物对于减轻妇女更年期的反应具有较好效果，而且一般不会发生化学雌激素引起的副作用。

观念应用 4-2

哪些食物有助于开发儿童智力?

第一，脂类食物是儿童智力的物质基础。一些类脂如乙酰胆碱能够显著提高儿童记忆力。乙酰胆碱在动物的内脏（如肝和蛋黄）、鱼类和豆类等食物中含量较高。

第二，蛋白质是儿童的智力源泉。富含优质蛋白质的食物主要有肉类、蛋类、鱼类、奶类和豆类。作为儿童尽量食用容易消化和吸收的食物，如奶类、鱼类、蛋类等为首选。

第三，糖类是儿童智力的能源。含糖类的食物除面食和米食之外，适当吃一些糖果也有益于身体健康，但是注意不要过量，否则可能会造成儿童肥胖和龋齿。

第四，维生素是儿童智力的强化剂。对儿童智力提高有帮助的维生素较多，主要有维生素 E、维生素 A 和某些 B 族维生素。在常见的食物中，富含维生素 E 的食物主要有玉米油、鱼油和莴苣叶、柑橘皮等；富含维生素 B_1 的食物主要有豆类、芹菜、瘦肉以及动物内脏等；富含维生素 A 或 β－胡萝卜素（在人体内可转化成维生素 A）的有动物肝脏或胡萝卜；富含烟酸或维生素 PP 的有谷类、花生、酵母、动物肝脏等。

第五，矿物质是儿童智力的催化剂。对学龄儿童智力起催化作用的有铁、锌、铜、硒、钙等。其中，铁是氧的运输工具，氧是身体器官组织维持生命存在的必需物质，含铁较多的食物有菠菜、瘦肉、蛋黄、动物内脏等；锌是多种酶的激活剂，能够加快脑神经的运转速度，含锌的食物主要有鱼类、肉类，动物的肝、肾等；铜是促进大脑活动的特殊辅助物质，含铜较多的食物主要有动物的肝、肾，鱼、虾和贝类等；硒具有解毒的功能，是大脑的安全卫士，含硒较多的食物主要有谷类、蒜、食用菌和海产品；钙能促使大脑思维更加敏捷，含钙丰富的食物主要有牛奶、虾皮、豆制品等。此外，还有一些元素如铬、钴等对大脑神经兴奋或抑制也有比较密切的关系。

第三节　其他食品的营养价值

一、调味品的营养价值

调味品是指能调节食品色香味等感官性状的食品，包括鲜味剂、咸味剂、酸味剂等。从调味品的来源看，有的来源于天然的植物花蕾、种子、皮、茎、叶等，有的来自天然的矿物性物质，还有的是人工酿造和提炼的产品。这里主要介绍食盐、酱油、食醋和味素的营养价值特点。

（一）食盐的营养价值

食盐的主要成分是氯化钠，粗盐中除氯化钠外还有少量的碘、钙、镁和钾等。在酸、甜、苦、辣、咸五味当中，咸为“百味之主”，是绝大多数菜肴复合味形成的基础味。食盐是咸味的主要来源。食盐中的氯离子和钠离子能够调节机体溶液的渗透压，氯离子还是唾液淀粉酶的激活物质。如果长期摄入过量的食盐，会造成高血压等心血管疾病。正常人每日食盐的需要量为 6 克左右。虽然口味咸淡因人而异，但都要注意不宜过咸。在炎热的夏季，人体出汗多，盐类物质损失的也比较多，应常补充一些生理盐水。进行大量体力运动的人也应该注意补充食盐的摄入量。当患某些疾病时，如心脏病、肾脏病、肝脏病时应该限制食盐摄入量，以防病情加重。

（二）酱油的营养价值

酱油是我国传统的调味品，在我国酱油生产加工食用已经有几千年的历史。初制酱油是用脱脂大豆加面粉为原料酿造而成的浅褐色的液体，营养价值较高。在酿造发酵过程中，原料中的蛋白质分解成蛋白胨、肽和氨基酸等产物；淀粉分解成麦芽糖、单糖和有机酸等产物，有机酸进而发生反应生成酯类，赋予酱油独有的味道。初制的酱油中含有丰富的蛋白质、氨基酸、碳水化合物、钙、磷和维生素 B_1 等营养成分。初制酱油为了利于存储而加入食盐（一般在 15% ~20%），为提高感官性状而加入焦糖色素，所以市售酱油是黑褐色的。由于酱油中添加了较多的盐，所以高血压、心脏病患者应尽量少食酱油。

（三）食醋的营养价值

食醋是以粮食、糖、酒等为原料经发酵配制而成。食醋按生产原料不同可分为米醋、糖醋和水果醋等。食醋中主要含有3%～5%的醋酸，以及少量的苹果酸、柠檬酸、琥珀酸等有机酸，还含有少量的矿物质和微量的维生素。食醋也是烹饪中的重要调味品之一，以酸味为主，且有芳香味，主要呈味物质是某些芳香酯类，原料蛋白质分解产生的氨基酸又使食醋带有鲜味。食醋能去腥解腻，增进鲜味和香味，在食物加热过程中可保护维生素C不被破坏，还可以使烹饪原料中的钙质溶解而有利于人体消化吸收。另外，食醋对细菌也有一定的杀灭和消毒作用，所以经常使用在凉拌菜以及生食海鲜当中。

（四）味素的营养价值

味素是以淀粉为原料，通过生物发酵，经提取、浓缩、结晶等工序精制而成的。味素的学名叫谷氨酸钠，是谷氨酸的钠盐，味素里也含有少量的食盐。味素为白色晶体，稍有吸湿性，容易溶于水，味道鲜美。味素鲜味的发挥程度与溶解度有很大关系，在弱酸和中性溶液中溶解度最大，具有强烈的肉鲜味；在碱性溶液中呈现为异味。在烹调菜肴的时候，如果烹调温度过高，味素将变性失去鲜味甚至产生有毒物质，所以不易过早地加入处于高温状态下的菜肴中；在制作凉菜时，味素因温度低不易溶解，鲜味无法充分发挥，因此应将味素先用温开水溶化后再浇入凉菜。烹调菜肴时使用味素应适量，用量过多会使菜肴产生异味。味素不仅是很好的增鲜调味品，也是一种很好的营养品，进入胃内就还原成为谷氨酸被人体直接吸收。谷氨酸对改善细胞的营养状况，防止儿童发育不良、治疗神经衰弱有一定作用。但是，由于味素里含有钠离子，所以高血压、心脏病患者不宜过多食用。

二、酒类的营养价值

我国根据制造方法的差异将酒划分为三类，即发酵酒、蒸馏酒和配制酒。

蒸馏酒是以粮谷、薯类、水果等为主要原料，经发酵、蒸馏、陈酿、勾兑制成，主要包括白酒、白兰地、威士忌、朗姆酒等，我国以白酒居多。白酒种类很多，风味各异，但均以乙醇为主要成分，含量通常在20%～60%。白酒的香味成分非常复杂，一般以醇、酯、醛类等芳香物质组成。据气相色谱分析，白酒的呈香味物质有几百种之多，起主要作用的是甲酸乙酯、乙酸乙酯、丁酸乙酯等。白酒具有高能量的营养特点，少量饮用具有刺激食欲、补充能量、舒筋活血的功效，过量饮用则会对身体健康造成危害。

啤酒属发酵酒，是世界上饮用最广、消费量最多的酒。啤酒营养丰富，除含有乙醇和二氧化碳外，还含有果糖、麦芽糖和糊精等碳水化合物，以及矿物质如钙、磷、钾、镁和锌等。啤酒有“液体面包”的美誉是当之无愧的。发酵产生的多种氨基酸、脂肪酸以及醇、醛、酮类物质，构成独特的风味。优质啤酒在一定程度上会刺激胃液分泌、促进消化和利尿。适量饮用啤酒对预防肾脏病、高血压、心脏病有一定的作用。此外，对失眠、神经紧张也具有一定的调节作用。

葡萄酒是果酒中最有代表性的一种，是以新鲜葡萄或葡萄汁为原料经发酵而成。葡萄酒酒精含量一般大于7%。其香味成分主要来自丙醇、异戊醇和乳酸乙酯。其营养成分有酒精、有机酸、挥发酯、多酚及丹宁物质，以及丰富的氨基酸、糖、多种维生素，还有钾、钙、镁、铜、锌、铁等矿物质。经常饮用葡萄酒，不仅能为人体提供多种营养素和能量，还有预防肝病和心脏病的作用。

黄酒是中国最古老的饮料酒，它具有独特的风味和很高的营养价值。黄酒含有糖类、糊精、有机酸、维生素等营养物质，其氨基酸含量居各种酿造酒之首。黄酒在我国传统医学中经常被用作药引，具有很好的补益增效作用。黄酒中的营养成分极易被人体消化吸收。我国绍兴产的黄酒天下驰名。

乙醇可以提供较多能量，特别是高度白酒。每克乙醇含有大约27千焦（7千卡）的能量。不同酒所含能量如表4－7所示。

表4－7　不同酒所含的能量

酒的名称	酒精度（克/100克）	100克中的能量（KJ）	100克中的能量（Kcal）
啤酒	3.4	159	38
葡萄酒	8.9	282	67
黄酒（均值）	10.2	266	66
38°白酒（剑南春）	31.6	929	222
52°白酒（五粮液）	44.4	1 301	311
56°白酒（二锅头）	48.2	1 413	338

小资料4－4

饮酒的注意事项与饮酒误区

酒对人体产生作用的主要成分是乙醇。少量乙醇可兴奋神经中枢，促进血液循环和增强物质代谢；过量饮酒对人体有害，严重的可造成酒精中毒致死。例如，喝酒的人100毫升血液中含有20毫克乙醇的时候，感觉到头晕、愉快而健谈；含有40毫克乙醇的时候，感觉到精神振作、说话流利、行动稍微笨拙、手稍微颤抖；含有60毫克乙醇的时候，表现为说话絮絮叨叨、行动笨拙；含有80

毫克乙醇的时候，表现为情感冲动、自言自语、反应迟钝、步履蹒跚；含有200毫克的时候，则表现为意识蒙胧、言语含糊等酒精中毒状态；含有400毫克乙醇的时候则可能致死。严禁孕妇和儿童饮酒。

如果你是个汽车驾驶员，那么，这里要提醒你：我国政府在《车辆驾驶人员血液、呼气酒精含量阈值与检验》（GB19522—2010）中对于饮酒和醉酒驾驶做了明确规定，血液中酒精含量大于等于20毫克/100毫升为饮酒驾驶，大于等于80毫克/100毫升为醉酒驾驶。

以下这些饮酒的认识误区需要你知道。

误区一：饮酒会使你感觉暖和。实际情况是，酒精（或乙醇）使人体血液流速加快，大量的血液被运输到身体表面，由此造成大量能量散失，所以身体暂时会感觉到暖和；可是，由于散失能量不断增加，饮酒过后，经过一段时间你将会感觉身体发冷。

误区二：葡萄酒和啤酒比较温和，它们不会使人上瘾。实际情况是，世界上喝葡萄酒和啤酒的人死于与酒精相关疾病的比率很高。你喝的是什么酒不是关键问题，关键是你喝了多少酒！

误区三：酒精是兴奋剂。实际情况是，酒精并不会提高大脑的思维活性，因为酒精不是兴奋剂，而是抑制大脑活动的一种物质。

三、饮料的营养价值

在我国经过定量包装的、供直接饮用或者用水冲调饮用的、乙醇含量不超过质量分数0.5%的制品都属于饮料，但不包括饮用药品。按照GB10789《饮料通则》分类，我国饮料可分为碳酸饮料类、果汁和蔬菜汁类、蛋白饮料类、饮用水类、茶饮料类、咖啡饮料类、植物饮料类、风味饮料类、特殊用途饮料类、固体饮料类以及其他饮料类等共计十一大类。

（一）矿泉水的营养价值

天然矿泉水是来自地下的天然露头或经人工揭露的深层地下水，矿泉水含有很多化学成分，主要有磷酸氢钠、二氧化碳、硫酸钠、氯化钠、钙、镁、钾等，还含有锂、铜、锌、溴、碘、硒、偏硅酸等物质。其中溴能平衡人体的激素分泌；锶和锌能提高智商，促进青少年生长发育；铁能治疗贫血，碘能防治甲状腺肿，从而可能强壮骨骼，维持血管弹性，对心血管疾病有很好的疗效。患有严重肾炎、肝硬化腹水和肥胖症的人就不宜饮用含钠量高的矿泉水。

对矿泉水的卫生质量要求。每升矿泉水中必须含对人体有益的各种微量元素1 000毫克以上，含游离二氧化碳250毫克以上，不得含有对人体有害的致病菌类，无污染，无重金属矿物质。

（二）果蔬汁饮料的营养价值

果汁类和蔬菜汁类是用新鲜水果或蔬菜等为原料，经过加工或发酵制成的饮料，包括100%果汁（蔬菜汁）、果汁或蔬菜汁饮料、复合果蔬汁（浆）及其饮料、果肉饮料、发酵型果蔬汁饮料等。广义地说，凡是富含水分的水果都可榨汁成为饮料，蔬菜汁饮料有时为增加产品风味，还时常加入甜味剂和酸昧剂来提高产品质量。由于水果和蔬菜中含有丰富的维生素、矿物质和碳水化合物，所以果蔬汁饮料的营养价值较高，是一种老幼皆宜的饮料。

由于我国幅员辽阔，各地经济发展很不平衡，对于某些相对贫困落后地区，交通不便，如果盛产某种独特的野生的水果和蔬菜，就可以采用加工成饮料的方法来发挥其应有的营养价值作用，同时增加当地的经济收入。在餐饮企业提供的饮料当中，现场榨制的新鲜果蔬汁也深受就餐宾客的欢迎。

（三）蛋白饮料的营养价值

蛋白饮料是指以乳或乳制品，或有一定蛋白质含量的植物的果实、种子或种仁等为原料，经加工制成的饮料，包括含乳饮料、植物蛋白饮料、复合蛋白饮料等。其中，含乳饮料又包括配制型含乳饮料和发酵型含乳饮料，这两类含乳饮料中乳蛋白含量必须在1%以上；含乳饮料也包括乳酸菌饮料，乳酸菌饮料乳蛋白质含量必须在0.7%以上。植物蛋白饮料包括豆奶（浆）、豆奶饮料、椰子汁、杏仁露、核桃露、花生露等，其蛋白质含量必须在0.5%以上。

四、茶叶的营养价值

我国是茶叶的故乡。在东汉时期的《神农本草》中记载了“神农尝百草，日遇七十二毒，后得茶解之”的传说。唐代陆羽在《茶经》中称：“茶者，南方之嘉木也，一尺，二尺乃至数十尺，其巴山峡川有两人合抱者……”在公元9世纪，我国茶叶生产栽培技术首先传到日本，而后流行于世界。

（一）我国茶叶的种类

我国是世界上茶类最齐全、种类最丰富的国家。在我国，茶叶经历了漫长的演化和发展，逐渐形成了现在的绿茶、黄茶、黑茶、白茶、乌龙茶、红茶六大类及再加工茶类。各种茶具有各自的基本加工工艺及其独特的品质特点。

（1）绿茶。绿茶属于不发酵类茶，是我国产区最广、产量最高、品种最佳的一类茶叶，其产量占我国茶叶总产量的70%左右。按照初制加工过程的茶青和干燥方式不同，可将其分为蒸青绿茶（如玉露茶、阳羡休、煎茶等）、炒青绿茶（如西湖龙井、千岛玉叶等）、烘青绿茶和晒青绿茶四种。

（2）红茶。红茶属于全发酵茶类。在国际茶叶市场上红茶贸易量占世界茶叶总贸易量的90%以上。鲜茶叶通过发酵促使自身含有的多酚类物质发生生物氧化，产生茶红素、茶黄素等，形成红茶特有的色、香、味。红叶、红汤是红茶共同的品质。我国红茶主要有小种红茶、工夫红茶和红碎茶等品种。

(3) 乌龙茶。乌龙茶又名青茶，属于半发酵茶类。主产区为福建、广东、台湾。其中闽北的武夷岩茶、闽南安溪铁观音、广东单枞、台湾冻顶乌龙茶品质极佳，驰名中外。乌龙茶具有绿叶红镶边的特点。代表性的有铁观音、冻顶乌龙等。

(4) 黄茶。黄茶属于微发酵茶类。其品质特点是黄叶、黄汤、香气清悦、滋味醇厚，如湖南的君山银针、四川的蒙顶黄芽、浙江的平阳黄汤、安徽的霍山黄芽和黄大茶等。

(5) 白茶。属于轻微发酵茶类。主产区为福建、广东等地。主销东南亚和欧洲。白茶分为芽茶和叶茶两类。

(6) 黑茶。属于后发酵茶。主产区为四川、云南、湖北、湖南等地，主销青海、西藏等地。黑茶采用的原料较粗老，是压制紧压茶的主要原料。黑茶压制成的砖茶、饼茶、沱茶、六堡茶等紧压茶，是少数民族不可缺少的饮品。

(7) 再加工茶类。再加工茶类是以绿茶、红茶、乌龙茶等六大茶类为原料进行再加工而成的固态和液态茶，包括花茶、紧压茶、速溶茶、浓缩花茶、风味茶、保健茶及液态茶饮料等。

(二) 茶叶的化学成分

1. 茶叶的营养价值

据已有的研究资料表明，茶叶中含有各种人体所需要的营养素，茶叶的化学成分大约有500多种。现主要说明水、蛋白质、氨基酸、维生素、矿物质、茶多酚、色素等营养价值。

(1) 碳水化合物。茶叶中的碳水化合物包括单糖、双糖和多糖三类。糖类含量占干物质总量的20%～25%。单糖和双糖又称可溶性糖，易溶于水，是组成茶叶滋味的物质之一；多糖不溶于水，是衡量茶叶老嫩度的重要成分。茶叶中水溶性果胶是形成茶汤厚度和外形光泽度的重要成分之一。

(2) 蛋白质与氨基酸。茶叶中的蛋白质含量占干物质总量的20%～30%，能溶于水直接被利用的蛋白质含量仅占1%～2%。这部分水溶性蛋白质是形成茶汤滋味的成分之一，大部分蛋白质不溶于水，存在于茶渣中。茶叶中的氨基酸种类丰富，多达20几种，且含有婴儿生长发育所必需的组氨酸。氨基酸占干物质总量的1%～4%。氨基酸对形成绿茶香气具有重要作用。

(3) 脂类。茶叶中的脂类物质包括脂肪、磷脂、甘油酯等，含量占干物质总量的8%左右，对茶叶的香气有着积极作用。脂类物质在茶树体的原生质中，对进入细胞的物质渗透起作用。

(4) 维生素。茶叶中含有丰富的维生素类。其含量占干物质总量的0.6%～1%。在各种维生素当中，维生素C含量最多，尤以高档名优绿茶含量为高，一般每100克高级绿茶中含量可达250毫克左右。

（5）水分。水是茶树生命活动中必不可少的成分，是制茶过程一系列化学变化的重要介质。制茶过程中茶叶色香味形的变化都是伴随着水分变化而变化的。茶鲜叶的含水量一般为75%～78%，鲜叶老嫩、茶树品种、季节不一，含水量也不同。

（6）矿物质。茶叶中含有人体所需的大量矿物质。茶叶中含锌量高，尤其是绿茶，每克绿茶中平均含锌量达73微克，高的可达252微克；每克红茶中平均含锌量也有32毫克。茶叶中铁的平均含量，每克干茶中为123毫克，每克红茶中含量为196微克。这些元素对人体的生理机能发挥重要的作用。

2. 茶叶的保健成分

（1）有机酸。茶叶中的有机酸种类很多，含量为干物质总量的3%左右。茶叶中的有机酸多为游离的有机酸，有棕榈酸、亚油酸、乙烯酸等。茶叶中的有机酸是香气的主要成分之一，现已发现茶叶香气中有机酸的种类达到15种。有些有机酸本身无香气，但是经过氧化后转化为香气，如亚油酸等。

（2）生物碱。茶叶中生物碱包括咖啡因、可可碱和茶碱。其中以咖啡因的含量最多，占2%～5%；其他含量甚微，所以茶叶中的生物碱含量常以测定咖啡因的含量为代表。在较高温度下，生物碱与茶多酚各自以独立的状态存在于茶汤中，一旦茶汤温度降至40℃以下，二者就会形成络合物沉淀下来，茶汤就会由澄清变得浑浊起来，红茶的茶汤中出现的“冷后混”就是咖啡因与茶叶中多酚类化合物生成的络合物造成的现象。咖啡因对人体有多种药理功效，如提神、利尿、促进血液循环、助消化等。

（3）色素。茶叶中的色素包括脂溶性色素和水溶性色素两部分，含量仅占茶叶干物质总量的1%左右。脂溶性色素不溶于水，有叶绿素、胡萝卜素等。水溶性色素有黄酮类物质、花青素及茶多酚氧化产物。脂溶性色素是形成干茶色泽和叶底色泽的主要成分。绿茶、干茶和叶底的黄绿色，主要决定于叶绿素的总含量。

（4）芳香物质。茶叶中的芳香物质是指茶叶中挥发性物质的总称。在茶叶化学物质成分的总含量中，芳香物质含量并不多，一般鲜叶中含有0.02%。茶叶中芳香物质含量虽然不多，但是其种类却很复杂。据分析，通常茶叶含有的香气成分化合物达300多种，鲜叶中的香气成分化合物达50多种。鲜叶中芳香物质以醇类化合物为主，低沸点的青叶醇具有强烈的青草气，高沸点的沉香醇、苯乙醇等具有清香、花香等特性。成品绿茶的芳香物质以醇类和吡嗪类的香气成分含量多。

（5）茶多酚。茶多酚是茶叶中30多种酚类物质的总称，包括儿茶素、黄酮类、花青素和酚酸四大物质。茶多酚的含量占干物质总量的20%～35%。而在茶多酚的总量中，儿茶素约占70%，它是决定茶叶色、香、味的重要成分，其氧化聚合产物茶黄素、茶红素等，对红茶汤色的红艳度和滋味有决定性作用。黄酮类物质是形成红茶汤色的主要物质之一。花青素呈苦味，如果含量过多，茶叶品质不好，会造成绿茶滋味苦涩等缺陷。

小资料 4－5

如何科学饮茶？

首先，不同体质的人应该饮用不同种类的茶。因茶叶含有咖啡因，故容易失眠的人睡前不宜饮浓茶。咖啡因能促进胃酸分泌，增加胃酸浓度，故患溃疡病的人饮茶会使病情加重。营养不良的人也不宜多饮茶，因茶叶中含茶碱和鞣酸，可影响人体对铁和蛋白质等的吸收，对缺铁性贫血患者尤其不宜。茶叶苦寒，宜喝热茶，喝冷茶会伤脾胃。体形肥胖者宜多饮绿茶，体质瘦弱者宜多饮红茶和花茶。夏季饮绿茶，可清热去火降暑；秋冬季节最好饮红茶，以免引起胃寒腹胀。青壮年时期，应该饮绿茶为佳；进入老年，因脾肾功能趋于衰退，故以饮红茶和花茶为宜。

其次，不同种类的茶饮用量也各不相同。如冲泡一般红、绿、花茶，与水的比例大致掌握在1∶50～60，即每杯放3克左右的干茶加入沸水150～200毫升。如饮用普洱茶，每杯放5～10克。用茶量最多的是乌龙茶，每次投入量几乎为茶壶容积的一半甚至更多。

最后，泡茶水温要看泡饮什么茶而定。高级绿茶特别是各种芽叶细嫩的名茶，不能用100℃的沸水冲泡，一般以80℃左右为宜，这样泡出的茶汤一定嫩绿明亮，滋味鲜爽，茶叶中维生素C也较少破坏。在高温下茶汤容易变黄，滋味变苦（茶中咖啡因容易浸出）。泡饮乌龙茶、普洱茶和沱茶，每次用茶量较多，且茶叶较粗老，必须用100℃沸滚开水冲泡。

五、其他休闲食品的营养价值

日常饮食生活中，除了一日三餐之外，我们在闲暇的时候，还会吃一些工业化生产的休闲食品，例如糖果、巧克力之类的零食。其中，糖果是中华民族年节和喜庆的日子必备的待客佳品，巧克力则是年轻人十分喜爱的休闲零食。制作糖果的原料主要是砂糖和液体糖浆，原料经过熬煮之后，再配以部分食品添加剂，最后经调和、冷却、成型等工艺操作，就制成了具有不同物态、质构、香味的造型精美而又耐保存的甜味固体食品。甜味剂是糖基糖果中的主要成分。此外，为了使糖果具有人们所期望的色泽、香气、滋味、形态和质构，还需向糖果中添加其他辅料和食品添加剂。巧克力是一种由外国传入中国的美味食品，深受广大年轻人的喜爱。制作巧克力的主要原料有可可脂和结晶蔗糖等，根据制作工艺需要再酌情添加乳固体或香味料，最终制成具有独特的色泽、香气、滋味和精细质感、精美而耐保藏并具有很高热值的甜味固体食品。值得说明的是，按照传统配方制作的巧克力里含有特殊的可可碱、咖啡因，起到消除疲劳和提高工作效率的作用。

在超市购物商场里挑选食品的时候，由于工业化食品大多是由各种食物原料组合加工成的食品，无法综合判断它们的营养价值特点。为了帮助广大消费者能够科学地挑选各种休闲食品，我国政府规定工业化生产的食品包装表面上必须在显著位置标明营养成分表。《食品安全国家标准预包装食品营养标签通则》（GB28050—2011）对营养成分的标示提出了具体要求，即营养成分的含量标示使用每100克（g）、100毫升（ml）食品或每份食用量为单位，营养成分的含量用具体数值表示，同时标示该营养成分含量占营养素参考值（NRV）的百分比。

图4－2是某品牌的巴氏鲜牛奶及其营养标示。从营养标示的项目来看，主要有能量、蛋白质、脂肪、碳水化合物、钠，以上四种营养素和能量即所谓的“4＋1”是必须标示的营养成分。此外，牛奶富含钙，所以食品生产企业就有选择地标示了钙含量。含量占营养素参考值的百分比也是必须标示的内容。值得说明的是，按照国家要求，这个营养素标示的排列顺序是不能随意改变的。从能量看，100毫升牛奶中含有253千焦的能量，占成年人每天能量需要量的3%。100毫升牛奶中三大产能量营养素即蛋白质、脂肪、碳水化合物含量分别为3.0克、3.3克、4.7克，分别占成年人每天需要量的5%、6%、2%，钠的含量为60毫克，占成年人每天需要量的3%。牛奶中钙含量丰富，100毫升该巴氏消毒奶含钙100毫克，占成年人每天需要量的13%。

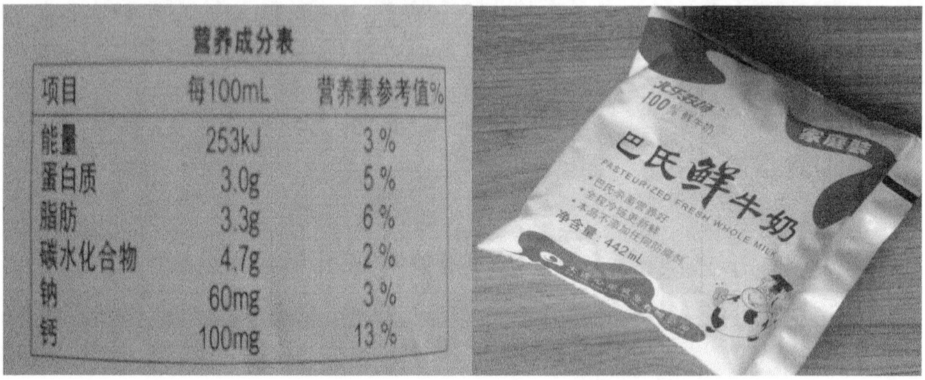

营养成分表

项目	每100mL	营养素参考值%
能量	253kJ	3%
蛋白质	3.0g	5%
脂肪	3.3g	6%
碳水化合物	4.7g	2%
钠	60mg	3%
钙	100mg	13%

图4－2　牛奶的营养成分表内容

通过以上分析不难看出，工业化食品的营养标示是消费者科学饮食的得力助手。通过认真阅读营养成分表，你就会知道这种食品的营养价值，在此基础上，你就会对这种食物对你身体健康的影响做出准确判断。

图 4－3 是经常食用的几种食物的营养成分表模式。这里有必要说明一下选择这些食物时应该关注的问题。日本吐司面包的营养成分当中，脂肪含量 16.7 克，占成年人一天摄入量的 27%，可以适当地吃一些；再看熊字饼，它的脂肪含量就比较高了，每 100 克含有脂肪 30 克，占成年人一天摄入量的 50%，因此，这类饼干尽量少吃，免得脂肪摄入量超标。最后还要关注钠的问题。100 克方便面的钠含量为 1 908 毫克，接近成年人一天的钠的摄取量。因此，吃方便面的时候，最好不要喝汤，否则钠超量就是毫无悬念的事情。火腿肠的钠含量也很高，超过每日需要量的半数以上。

(吐司面包)营养成分表

项目	每100g	NRV%
能量	1763KJ	21%
蛋白质	11.2g	19%
脂肪	16.7g	27%
反式脂肪	0g	
碳水化合物	38.9g	13%
钠	11.3mg	6%

(熊字饼干)营养成分表

项目	每100g	NRV%
能量	2146KJ	21%
蛋白质	7.0g	19%
脂肪	30.0g	27%
反式脂肪	0g	
碳水化合物	53.0g	13%
钠	288mg	6%

(薯片)营养成分表

项目	每100g	NRV%
能量	2112KJ	21%
蛋白质	4.8g	19%
脂肪	25.8g	27%
反式脂肪	0g	
碳水化合物	63.0g	13%
钠	782mg	6%

(方便面)营养成分表

项目	每100g	NRV%
能量	1890KJ	23%
蛋白质	8.5g	14%
脂肪	14.7g	25%
碳水化合物	71.3g	24%
钠	1908mg	95%

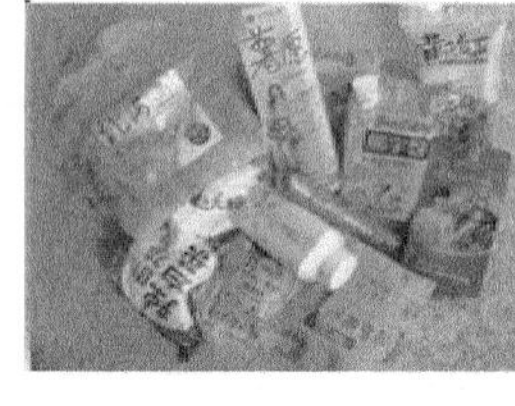

(火腿肠)营养成分表

项目	每100g	NRV%
能量	702KJ	8%
蛋白质	15.0g	25%
脂肪	10.0g	17%
碳水化合物	4.5g	2%
钠	1100mg	55%

(酸奶)营养成分表

项目	每100g	NRV%
能量	1709KJ	4%
蛋白质	25.6g	5%
脂肪	32.6g	5%
碳水化合物	4.0g	4%
钠	60mg	3%
钙	82mg	10%

(烤花生)营养成分表

项目	每100g	NRV%
能量	1709KJ	20%
蛋白质	25.6g	43%
脂肪	32.6g	54%
碳水化合物	4.0g	1%
钠	459mg	23%

(蒜蓉辣酱)营养成分表

项目	每100g	NRV%
能量	280KJ	3%
蛋白质	7.0g	25%
脂肪	1.2g	2%
碳水化合物	7.0g	2%
钠	7592mg	380%

图 4－3 常见食物的营养成分表

课后习题

一、选择题

1. 下面食物中富含不饱和脂肪酸多的食物是（　　）。

A. 牛肉　　B. 猪肉　　C. 羊肉　　D. 鱼肉

2. 关于大豆蛋白质的说法正确的是（　　）。

A. 含量丰富　　B. 是优质蛋白质

C. 含有八种必需氨基酸　　D. 是劣质蛋白质

3. 关于酸奶的说法错误的是（　　）。

A. 含有丰富的钙　　B. 含有丰富的磷

C. 含有丰富的乳糖　　D. 含有膳食纤维

4. 1 克酒精能产生的能量是（　　）。

A. 7 千卡的能量　　B. 6 千卡的能量　　C. 5 千卡的能量　　D. 4 千卡的能量

二、思考题

1. 酸乳的营养价值特点有哪些？
2. 以红薯为代表说明薯类的营养价值特点？
3. 喝茶有益身体健康，请分析茶叶的化学成分及生理功效。
4. 鸡蛋的营养价值特点有哪些？
5. 豆类食品中抗营养因素有哪些？
6. 有机酸在水果中的作用是什么？水果中重要的有机酸有哪几种？
7. 鱼类脂肪的营养价值特点是什么？
8. 牛奶母乳化的主要目标是什么？
9. 大豆蛋白质的营养价值特点有哪些？
10. 绿豆的营养价值特点有哪些？
11. 吐司面包的营养价值特点有哪些？请从 NRV 的视角来说明。

三、实训题

去超市逛逛，选择德芙巧克力作为研究对象，找到包装表面所标示的营养成分表之后，仔细阅读上面提供的脂肪含量信息，并说说日常生活中如果常吃巧克力可能会给身体健康带来什么样的不利影响。

第五章

营养学在酒店管理中的应用

学习目标

1. 理解膳食结构和膳食指南的内涵。
2. 理解营养配餐的重要意义。
3. 理解我国传统膳食结构及其变迁特点。
4. 理解宴会配餐各要素的内在联系。
5. 了解烹饪技法对营养素的影响。
6. 了解世界上不同膳食结构的特点。
7. 了解糖尿病、高血压、冠心病的营养与膳食要求。
8. 了解特殊人群膳食指南内容。
9. 掌握营养素的保护措施。
10. 掌握我国膳食指南的具体内容及其特点。
11. 掌握营养食谱的编制方法及营养评价。
12. 掌握营养配餐的理论依据。
13. 画出平衡膳食宝塔的形状，掌握宝塔不同层次的食物内容。
14. 掌握肥胖的原因、危害及判定方法。

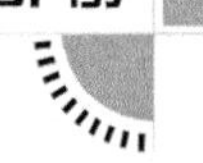

引例

吃什么？吃多少？

如果考查一下世界各国居民的餐桌，就会发现许多国家和民族的饮食习惯差异明显。先看一下我们的邻居日本。日本人的餐桌上一般都会有米饭、生鱼片、日式酱汤、烤鱼，蔬菜多用凉拌和煮的方法烹制；与我国同样是“金砖”国家的巴西，餐桌上肯定会有玉米类的食物，或者是玉米饼，或者是玉米粥，肉则多用烤的方式来烹制；英国人的餐桌上，常见的食物有面包、黄油、烤肉、馅饼，还有用新鲜蔬菜制作的沙拉，或许也会有洋葱西红柿肉汤。

即使是在中国，仅汉民族的饮食风格因地域不同就可分成四川风味、山东风味、淮扬风味和广东风味四大菜系。其中，四川风味的特点恐怕大家都能说出来，就是麻辣（其实，传统的四川菜当中有许多代表性的菜肴并不麻辣，如开水白菜、蚂蚁上树等）。四川菜还具有“味型多样，百菜百味”，四川厨师创造了许多独特的味道，这些味道已经成为四川菜的亮丽名片，如鱼香味（代表菜肴如大家喜欢吃的鱼香肉丝，据说曾经作为中国菜的代表伴随着宇航员上了“神六”飞船遨游太空）；山东风味在我国的华北、京津、东北地区影响广泛。其特点是善用葱姜，2 000 多年前的孔夫子在《论语》中就说，每天“不撤姜食”，菜肴多用生葱热油爆锅，具有葱香的特点，用面粉制作点心为主流；淮扬风味则擅烹河鲜，用米粉制作点心，造型十分精美；至于说广东风味，特点是喜好生鲜，生猛海鲜是其代表，调味善用蚝油。

我们把一个国家或地区居民膳食中各类食物的数量及其在膳食中所占的比重称为膳食结构。一个国家（地区）或者民族的膳食结构形成的原因极其复杂，即使是同一个国家（地区），在不同历史时期，或者不同的社会阶层，其膳食情况也会有很大的差别。世界上国家和民族众多，但是从膳食结构的视角来看，大致可归纳成四种膳食结构：以植物性食物为主的膳食结构、以动物性食物为主的膳食结构、动植物食物平衡的膳食结构和地中海式膳食结构。膳食结构一经形成，一般情况下在相当长的时期内将会保持稳定。例如，我国居民传统上将膳食分为主食和副食，谷类食物为主，肴菜下饭，主要吃猪肉，偏爱豆制品等，这样的膳食结构在我国延续了2 000 多年历史。膳食结构也不是一成不变的，它随着时代发展而变迁。如国民经济迅速发展，短期内食物种类数量极大丰富，或者是政府干预营养政策等，都会使膳食结构发生改变。改革开放30 年，我国城乡居民的膳食结构已经发生很大变化，带来的后果就是某些与营养相关的疾病发病率急剧上升。

世界各国政府通过颁布膳食指南来干预国民的膳食结构。膳食指南是营养工作者根据营养学原理提出的一组以食物为基础的建议性陈述，以指导人们合理选择与搭配食物。如果按照膳食指南指导饮食生活，将会减少与膳食有关的疾病（如糖尿病、心血管疾病、肥胖等），促进人体健康。平衡膳食宝塔是膳食指南的形象化表现，它以通俗易懂的图案提醒我们日常饮食生活的注意事项。

作为与我们日常生活关联紧密的学科，营养学实际上就是帮助我们解决“吃什么”、“怎么吃”和“吃多少”的问题。此前，我们已经学习了各类食物的营养价值特点、人体对各类营养素的需要量等知识。如何从众多的食物种类当中选择适合我们健康需要的食物原料，把它们按照营养学原理以数量化标准组合起来，并采取适当的烹调方法制成美味可口的菜肴和食品，是餐饮工作者必须研究的重要课题。首先，酒店餐饮管理者要以膳食宝塔要求的食物种类和数量为原则制定各种营养菜单。如在零点菜单中，应该选择谷类（包括杂粮）在内的多种主食品种，菜肴当中要具备与豆类相关的菜肴，配菜时尽量搭配瘦肉以减少饱和脂肪的摄入量，等等。其次，菜肴营养应该尽量标准化，有条件的酒店可制定各种菜肴和主食的营养标准，便于就餐宾客参照身体对营养素的需要量选择菜肴和主食。制定宴会菜单时也应该从就餐宾客的人数出发，以营养学原理为原则，统筹规划，制定出美味的营养宴会菜单。最后，酒店里还应就特殊宾客制定各种营养菜单。对某些患有营养疾病的就餐宾客要提供特殊营养菜单，避免加重患病宾客的病情，确保这些特殊宾客的身体健康。此外，在制定营养菜单的时候，还应兼顾烹调方法（蒸、煮、烧、烤、炸等）对营养素的影响，对那些烹调损失较多的营养素，要给予适当补充。

第一节　膳食结构与膳食指南

一、膳食结构的基本概念

膳食结构是指膳食中各类食物的数量及其在膳食中所占的比重。一般可以根据各类食物所能提供的能量及各种营养素的数量和比例来衡量膳食结构的组成是否合理。一个地区膳食结构的形成与当地生产力发展水平、文化、科学知识水平以及自然环境条件等多方面的因素有关。不同历史时期、不同国家或地区、不同社会阶层的人们，膳食结构往往有很大的差异。

膳食结构不仅反映人们的饮食习惯和生活水平高低，同时也反映一个民族的传统文化、一个国家的经济发展和一个地区的环境和资源等多方面的情况。从膳食结构的分析上也可以发现该地区人群营养与健康、经济收入之间的关系。由于影响膳食结构的这些因素是在逐渐变化的，所以膳食结构不是一成不变的，通过适当的干预可以促使其向更利于健康的方向发展。但是这些因素的变化一般是很缓慢的，所以一个国家、民族或人群的膳食结构具有一定的稳定性，不会迅速发生重大改变。

二、世界上主要膳食结构

（一）动植物食物平衡的膳食结构

该类型以日本为代表。膳食中动物性食物与植物性食物比例比较适当。其特点是：谷类的消费量为年人均约 94 千克；动物性食品消费量为年人均约 63 千克，其中海产品所占比例达到 50%，动物蛋白占总蛋白的 42.8%；能量和脂肪的摄入量低于以动物性食物为主的欧美发达国家，每天能量摄入保持在 2 000 千卡左右。宏量营养素供能比例为：碳水化合物 57.7%，脂肪 26.3%，蛋白质 16.0%。该类型的膳食能量能够满足人体需要，又不至于过剩，蛋白质、脂肪、碳水化合物的供能比例合理。来自于植物性食物的膳食纤维和来自于动物性食物的营养素如铁、钙等均比较充足，同时动物脂肪又不高，有利于避免营养缺乏病和营养过剩性疾病，促进健康。此类膳食结构已成为世界各国调整膳食结构的参考。

（二）以植物性食物为主的膳食结构

大多数发展中国家如印度、巴基斯坦、孟加拉和非洲一些国家等属此类型。膳食构成以植物性食物为主，动物性食物为辅。其膳食特点是：谷物食品消费量大，年人均为 200 千克；动物性食品消费量小，年人均仅 10 ~ 20 千克，动物性蛋白质一般占蛋白质总量的 10% ~ 20%，低者不足 10%；植物性食物提供的能量占总能量的近 90%。该类型的膳食能量基本可满足人体需要，但蛋白质、脂肪摄入量均低，来自于动物性食物的营养素如铁、钙、维生素 A 摄入不足。营养缺乏病是这些国家人群的主要营养问题，人的体质较弱、健康状况不良、劳动生产率较低。但从另一方面看，以植物性食物为主的膳食结构，膳食纤维充足，动物性脂肪较低，有利于冠心病和高脂血症的预防。

（三）以动物性食物为主的膳食结构

以动物性食物为主的膳食结构是多数欧美发达国家如美国、西欧、北欧诸国的典型膳食结构。其膳食构成以动物性食物为主，属于营养过剩型的膳食。以提供高能量、高脂肪、高蛋白质、低纤维为主要特点，人均日摄入蛋白质 100 克以上，脂肪 130 ~ 150 克，能量高达 3 300 ~ 3 500 千卡。食物摄入特点是：粮谷类食物消费量小，人均每年 60 ~ 75 千克；动物性食物及食糖的消费量大，人均每年消费肉类 100 千克左右，奶和奶制品 100 ~ 150 千克，蛋类 15 千克，食糖 40 ~ 60 千克。与植物性为主的膳食结构相比，营养过剩是此类膳食结构国家人群所面临的主要健康问题。心脏病、脑血管病和恶性肿瘤已成为西方人的三大死亡原因，尤其是心脏病死亡率明显高于发展中国家。

（四）地中海膳食结构

该膳食结构以地中海命名是因为该膳食结构的特点是居住在地中海地区的居民所特有，意大利、希腊可作为该种膳食结构的代表。膳食结构的主要特点是：①膳食富含植物性食物，包括水果、蔬菜、土豆、谷类、豆类、果仁等；②食物的加工程度低，新鲜度较高，该地区居民以食用当季、当地产的食物为主；③橄榄油是主要的食用油；④脂肪提供能量占膳食总能量比值在 25% ~ 35%，饱和脂肪所占比例较低，在 7% ~ 8%；⑤每天食用少量（或适量）奶酪和酸奶；⑥每周食用少量（或适量）鱼、禽，少量蛋；⑦以新鲜水果作为典型的每日餐后食品，甜食每周只食用几次；⑧每月食用几次红肉（猪、牛和羊肉及其产品）；⑨大部分成年人有饮用葡萄酒的习惯。此膳食结构的突出特点是饱和脂肪摄入量低，膳食含大量复合碳水化合物，蔬菜、水果摄入量较高。地中海膳食结构是当今世界比较推崇的膳食结构。地中海地区居民心脑血管疾病发生率很低，已引起了西方国家的注意，并纷纷参照这种膳食模式改进自己国家的膳食结构。

小资料 5－1

世界非物质文化遗产：日本的“和食”

2013年12月5日，在阿塞拜疆巴库召开的联合国教科文组织政府间委员会上，委员们决定将日本政府申报的“和食：日本人的传统饮食文化”项目和韩国政府申报的“腌制越冬泡菜文化”项目列入教科文组织人类非物质文化遗产名录。如同大家熟知的那样，在日本历史发展过程中，日本传统饮食文化也曾经深受中国文化的影响。日本饮食文化发展史上的本膳料理等都受到相同历史时期的中国大陆饮食文化的深刻影响。直到江户时期之后，日本饮食文化才逐步脱离了中国大陆文化的影响，最终走向本土化的成熟。这期间怀石料理最终确立，寺院僧侣的精进料理也融入日本的传统饮食文化。日本传统饮食文化的特点是：食物原料新鲜多样，装盘贴合自然风物，体现了日本的四季分明、地理多样性以及日本人尊重自然的精神；以米饭为主食，副食则以海产鱼贝类为主；食物加工程度比较低，味道清淡，能够较大程度保持食物的原汁原味，有着令人齿颊留香的回味；与正月、插秧等传统节庆密切相关，等等。日本传统的饮食文化不仅反映了日本人独有的价值观、生活样式和社会传统，而且还符合现代营养学提倡的合理营养、平衡膳食的科学理念。从日本不同地域的饮食特色来看，京都的精进料理、怀石料理、东京的寿司和东北地区的火锅料理等都具有浓郁的地方特色，并且也都体现了日本传统饮食与现代营养科学的完美融合：鱼贝类含有优质的蛋白质和不饱和脂肪酸，饱和脂肪酸和胆固醇含量极其稀少，能够最大限度地避免现代营养疾病如高血脂、糖尿病的发生。图5－1所示为日本居民传统膳食，餐盘左下角是海带汤，右下角是米饭，左上角是生鱼片，右上角是炖煮的菜，餐盘中心是日式咸菜。请注意，传统的日本料理是不用羹匙的。

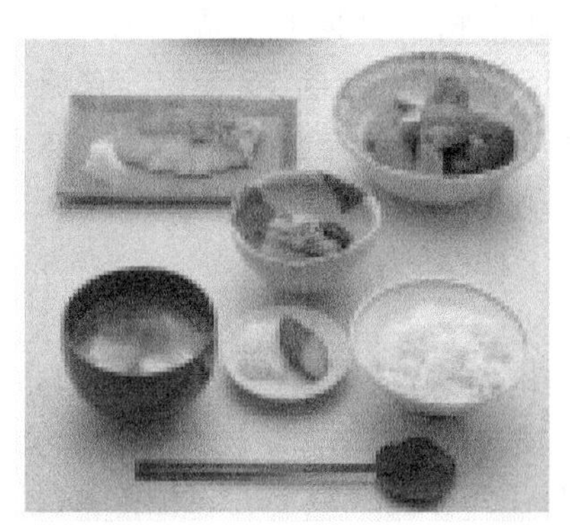

图5－1　日本和食料理

三、中国居民的膳食现状

（一）中国传统膳食结构

中国居民的传统膳食以植物性食物为主，谷类、薯类和蔬菜的摄入量较高，肉类的摄入量比较低，豆制品总量不高且随地区而不同，奶类消费在大多数地区不多，接近以植物性为主的膳食结构。此种膳食的特点如下。

首先是高碳水化合物。我国南方居民多以大米为主食，北方以小麦粉为主，还有杂粮辅助，如高粱、小米、玉米、莜麦等，谷类食物的供能比例可达 70% 以上；其次是高膳食纤维。谷类食物和蔬菜中所含的膳食纤维丰富，因此我国居民膳食纤维的摄入量也很高。这是我国传统膳食的特色之一。此外，动物脂肪摄入量少。我国居民传统膳食中动物性食物的摄入量很少，动物脂肪的供能比例一般在 10% 以下。

（二）当前中国居民的膳食状况

据中国营养学会 2014 年发布的研究报告指出，近十年来，中国居民营养与健康状况出现了以下十大显著变化：①动物油脂和饱和脂肪酸的摄入量下降；②盐的摄入量下降；③蔬菜、水果摄入水平趋于稳定；④蛋类、水产类摄入量有所上升；⑤儿童青少年生长发育水平稳步提高；⑥学龄前儿童营养不良率进一步降低；⑦贫血患病率显著下降；⑧低出生体重率显著下降；⑨全民增加身体活动的比例显著提高；⑩对膳食和营养的认识显著提高。

与此同时，随着我国社会经济的快速发展，我国城市化速度将逐步加快，与膳食营养相关的慢性疾病对我国居民健康的威胁将更加突出。同时，贫困地区营养不良的问题依然存在。目前，我国居民在膳食营养领域所面临的主要挑战体现在以下几方面：①膳食结构仍然不尽合理；②营养不良和营养缺乏在贫困地区依旧较高；③孕妇、学龄前儿童贫血率依旧较高；④不健康生活方式较为普遍；⑤肥胖等营养相关慢性病对城市居民健康造成的威胁愈发严重。

基于中国居民以上存在的膳食营养问题，2014 年 2 月 10 日，国务院办公厅印发了《中国食物与营养发展纲要（2014—2020 年）》（以下简称《纲要》）。《纲要》要求，我国将推广膳食结构多样化的健康消费模式，控制食用油和盐的消费量。到 2020 年，全国人均全年口粮消费 135 公斤、食用植物油 12 公斤、豆类 13 公斤、肉类 29 公斤、蛋类 16 公斤、奶类 36 公斤、水产品 18 公斤、蔬菜 140 公斤、水果 60 公斤。《纲要》还对人体健康提出了规划建议，即保障充足的能量和蛋白质摄入量，控制脂肪摄入量，保持适量的维生素和矿物质摄入量。到 2020 年，全国人均每日摄入能量 2 200～2 300 千卡，其中，谷类食物供能比不低于 50%，脂肪供能比不高于 30%；人均每日蛋白质摄入量 78 克，其中，优质蛋白质比例占 45% 以上；维生素和矿物质等微量营养素摄入量基本达到居民健康需求。由此可见，《纲要》是未来几年指导我国食物与营养领域科学发展的纲领性文件，指明了未来五年中国居民膳食结构发展的大方向。

四、中国居民膳食指南

（一）膳食指南的含义

膳食指南是营养工作者根据营养学原理，提出的一组以食物为基础的建议性陈述，以指导人们合理选择与搭配食物。它是倡导平衡膳食、合理营养，以期减少与膳食有关的疾病，促进健康的宣传材料。

（二）中国居民膳食指南

1. 食物多样，谷类为主，粗细搭配

人类的食物是多种多样的，各种食物所含的营养成分不完全相同。除母乳外，任何一种天然食物都不能提供人体所需的全部营养素，平衡膳食必须由多种食物组成，才能满足人体的各种营养需要，达到合理营养、促进健康的目的。因而要提倡人们广泛食用多种食物。多种食物应包括以下五大类。第一类为谷类及薯类，谷类包括米、面、杂粮，薯类包括马铃薯、甘薯、木薯等，主要提供碳水化合物、蛋白质、膳食纤维及 B 族维生素。第二类为动物性食物，包括肉、禽、鱼、奶、蛋等，主要提供蛋白质、脂肪、矿物质、维生素 A 和 B 族维生素。第三类为豆类及其制品，包括大豆及其他干豆类，主要提供蛋白质、脂肪、膳食纤维、矿物质和 B 族维生素。第四类为蔬菜水果类，包括鲜豆、根茎、叶菜、茄果等，主要提供膳食纤维、矿物质、维生素 C 和胡萝卜素。第五类为纯能量食物，包括动物和植物油、淀粉、食用糖和酒类，主要提供能量，植物油还可提供维生素 E 和必需脂肪酸。

在食物多样的基础上，还要保持我国膳食的良好传统，以谷类食物为主食，以此防止发达国家膳食的弊端。粗细搭配含有两层意思：一是要适当多吃一些传统上的粗粮，主要包括小米、高粱、玉米、荞麦、燕麦、薏米、红小豆、绿豆、芸豆等；二是针对目前谷类消费的主体是加工精度较高的精米白面，要适当添加一些加工精度低的米面。一般成年人每人每天摄入 250 ~ 400 克为宜。一般人群食用粗粮的量应占谷物总量的 20%，即每天最好吃 50 ~ 100 克粗粮。

2. 多吃蔬菜水果和薯类

蔬菜与水果含有丰富的维生素、矿物质和膳食纤维。蔬菜的种类繁多，包括植物的叶、茎、花苔、茄果、鲜豆、食用蕈藻等，不同品种所含营养成分不尽相同，甚至相差悬殊。鉴于深色蔬菜的营养优势，应特别注意摄入深色蔬菜，使其占到蔬菜总摄入量的一半。有些水果维生素及一些微量元素的含量不如新鲜蔬菜，但水果含有的葡萄糖、果糖、柠檬酸、果胶等物质又比蔬菜丰富。红黄色水果是抗坏血酸和 B 族维生素的极好来源。我国近年来开发的野果如猕猴桃、刺梨、沙棘、黑加仑等也是维生素 C、胡萝卜素的丰富来源。薯类含有丰富的淀粉、膳食纤维，以及多种维生素和矿物质。吃马铃薯、芋头、莲藕、山药等含淀粉比较多的蔬菜时，要适当减少主食以避免能量摄入过多对身体健康造成危害。水果摄入量每天 200 ~ 400 克，蔬菜的摄入量每天 300 ~ 500 克。

3. 每天吃奶类、大豆或其制品

奶类除含丰富的优质蛋白质和维生素外，含钙量较高，且利用率也很高，是天然钙质的极好来源。我国居民膳食提供的钙普遍低，平均只达到推荐供给量的一半左右。因此，应大力发展奶类的生产和消费。豆类是我国的传统食品，含丰富的优质蛋白质、不饱和脂肪酸、钙及维生素 B_1、维生素 B_2、烟酸等。为提高农村人口的蛋白质摄入量及防止城市中过多消费肉类带来的不利影响，应大力提倡豆类，特别是大豆及其制品的生产和消费。

乳糖不耐症患者可以选用低乳糖奶及制品，如酸奶、奶酪等。每人每天应饮奶 300 克或相当量的奶制品（奶粉、酸奶等），每人每天摄入 40 克大豆或大豆制品。40 克大豆相当于 200 克豆腐、100 克豆腐干、30 克腐竹、700 克豆腐脑、800 克豆浆。

4. 经常吃适量鱼、禽、蛋和瘦肉

鱼、禽、蛋、瘦肉等动物性食物是优质蛋白质、脂溶性维生素和矿物质的良好来源。动物蛋白质的氨基酸组成更适合人体需要，且赖氨酸含量较高，有利于补充植物性蛋白质中赖氨酸的不足。肉类中铁的利用较好，鱼类（特别是海产鱼）、肝脏含维生素 A 极为丰富，还富含维生素 B_{12}、叶酸等。但有些脏器如脑、肾等所含胆固醇相当高，对预防心血管系统疾病不利。我国相当一部分城市和绝大多数农村居民平均吃动物性食物的量还不够，应适当增加摄入量。但城市居民食用动物性食物过多，吃谷类和蔬菜不足，对健康不利。肥肉和荤油为高能量和高脂肪食物，摄入过多往往会引起肥胖，并是某些慢性病的危险因素，应当少吃。

5. 减少烹调油用量，吃清淡少盐的食物

脂肪是人体能量的重要来源之一，可为人体提供必需脂肪酸，有利于脂溶性维生素的消化吸收。但是，脂肪摄入过多会引起各种心血管疾病。膳食盐的摄入量过高与高血压有密切的关系。2002 年中国居民营养与健康调查表明，我国城乡居民平均每天摄入的烹调油 42 克，远远高于 1997 年膳食指南推荐值 25 克。平均每天食盐摄入量为 12 克，是世界卫生组织建议值的 2.4 倍。由此引发的相关疾病显著上升，食用油和食盐摄入过多已经是我国城乡居民共同存在的营养问题。建议每人每天烹调用油用量在 25 ~ 30 克；食盐摄入量不要超过 6 克，包括酱油、酱菜、酱中的食盐含量。

小资料 5－2

日常饮食生活中减少食盐摄入的措施

日常生活中建议用以下方法就可以用有限的食用油烹调出美味佳肴：首先，合理选择有利于健康的烹调方法，烹调时尽可能不用烹调油或少用烹调油，如蒸、煮、炖、焖和旺火快炒等方法。用煎的方法代替油炸也能够减少烹调油的摄入；其次，坚持家庭定量用油，控制总量，要逐步养成习惯培养自觉行为，对防止慢性疾病大有好处。除了食用油之外，日常生活中还要尽量减少食盐摄入量。具体要做到以下几点：首先要纠正口味过咸而过量添加食盐和酱油的不良饮食习惯。习惯过咸食物者，为满足口感需要，可在烹制菜肴时添加少量的食醋提高菜肴的鲜香度，以此帮助自己适应少盐食物；烹制菜肴时如果加糖的话会掩盖菜肴中的咸味，所以不能仅凭品尝来判断食盐是否过量，味觉器官的感觉不科学也不准确，用量具则会更准确；此外，还要注意减少酱菜、腌制食品以及其他过咸食品的摄入量。尽管世界卫生组织推荐每日食盐的摄取量为 5 克以下，鉴于我国居民的饮食习惯特点，日常饮食生活中很难把食盐的摄入量控制在 5 克以下，因此，膳食指南建议食盐摄取量为每日 6 克。

6. 食不过量，天天运动，保持健康体重

进食量与体力活动是控制体重的两个主要因素。食物提供人体能量，体力活动消耗能量。如果进食量过大而活动量不足，多余的能量就会在体内以脂肪的形式积存，即增加体重，久之就会发胖；相反，若食量不足，劳动或运动量过大，可由于能量不足引起消瘦，造成劳动能力下降。所以，人们需要保持食量与能量消耗之间的平衡。由于生活方式的改变，身体活动减少、进食量相对增加，我国超重和肥胖的发生率正在逐年增加，这是心血管疾病、糖尿病和某些肿瘤发病率增加的主要原因之一。运动不仅有助于保持健康体重，还能够降低患高血压、中风、冠心病、2 型糖尿病、结肠癌、乳腺癌和骨质疏松等慢性疾病的风险；同时还有助于调节心理平衡，有效缓解压力，缓解抑郁和焦虑症状，改善睡眠。目前我国大多数成年人体力活动不足或者缺乏体育锻炼，应改变久坐少动的不良生活方式，养成每天运动的好习惯，坚持每天多做一些消耗能量的活动。建议成年人每天进行累计相当于步行 6 000 步以上的身体活动，如果身体条件允许，最好进行 30 分钟中等强度的活动。身体活动 6 000 步可以由以下套餐组成：每日基本活动量大约相当于 2 000 步的身体活动量，自行车 7 分钟相当于 1 000 步的身体活动量，拖地 8 分钟相当于 1 000 步的身体活动量，中速步行 10 分钟相当于 1 000 步的身体活动量，太极拳 8 分钟相当于 1 000 步的身体活动量，总计起来为 6 000 步活动量。

7. 三餐分配要合理，零食要适当

合理安排一日三餐的时间及食量，进餐定时定量。要天天吃早餐并保证其营养充足，午餐要吃好，晚餐要适量。早餐提供的能量应占全天总能量的25%～30%，午餐应占30%～40%，晚餐应占30%～40%，可根据职业、劳动强度和生活习惯进行适当调整。夜间工作或学习的人，可适当加餐如一杯牛奶、几片面包、一个苹果或香蕉等，以清淡为宜。无论正餐还是加餐，都不宜过饱。

此外，注意不暴饮暴食。暴饮暴食是一种危害健康的饮食行为，是引起胃肠道疾病和其他疾病的一个重要原因。突然改变饮食习惯摄入过多的食物可能会引起胃肠功能失调，严重的甚至会引发急性胃肠炎、急性胆囊炎等症状。零食作为一日三餐之外的营养补充，可以合理选用，但来自零食的能量应计入全天能量摄入之中。

8. 每天足量饮水，合理选择饮料

人体对水的需要量主要受年龄、身体活动、环境温度等因素影响，因此每天饮水量的变化很大。一般情况下，建议在温和气候条件下生活的轻体力劳动者每天最少饮用1 200毫升水。在高温环境下劳动或者运动、大量出汗是人体丢失水分和电解质的主要原因。对身体活动水平比较高的人来说，每天的饮水量可在2 000～16 000毫升。在一般环境温度下，运动员、农民、军人、建筑工人、矿工、消防队员等身体活动水平较高的人群，日常工作中有大量的体力活动，都会因出汗造成水的大量缺失，所以要注意额外补充水分，同时需要考虑补充生理盐水。

合理选择饮料。选择饮料应该根据自己的身体状况而定。果蔬汁饮料可以补充水溶性维生素、矿物质和膳食纤维；运动大量出汗时可以选择富含电解质的运动饮料；对于需要控制能量摄入的人群，可以在同类饮料中选择能量低的饮料。此外要注意不要以饮料代替水的摄取。

9. 如饮酒应限量

在节假日、喜庆和交际的场合，人们饮酒是一种习俗。尤其是在我国经济高速发展的今天，社会交往日趋增多，迎来送往成为一种沟通情感的方式。面对快节奏的生活和紧张繁重的工作，饮酒也不失为一种消遣。但是，无节制的饮酒会使食欲下降，食物摄入量减少，以致发生多种营养素缺乏、急慢性酒精中毒、酒精性脂肪肝，严重时还会造成酒精性肝硬化。过量饮酒还会增加患高血压、中风等疾病的危险，并可导致事故及暴力的增加，对个人健康和社会安定都是有害的，应该严禁酗酒。另外，饮酒还会增加患某些癌症的危险。若饮酒应尽可能饮用低度酒，并控制在适当的限量以下。还要积极倡导文明饮酒，不提倡过度劝酒，切忌一醉方休或借酒消愁的不良饮酒习惯。建议成年男性一天饮用酒的酒精量不超过25克，相当于啤酒750毫升，或者葡萄酒250毫升，或者38度白酒75克、高度白酒 50 克；成年女性一天饮用酒的酒精量不超过 15 克，相当于啤酒 450 毫升，或者葡萄酒 150 毫升。孕妇和儿童青少年应忌酒。

10. 吃新鲜卫生的食物

新鲜食物是指存放时间短的食物，例如收获不久的粮食、蔬菜和水果，新近宰杀的畜、禽肉或刚烹调出的饭菜等。储存时间过长就会引起食物的内在质量及感官品质的变化，即食物变质。一般说来，食物放置时间过长就会引起变质，可能产生对人体有毒有害的物质。另外，食物中还可能含有或混入各种有害因素，如致病微生物、寄生虫和有毒化学物等。吃新鲜卫生的食物是防止食源性疾病、实现食品安全的根本措施。正确采购食物是保证食物新鲜卫生的第一关。有一些动物或植物性食物含有天然毒素，为了避免误食中毒，一方面需要学会鉴别这些食物，另一方面应了解对不同食物去除毒素的具体方法。

五、特定人群的膳食指南

中国居民膳食指南是通用型的，适用于健康成年人生理状态。但不同生理状态的人群有其特定的营养需要，为保证特定人群对膳食营养的特殊需要，对婴儿、幼儿及学龄前儿童、儿童及青少年、孕妇、乳母、老年人等不同人群也制定出相应的膳食指南。

（一）婴儿的膳食指南

0～6 月龄婴儿喂养指南内容为：①纯母乳喂养；②产后尽早开奶，初乳营养最好；③尽早抱婴儿到户外活动或适当补充维生素 D；④给新生儿和 1～6 月龄婴儿及时补充适量维生素 K；⑤不能用纯母乳喂养时，宜首选婴儿配方食品喂养；⑥定期监测生长发育状况。

6～12 月龄婴儿喂养指南内容为：①奶类优先，继续母乳喂养；②及时合理添加辅食；③尝试多种多样的食物，膳食少糖、少盐，不加调味品；④逐渐让婴儿自己进食，培养良好的进食行为；⑤定期监测生长发育状况；⑥注意饮食卫生。

（二）幼儿及学龄前儿童的膳食指南

1～3 岁幼儿喂养指南内容为：①继续给予母乳喂养或其他乳制品，逐步过渡到食物多样；②选择营养丰富、易消化的食物；③采用适宜的烹调方式，单独加工制作膳食；④在良好环境下规律进餐，重视良好饮食习惯的培养；⑤鼓励幼儿多做户外游戏与活动，合理安排零食，避免过瘦与肥胖；⑥每天足量饮水，少喝含糖高的饮料；⑦定期监测生长发育状况；⑧确保饮食卫生，严格餐具消毒。

学龄前儿童膳食指南内容为：①食物多样，谷类为主；②多吃新鲜蔬菜和水果；③经常吃适量的鱼、禽、蛋、瘦肉；④每天饮奶，常吃大豆及其制品；⑤膳食清淡少盐，正确选择零食，少喝含糖高的饮料；⑥食量与体力活动要平衡，保证正常体重增长；⑦不挑食、不偏食，培养良好饮食习惯；⑧吃清洁卫生、未变质的食物。

(三)儿童及青少年的膳食指南

儿童青少年膳食指南的内容为:①三餐定时定量,保证吃好早餐,避免盲目节食;②吃富含铁和维生素 C 的食物;③每天进行充足的户外运动;④不吸烟、不饮酒。

学龄儿童指的是 6 ~ 12 岁进入小学阶段的儿童。他们独立活动的能力逐步加强,而且可以接受成人的大部分饮食。这部分孩子,在饮食上,往往被家长误看作大人,其实他们仍应得到多方面的关心和呵护。12 岁是青春期的开始,随之出现第二个生长高峰,身高每年可增加 5 ~ 7 厘米,个别的可达 10 ~ 12 厘米;体重年增长 4 ~ 5 千克,个别可达 8 ~ 10 千克。此时不但生长快,而且第二性征逐步出现,加之活动量大,学习负担重,其对能量和营养素的需求都超过成年人。

(四)孕妇的膳食指南

孕前期妇女膳食指南内容为:①多摄入富含叶酸的食物或补充叶酸(从孕前 3 个月开始每日补充叶酸 400 微克,并持续至整个孕期);②常吃含铁丰富的食物;③保证摄入加碘食盐,适当增加海产品的摄入;④戒烟、禁酒。

孕早期妇女膳食指南内容为:①膳食清淡、适口;②少食多餐;③保证摄入足量富含碳水化合物的食物(怀孕早期应尽量多摄入富含碳水化合物的谷类或水果,保证每天至少摄入 150 克碳水化合物即约合谷类 200 克);④多摄入富含叶酸的食物并补充叶酸(受孕后每日应继续补充叶酸 400 微克);⑤戒烟、禁酒。

孕中、末期妇女膳食指南内容为:①适当增加鱼、禽、蛋、瘦肉、海产品的摄入量;②适当增加奶类的摄入;③常吃含铁丰富的食物;④适量身体活动,维持体重的适宜增长;⑤禁烟戒酒,少吃刺激性食物。

(五)乳母的膳食指南

哺乳期妇女膳食指南内容为:①增加鱼、禽、蛋、瘦肉及海产品摄入;②适当增饮奶类,多喝汤水;③产褥期食物多样,不过量;④忌烟酒,避免喝浓茶和咖啡;⑤科学活动和锻炼,保持健康体重。

(六)老年人的膳食指南

老年人膳食指南的内容为:①食物要粗细搭配、松软、易于消化吸收;②合理安排饮食,提高生活质量;③重视预防营养不良和贫血;④多做户外活动,维持健康体重。

小资料 5 - 3

对老年人的膳食指南的解读

随着年龄的增长,人体各种器官的生理功能都会有不同程度的减退,尤其是消化和代谢功能,直接影响人体的营养状况,如牙齿脱落、消化液分泌减少、胃肠道蠕动缓慢，使机体对营养成分吸收利用下降。此外，老年人胃肠功能减退，应选择易消化的食物，以利于吸收利用。所以，老年人的膳食要松软易于消化。不过，老年人的膳食也不宜过精，应注意膳食粗细搭配。主食中应搭配粗粮如燕麦、玉米等，这些食物中所含膳食纤维比大米、小麦为多。膳食纤维能增加肠蠕动，起到预防老年性便秘的作用。此外，膳食纤维尤其是可溶性纤维对血糖、血脂代谢都起着改善作用，这些功能对老年人特别有益。随着年龄的增长，老年人的慢性非传染性疾病发病率明显增加，膳食纤维也有利于预防心脑血管疾病、糖尿病、肿瘤等疾病的发生和发展。

此外，老年人由于基础代谢下降，从老年前期开始就容易发生超重或肥胖。肥胖将会增加非传染性慢性病的危险，因此老年人要积极参加适宜的体力活动或运动，如走路、太极拳等，以改善其各种生理功能。值得注意的是，老年人血管弹性减低，血流阻力增加，心脑血管功能减退，故活动不宜过量，否则超过心脑血管承受能力，反而不利于健康。因此，老年人应特别重视合理调整进食量和体力活动的平衡关系，把体重维持在适宜范围内。

鉴于全世界老龄化大潮汹涌澎湃，为了引起全社会对老龄化问题的关注，1990 年第 45 届联合国大会通过决议，从 1991 年开始，每年 10 月 1 日为“国际老年人日”。我国的《老年人权益保障法》也规定，每年的农历九月初九为中国老人节。每个人都有老的那一天，关心老年人，实际上就是关心我们的未来。

六、平衡膳食宝塔

（一）中国居民平衡膳食宝塔结构内容说明

平衡膳食宝塔共分五层，包含我们每天应吃的主要食物种类（参见图 5－2）。宝塔各层的位置和面积不同，这在一定程度上反映出各类食物在膳食中的地位和应占的比例。谷类食物位居底层，每人每天应吃 250～400 克；蔬菜和水果占据第二层，每天分别应吃 300～500 克和 200～400 克；鱼、禽、肉、蛋等动物性食物位于第三层，每天应吃 125～225 克（鱼虾类 50～100 克，畜、禽肉 50～75 克，蛋类 25～50 克）；奶类和豆类食物合占第四层，每天应当吃相当于鲜奶 300 克的奶类及奶制品和相当于干豆 30～50 克的大豆及制品；第五层塔顶是烹调油和食盐，每天烹调油不超过 25～30 克，食盐不超过 6 克。宝塔没有建议食糖的摄入量。因为我国居民现在平均吃食糖的量还不多，少吃些或适当多吃些可能对健康的影响不大。但多吃糖有增加龋齿的危险，尤其是儿童、青少年不应吃太多的糖和含糖食品。食盐和饮酒的问题在《中国居民膳食指南》中已有说明。

（二）膳食宝塔建议的食物量

膳食宝塔建议的各类食物摄入量都是指食物可食部分的生重。各类食物的重量不是指某一种具体食物的重量，而是指一类食物的总量，因此，在选择具体食物时，实际重量可以在食物互换表中查询。例如建议每日 300 克蔬菜，可以选择 100 克油菜、50 克胡萝卜和 150 克圆白菜，也可以选择 150 克韭菜和 150 克黄瓜。此外，膳食宝塔中例示的各类食物的建议量的下限为 7 550 千焦（1 800 千卡）的建议量，上限则为能量水平 10 900千焦（2 600 千卡）的建议量。

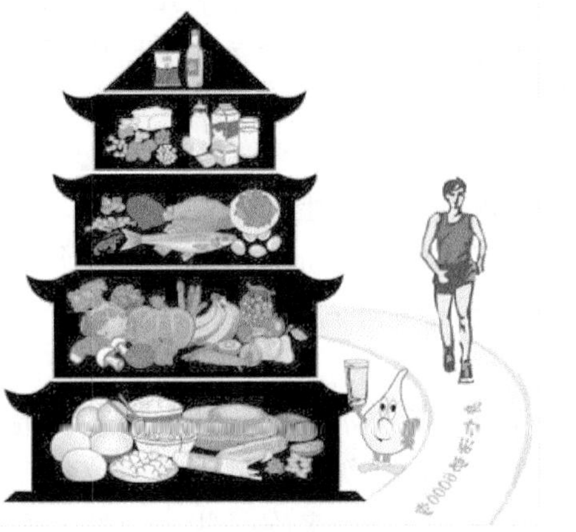

图 5－2　平衡膳食宝塔

1. 谷类、薯类及杂豆

谷类包括小麦面粉、大米、玉米、高粱等及其制品，如米饭、馒头、烙饼、玉米面饼、面包、饼干、麦片等。薯类包括红薯、马铃薯等，可替代部分粮食。杂豆包括大豆以外的其他干豆类，如红小豆、绿豆、芸豆等。谷类、薯类及杂豆是膳食中能量的主要来源。建议量是以原料生重计算的，如面包、切面、馒头应折合成相当的面粉量来计算，而米饭、大米粥要折合成相当的大米来计算。

谷类、薯类和杂豆食物的选择要重视多样化、粗细搭配，适量选择一些全谷类制品。谷类杂粮能够比精米精面粉提供更多的膳食纤维，因此建议每次摄入 50～100 克的粗粮或全谷类制品，每周 5～7 次。

2. 蔬菜

蔬菜包括嫩茎、叶、花菜类、根菜类、鲜豆类、茄果类、瓜菜类、葱蒜类以及菌藻类。深色蔬菜是指深绿色、深黄色、紫色、红色等颜色深的蔬菜，一般含有比较丰富的植物化学物质和维生素，因此在每日建议的 300～500 克新鲜蔬菜中，深色蔬菜最好占一半以上。

3. 水果

建议每天吃新鲜的水果 200～400 克。在鲜果供应不足时可以选择一些含糖量低的纯果汁或者干果制品。蔬菜和水果各有营养优势，不能完全相互替代。

4. 肉类

肉类包括猪肉、牛肉、羊肉、禽肉及动物内脏类，建议每天摄入 50～75 克。目前我国居民的肉类摄入以猪肉为主，但是猪肉含脂肪较高，应尽量选择瘦禽肉或畜肉。动物内脏有一定的营养价值，但是胆固醇含量比较高，不宜过多食用。

5. 水产品类

水产品包括鱼类、甲壳类和软体动物性食物，其特点是脂肪含量低、蛋白质丰富且容易消化，是完全蛋白质的良好来源。建议每天摄入量为50～100克，条件允许的话可以多吃一些。

6. 蛋类

蛋类包括鸡蛋、鸭蛋、鹅蛋、鹌鹑蛋、鸽蛋及其加工制品如咸蛋、松花蛋等。蛋类的营养价值很高，建议每日摄入量为25～50克，相当于半个鸡蛋至1个鸡蛋。

7. 乳类

乳类有牛奶、羊奶和马奶等，最常见的是牛奶。乳制品包括奶粉、酸奶、奶酪等，不包括奶油、黄油。建议每日摄入量为鲜奶300克、酸奶360克、奶粉45克，有条件可以多吃一些。婴幼儿要尽可能选择符合国家标准的配方奶制品。饮奶多者、中老年人群、超重者和肥胖者建议选择脱脂或低脂奶。乳糖不耐症患者可以食用酸奶或者低乳糖奶及其制品。

8. 大豆及坚果类

大豆包括黄豆、黑豆、青豆，一般说大豆指的是黄豆。常见的豆制品包括豆浆、豆腐、豆腐干及千张等。推荐每日摄入30～50克大豆，以提供蛋白质的数量来计算，40克干豆相当于80克豆腐干、650克左右的豆浆。坚果包括花生、核桃、瓜子、杏仁、榛子等，由于坚果的蛋白质与大豆相似，有条件的居民可以吃5～10克的坚果代替相应量的大豆。

9. 烹调油

烹调油包括各种烹调用的动物油和植物油，植物油包括花生油、豆油、菜籽油、芝麻油、调和油等。动物油包括猪油、牛油、黄油等。每天烹调用油建议摄入量不超过25克或30克，尽量少食用动物油。此外，烹调油也应该经常更换种类，食用多种植物油。

10. 食盐

健康成年人一天的食盐（包括酱油和其他食物中的食盐）的建议摄入量为不超过6克，一般20毫升酱油中含有3克食盐，10克黄酱中含有1.5克食盐，如果菜肴需要使用酱油和酱类烹制的话，应该按照比例减少食盐的使用量。

（三）平衡膳食宝塔的应用

1. 确定适合自己的能量水平

由于人们膳食中脂肪摄入的增加和日常身体活动的减少，许多人目前的能量摄入超过了自身的实际需要。对于正常的成年人，体重是判定能量平衡的最好指标，每个人应根据自身的体重变化适当调整食物的摄入量，其中主要调整的应该是含能量高的食物，如脂肪摄入等。

2. 根据自己的能量水平确定食物需要

膳食宝塔建议的每人每日各类食物适宜摄入量适用于一般健康成年人，按照7个能量水平分别建议了10类食物的摄入量，应用时要根据自身的能量需要进行选择（参见表5－1）。建议量均为食物可食部分的生重量。

表5－1　7个不同能量水平建议的食物摄入量　　单位：克/天

能量水平	6 700KJ 1 600Kcal	7 550KJ 1 800Kcal	8 350KJ 2 000Kcal	9 200KJ 2 200Kcal	10 050KJ 2 400Kcal	10 900KJ 2 600Kcal	11 700KJ 2 800Kcal
谷类	225	250	300	300	350	400	450
大豆类	30	30	40	40	40	50	50
蔬菜	300	300	350	400	450	500	500
水果	200	200	300	300	400	400	500
肉类	50	50	50	75	75	75	75
乳类	300	300	300	300	300	300	300
蛋类	25	25	25	50	50	50	50
水产品	50	50	75	75	75	100	100
烹调油	20	25	25	25	30	30	30
食盐	6	6	6	6	6	6	6

3. 食物同类互换，调配多彩丰富的膳食

人们吃多种多样的食物不仅是为了获得均衡营养，也是为了使饮食更加丰富多彩，以满足人们的口味享受。假如人们每天都吃同样的50克肉、40克豆，难免久食生厌，合理营养也就无从谈起。宝塔包括的每一类食物中都有多种品种，虽然每种品种都与另一种品种不完全相同，但同一类中各种食物所含的营养成分大体近似，在膳食中可以互换。

应用平衡膳食宝塔时，应当把营养与美味结合起来，按照同类互换、多种多样的原则调配一日三餐。同样互换就是以粮换粮、以豆换豆、以肉换肉。例如大米可与面粉或杂粮互换，馒头可以和相应量的面条、面包、烙饼互换。大豆可以与相当量的豆制品或者杂豆类互换；牛奶可与羊奶、酸奶或奶酪互换。多种多样就是选用品种、形态、颜色、口感多样的食物，变换烹调方法。例如每日吃50克豆类及其豆制品，掌握了同类互换多样原则，就可以变换出数十种吃法：可以全量互换，全换成相当量的豆浆或者熏干，今天喝豆浆，明天吃熏干；也可以分量互换，互换1/2的豆浆，1/2的熏干；或者早餐吃豆浆，午餐吃凉拌腐竹，晚餐吃酸辣豆腐汤等。

4. 因地制宜充分利用当地资源

我国幅员辽阔，各地的饮食习惯及其物产不尽相同，只有因地制宜充分利用当地有限资源，才能有效应用平衡膳食宝塔。例如牧区奶源丰富，可适当提高奶类摄取量；渔区可适当提高鱼的摄取量及其他水产品的摄取量；农村山区则可以利用山羊或者花生瓜子核桃榛子等资源。在某些情况下，由于地域或物产有限，无法采用同类互换时，也可以暂时用豆类替代乳类、肉类；或者用蛋类代替鱼、肉类；不得已时可以用花生、瓜子、榛子、核桃等干坚果替代肉、鱼、奶等动物性食物。

5. 养成习惯长期坚持

膳食对健康的影响是长期的结果。应用平衡膳食宝塔需要自幼养成习惯，并坚持不懈，只有如此才能充分体现其对健康的重大促进作用。

第二节　科学烹饪

食品在烹调过程中会发生一系列的物理、化学变化。食品通过这些变化，以及加入调味品的配合，不但增加了令人愉快的感官效果，同时也使食物更容易消化吸收，但有时也可能会产生危害健康的物质及营养素的大量损失。作为餐饮经营管理者，掌握一些烹调与营养素的知识对餐饮企业营养控制有重要的意义。

一、烹饪对营养素的影响

食物原料在烹调过程中受到各种切割、清洗，以及受水、油、空气、不同温度和各种调味品等诸多因素的影响，会发生许多复杂的物理、化学变化，认真把握这些变化，才能更好地进行合理烹调。

（一）营养素在烹调中的化学变化

1. 蛋白质在烹调中的变化

（1）凝固作用。蛋白质受热（一般在60℃开始）会逐渐发生变性凝固，这种变性是不可逆的。如果温度上升较慢，并保持在稍低于100℃时，肉类或蛋类的蛋白质就凝固较慢，质地也不是很硬，这种状态的蛋白质最容易消化。如果在沸水或热油中煮、炸的时间过长，变性的蛋白质就易形成坚硬的质地，不容易消化。未变性的蛋白质具有较强的持水性，受热变性后持水性减弱，组织内部的结合水逐渐成为游离水。这样，蛋白质凝固后一般要脱水。例如烤肉、白水煮肉等，会出现原料体积缩小，质地变硬，同时随着血红蛋白的凝固变性，肉质变为灰白色。

（2）水解作用。蛋白质在变性凝固后继续在水中受热，一部分蛋白质就会被逐步水解，生成多种水溶性氨基酸及含氮浸出物，这是肉汤滋味鲜美的主要原因之一。如温度超过130℃后，部分蛋白质会最终分解为挥发性氮、硫化氢、硫醇化合物等低分子物质，失去营养作用，甚至产生毒性。例如，煎焦或烤焦的瘦肉产生苦臭味就属这种情况，190℃以上还可以产生致癌物杂环胺、苯并芘等，要注意避免。

（3）胶凝作用。动物性原料中的胶原蛋白质在水中加热后，（一般70℃开始）能水解产生胶原质，如白明胶。胶原质可溶于热水中，使汤汁变稠，黏度增加。当胶原质达到一定浓度后，再冷却到室温就会使汤汁变成有弹性的半透明凝胶状（常称之为“胶冻”），加热后又会恢复原来的溶胶状。汤汁中这些胶原质越多，在常温下则越易凝结成“胶冻”，凝结度也越强。如鱼汤冻，制作灌汤包子的猪皮冻，有些煨菜或扒菜的“自来芡”等，都是这种胶凝作用的缘故。

（4）水化作用。蛋白质分子结构中的多肽链上含有多种亲水基，与水充分接触后，能聚集大量水分子，形成水化层，使蛋白质成为亲水胶体。烹调中打肉胶、鱼胶，牛肉上浆时拌入水分等就是利用了蛋白的这种水化作用，使原料“吃”进大量水分，快速熟制后显得嫩、有弹性（肉、鱼等原料剁成茸状后再用力搅打都是为了尽量扩大和增强蛋白质与水分子的接触，使水化作用充分进行）。又如熟豆浆中的蛋白质水溶液呈亲水的胶体状态，由于水化作用使蛋白质颗粒外包着一层较厚的水膜，使豆浆呈乳浊液。如果使用凝固剂（如石膏）就能破坏这种水化作用，使蛋白质颗粒脱去水膜而沉淀。

2. 脂肪在烹调中的变化

（1）水解作用。脂肪在水中加热后可有少量被水解为脂肪酸和甘油，脂肪酸可与加入的醋、酒等调味品生成芳香气味的酯类物质。

（2）乳化作用。一般情况下，脂肪加入水中就浮在水面形成油水分离层，油与水并不相溶；但若将水加热，由于沸水的不断翻腾，被分离成非常微小的脂肪滴均匀分布于水中，形成乳白色的水包油型的乳浊液，这种变化属于乳化作用。如果其中含乳化剂，就更容易生成乳浊液。烹调中制牛奶白汤时一般不撇油，并需要旺火保持汤的沸腾状态，就是利用乳化作用原理。而制作清汤时则不同，煮沸后撇去浮油，改微火，使汤不持续沸腾，减少振荡，尽量避免脂肪的乳化，以保证汤的清澈。

（3）高温氧化作用。反复高温（超过油的发烟点）加热脂肪，会使脂肪中的不饱和键与氧作用生成过氧化物，再继续分解产生具有特殊辛辣刺激气味的酮类或醛类，被氧化后的脂肪不仅食用价值降低，甚至对人体有害。

3. 碳水化合物在烹调中的变化

（1）水解。蔗糖在中性和酸性溶液中发生水解反应，生成等量的葡萄糖和果糖，在制糖工业上用来生产转化糖。淀粉与无机酸共热或在淀粉酶的作用下，可以彻底水解为葡萄糖，在工业上可用来生产淀粉糖浆，如再用异构化酶将部分葡萄糖转化为果糖，则可制得高甜度的果葡糖浆。

（2）淀粉的糊化与老化。淀粉糊化又称淀粉 α－化。淀粉糊化是淀粉在加水、加热情况下，吸水膨胀最后破碎，产生半透明、胶状物质的现象。糊化后的淀粉，因多糖分子吸水膨胀和氢键断裂，使之容易被淀粉酶水解，易于消化。糊化温度因淀粉的种类而异。未糊化的淀粉称为 β－淀粉，它较难消化。α－淀粉缓慢冷却后可再次回变为 β－淀粉，即称为淀粉老化。在食品工业中要防止淀粉老化。

（3）褐变反应。褐变反应包括焦糖化反应和美拉德反应。碳水化合物加热到 150℃～200℃，在无氨基化合物存在的时候，会生成焦糖状的黑褐色物质，此过程被称为焦糖化反应。焦糖化反应在酸性或碱性条件下都能进行，因此在食品行业中应用十分广泛。例如，在烹调中利用焦糖化反应给食品上色，在食品工业中利用焦糖化反应生产焦糖色素。美拉德反应又称羰氨反应。它是碳水化合物在加热或长期贮存时，还原糖与氨基化合物发生的褐变反应。它经过一系列变化生成的褐色聚合物称为类黑色素，因其在消化道不能水解，故无营养价值。由于美拉德反应与酶无关，因此也被称为非酶褐变。该反应的发生不仅影响食品的色泽和风味，而且会造成必需氨基酸的损失。在焙烤食品时，如烤蛋糕和烤面包时，会经常发生褐变反应。

4. 矿物质在烹调中的变化

食物原料所含的矿物质在烹调过程中一般化学变化不多，主要变化是易溶解于水中而流失。一般在酸性溶液里溶解量较大，溶解量还与原料切割大小、水中浸泡或加热时间长短有关。如普通大米淘洗 2～3 次后表层矿物质流失 15% 左右。肉类在加热过程中矿物质溶于汤水中较多。

5. 维生素在烹调中的变化

在烹调过程中，食物原料中所含维生素最易受到损失破坏，特别是各种水溶性维生素损失最严重。水中加热一般对脂溶性维生素 A、维生素 D、维生素 E 等影响不大，但高温油炸则会破坏较多；水溶性维生素在加热过程中易被分解破坏，温度越高，加热时间越长，损失越多，特别是碱性条件下损失更多；原料中的水溶性维生素易溶解于水中而流失，原料的刀工断面越多，漂洗次数越多，浸泡时间越长，则流失越多。

烹调加工过程中维生素 C 是损失最大的维生素。其原因主要有：第一，高温使维生素 C 的化学结构部分受到破坏，转变成其他物质；第二，当蔬菜投入到沸水中时，使其表层的细胞结构受到破坏，加大细胞膜的通透性，维生素 C 溶于水中；第三，加热时由于植物细胞受破坏，使得抗坏血酸氧化酶与维生素 C 接触，使维生素 C 氧化分解。一般来说，蔬菜在水焯过程中的机理皆相同。在碱性条件下，多数维生素也容易被破坏，如熬粥时加碱，维生素 B_1 损失 82%，维生素 B_2

损失 70%，多数维生素在酸性溶液中较稳定，损失较少。

6. 水在烹调中的变化

食物原料中的水在烹调时主要发生物理变化。大致有两方面：一是由于受热使部分原料中的胶体结合水或组织结构水转变为游离水，以及水分受热蒸发汽化；二是由于渗透压的作用，水或是从原料中渗出，或是浸入原料内部，调味品浓度在这里起很大作用。总之，水在烹调过程中的变化是需要厨师密切关注的事项，它往往直接影响到其他营养物质的变化。

各类营养素在烹调过程中发生的变化是不完全相同的，就其对人体的营养功能来说，有些变化保持或提高了这些营养素对人体的营养功能，或有利于消化吸收；但有的变化则会使营养素遭到分解破坏，降低了营养价值或食用价值。就一般的烹调方法而言，蛋白质、脂肪、碳水化合物的各种变化总的来说不影响它们对人体的营养价值，无机盐除部分易流失外，也不影响它的营养功能，而维生素是各类营养素中最易在烹调过程中被分解破坏的，尤其是水溶性维生素在烹调过程中损失最大。

（二）烹调加工对各类食物营养素的影响

1. 谷类、豆类

（1）大米。大米在淘洗过程中有部分营养素流失水中。搓洗用力越大，浸泡时间越长，用水温度越高，则损失越大。尤其是米粒的糊粉层和胚芽所含的 B 族维生素和无机盐损失更大。有实验表明，大米被淘洗后营养素损失率为：维生素 B_1 为 29% ~60%，维生素 B_2 和维生素 PP 为 23% ~25%，无机盐 70%，蛋白质 15.7%，脂肪 42.6%，碳水化合物 2%。正确的淘米方法应是轻轻淘洗 1 ~2 次，去掉浮糠、灰尘，拣净砂粒杂质即可。不要用力搓洗多次，不要用急水流长时间冲洗。对米质较陈、可能被污染的大米可适当用力搓搅，淘洗次数适当增加。

把大米制成米饭这个过程中，所含蛋白质、脂肪、碳水化合物一般只发生于凝固变性和膨胀糊化等变化，营养价值不变，但维生素损失较多。例如，蒸饭使大米的维生素 B_1 损失达 38.1%，煮饭则损失达 85.8%，煮米粥时加碱也会破坏其中的 B 族维生素。

（2）面粉。面粉加冷水揉搓后，所含蛋白质能吸水形成面筋网络，同时淀粉酶会将部分淀粉水解为麦芽糖，进而生成葡萄糖，以上变化是酵母发酵制作膨松面团的基础。面食制作过程中蛋白质、脂肪、碳水化合物、无机盐等损失很少，但维生素可随熟制方法不同程度地被破坏。例如，标准粉制成馒头、烙饼，其中维生素 B_1 的保存率各为 70.3% 和 45.2%，煮面条时保存率为 50.89%。制面食加碱和高温油炸都会使维生素损失更大。

（3）大豆。生大豆含有抑制人体小肠内胰蛋白酶活性的物质，会妨碍对大豆蛋白质的消化吸收。彻底加热熟透后，这种物质可被破坏，浸泡、磨碎、熟制可以破坏大豆的细胞结构组织，提高消化率。

2. 蔬菜类

（1）水分的变化。新鲜绿叶蔬菜和瓜茄类等蔬菜含大量水分，加热可使蔬菜细胞组织破裂，水分流出和蒸发，加盐等调味品可使细胞中水分渗出。这些变化都使蔬菜体积缩小、质地软塌。烹调中掌握蔬菜水分的变化，对保持其嫩脆或除去过多水分有重要意义，同时还与维生素、无机盐的流失多少有密切关系。

（2）无机盐、维生素的变化。蔬菜由于切碎水洗，少部分无机盐和维生素会从断口流失于水中。在加热过程中，无机盐除部分随水分渗出留在汤汁内以外，其无变化损失。但维生素却因随水渗出、受热、氧化等多种原因而容易受较大损失。蔬菜中所含维生素 C 是最容易受损失的，其损失程度与蔬菜改刀后形状大小，切后放置时间，切前或切后浸泡水洗，加热温度高低、时间长短，是否加醋或加碱，熟制后是否及时食用等多方面因素有关。例如，蔬菜细胞中含氧化酶，当蔬菜被切开或压碎时，这种酶就被释放出来，它催化维生素 C 被氧化破坏。

3. 畜禽肉类、鱼类、蛋类

在烹调中，肉、鱼、蛋等动物性原料的质地、口感、重量、营养成分等都会有所改变。畜、禽肉含一定的水分，在加热过程中，首先由于蛋白质的凝固变性，使得水分流失、体积缩小、重量减轻、肉质变硬，脱水过多会使肌肉组织显得粗糙。如果在水中持续加热，带着能量的水分又慢慢地渗入肉块，使得更多的无机盐和可溶性含氮化合物、脂肪等溶于水中；组织内部逐渐膨润、软化、松散，结构发生变化，肉块质地变得酥烂，汤汁变得浓稠。

鱼肉含水分较多，含结缔组织少，加热过程中水分流失较畜、禽肉少，因此，鱼肉烹调后一般显得较细嫩柔软。

肉类组织的传热性能较差，如鱼片上浆后投入 150 ~ 170℃ 的热油中快速划过，鱼片内部只有 60℃ 左右，1.5 千克的牛肉块在沸水中煮 1.5 小时，肉块内部温度只有 62℃。一般要求肉块的中心温度达 70℃ 以上，无血色后才能认为是基本煮熟。

肉类经烹调后，除维生素有部分损失外，其余的营养素无多少损失，虽然结构、质地等有所改变，但营养价值依然很高。肉类维生素的损失随烹调方法的不同而不同，一般来讲，加热时间越长，温度越高，水分流失越多，则损失越大。

蛋类加热熟制后能破坏其所含的抗生素和抗胰蛋白酶因素，使蛋白质凝固变性。除仅有少量维生素被破坏外，蛋的营养价值基本不变。但是蛋入锅煮得过熟其质地口感会发硬。

（三）烹调技法对营养素的影响

各种加热烹调方法对食物的营养素会产生不同程度的影响。其中具体的影响可以表现在以下方面。

煮。煮制食物时，食物的碳水化合物和蛋白质会发生水解作用，脂肪则无显著影响。水煮往往会使食物中的水溶性维生素及无机盐溶于水中，青菜与水同煮20分钟，则有30%的维生素C被破坏，另外有30%溶于汤内。煮的时候若加一点碱，则B族维生素、维生素C全部被破坏。

蒸。由于笼屉内的水蒸气压力较大，温度较高，一般可比沸水高出2～5℃。水蒸气的渗透力较强，所以原料质地变化快、易成熟，部分蛋白质、碳水化合物被水解，利于吸收。除部分不耐热的维生素损失较大外，其他成分如水、无机盐、蛋白质的水解物等不易流失，可以保持原汁原味。

炖。炖可使水溶性维生素和无机盐溶于汤内，维生素仅受部分破坏。肌肉蛋白部分分解，其中的肌凝蛋白、肌肽以及部分被分解的氨基酸等溶于汤中而呈鲜味。结缔组织受热遭破坏，其部分分解成白明胶溶于汤中而使汤汁有黏性。烧和煨这两种烹调方法和炖相似。

炒。炒法有多种，如滑炒、生炒、干炒（干煸）等。滑炒的原料大多是较细小的丝、片等，又事先划过油，主料已熟或接近熟，因此，炒的过程很短，原料营养素的损失很少。生炒时如果原料先上浆，再旺火热油急炒，那么营养素的破坏也较小。干炒法由于要将原料水分煸干，因此对营养素的破坏较大，除维生素外，蛋白质因受干热而严重变性，影响消化，降低吸收率。

炸。炸法多种多样，如清炸、酥炸、软炸等。炸时一般都是油温较高，油量较多，因此对原料所含营养素都有不同程度的破坏。特别是高温焦炸，会使原料水分基本蒸发完，蛋白质、脂肪严重变性分解，易产生不良气味和有害物质，维生素被破坏殆尽，营养价值和消化率都大大降低。烹调中多采用各种挂糊、拍粉的炸法，如各种淀粉糊、蛋糊、脆浆、拍面包糠炸等，使原料外表有一保护层。同时，在保证菜肴特色的前提下，要注意尽量避免油温过高，油炸时间过长。

烤。烤分两种，一种是明火烤，一种是暗火烤。明火就是直接烤原料，如烤鸭、烤肉、烤烧饼等。暗火就是火从火墙中穿过，不直接烤原料，此法又叫烘，如广东风味中的烤乳猪就是暗火烤制出来的。烤可使维生素A、维生素B、维生素C受到相当大的损失，也可使脂肪受损失，另外直接火烤，还含有致癌物质苯并芘。烤的时间与苯并芘的含量成正比，3小时以下的烘烤影响很小。

焖。营养素损失的大小与焖的时间长短有关。时间长，则维生素B和维生素C的损失大。食物经焖煮后消化率有所增加。

卤。食物中的维生素和无机盐部分溶于卤汁中，部分遭受损失，水溶性蛋白质也溶解到卤汁中，脂肪亦减少一部分。

熘。一般先经炸再熘，烹调中有“逢熘必炸”之说。因食品原料外面裹上一层糊，在油炸时因糊受热而变成焦脆的外壳，从而保护了营养素少受损失。

爆。这种方法动作快，旺火热油，一般是原料先经鸡蛋清或湿淀粉上浆拌均匀下油锅划散成熟，然后沥去油再加配料，快速翻炒。原料的营养成分因有蛋清或湿淀粉形成的薄膜保护，所以没有什么损失。

熏。这种方法虽然别有风味，由于用间接加热和烟熏的方式制作食物，可能会发生黏附苯并芘的食品安全问题。此外，熏制食物会破坏食物中的维生素，也会使部分脂肪流失。

煎。这种方法用油虽少，可是油温很热，温度比煮、炖高，对维生素的保留不利，但损失不太大，其他营养素亦均无严重损失。

二、营养素保护措施

（一）切洗措施

先洗后切，切后不泡。烹调原料都应先洗净然后再改刀，改刀后不再洗，更不能用水泡，以减少水溶性营养素的损失。如用白菜做凉拌白菜，切丝后用凉水浸泡，维生素 C 损失量高达 50%。

改刀不宜过碎。维生素氧化的损失与原料切后的表面积有直接关系，表面积越大，就越易使维生素与空气中的氧接触，被氧化的概率大大增加，维生素的损失也就越严重。因此，不宜切得过碎，应在烹调允许的范围尽量使其形状大一些。

现烹现切。蔬菜原料的切配应在临近烹调之前进行，不可过早。切配的数量要估计准确，不可一次切配过多。因为这些原料不能及时烹调，不仅使菜肴的色、香、味等受到影响，而且会增大营养素在储存时的氧化损失。

（二）水焯措施

为了除去某些原料的异味，增进色、香、味、形，或调整各种原料的烹调时间等，要用沸水锅水焯处理。水焯时要火旺水沸，短时速成。这样水焯菜不但能使蔬菜色泽鲜艳，同时可减少营养素的损失。立即冷却，不挤汁水。水焯过后的蔬菜温度仍很高，对其中叶绿素、维生素的保护很不利，所以应立即用冷水冲凉。水焯的蔬菜最好不要挤汁，否则会使水溶性营养素大量损失。此外，蔬菜应水焯后再改刀，这样可避免蔬菜中的水溶性营养素在水焯过程中溶解流失。正确水焯不仅可直接减少营养素的损失，而且还可去除菠菜、苋菜、冬笋等蔬菜中的部分草酸，进而提高某些矿物质的利用率。

（三）炒制措施

烹调蔬菜要旺火热油、快速翻炒。这样能缩短菜肴的成熟时间，使蔬菜中营养素损失率大大降低。实验证明，旺火急炒，蔬菜中营养素的平均保存率为 84.6%，而用小火炒煮，其保存率仅为 41.3%。另外急火快炒，还可使蔬菜色泽鲜艳，质地脆嫩，改善感官质量。

（四）加盐措施

烹炒蔬菜类食品，可适时加盐，不要加盐过早。这是因为，在原料表面形成较高的渗透压，会使蔬菜内部的水分迅速向外渗透。蔬菜大量失水，不仅形态干瘪、质地变软，而且水溶性营养素随水分溢出，会增加氧化作用和流失的损失量。

（五）加醋措施

很多维生素如维生素 C、维生素 B_1、维生素 B_2、烟酸等，对酸稳定对碱不稳定。在酸性环境中，这些维生素可以得到很好地保存。如烹炒白菜、豆芽、甘蓝、土豆和制作一些凉拌菜等适当加点醋，维生素的保存率可有较大的提高。醋还可以促进矿物质从食物中分离出来，提高人体对矿物质的吸收率。醋还可杀菌。夏天制作凉菜时加醋可确保食品安全。最后，醋还能去除异味，增加美味，还可使某些菜肴口感脆嫩。

（六）荤素同烹措施

所谓的“荤”就是指动物性食物，如肉禽蛋等；“素”则主要是指植物性食物。荤素同烹实际上就是指将动物性食物与植物性食物混合烹调，可以使菜肴营养搭配平衡。如蔬菜虽然维生素、无机盐、纤维素含量丰富，但蛋白质、脂肪较少，同动物性原料一同烹制可使营养成分更加全面，提高菜肴的营养价值。荤素同烹的优点主要有：可以提高蔬菜中胡萝卜素的吸收率和转化率；可提高蔬菜中某些矿物质的利用率。日常生活中常见的荤素同烹的例子有很多，如木耳炒肉、尖椒牛柳、葱爆羊肉、腊肉荷兰豆等。

（七）谨慎用碱措施

由于大多数维生素在碱性环境中损失较大，所以在一般的烹调方法要禁止用碱。如为使蔬菜更加翠绿，在焯菜中加碱，也有在制作绿色鱼丸或绿色鸡片时，为使色泽鲜艳，在青菜汁中加碱，这些做法都会增加维生素的损失。

（八）挂糊和勾芡措施

中国式烹调中的挂糊、上浆和勾芡，是一套将食物包在淀粉中加热的方法。烹调原料先将淀粉（或鸡蛋液）上浆挂糊，烹调时浆和糊就会在原料表面迅速形成保护层，继续加热时可减少原料中水分和营养素逸出，且避免与空气过多接触而产生氧化作用，原料不直接与导热物料接触，又不会使蛋白质过分变性，维生素也可少受高温破坏，因此，这是一套有利于营养素保护符合营养学要求的烹调方法。

淀粉中所含的谷胱甘肽具有保护维生素 C 等作用，减少维生素 C 的氧化作用。勾芡可减少水溶性营养素流失。烹调中，原料中的可溶性营养素如水溶性维生素、无机盐等可溶于汤汁中。勾芡后，菜肴汤汁包裹在主料表面上，食用时，随主料一起吃入口中，从而大大减少了因遗弃在汤汁中而损失营养素的可能。此外，勾芡还可增加菜肴汁液的黏性，可使菜肴色泽鲜艳、光亮，并能保持菜肴的温度。对提高感官质量，促进食欲具有重要的意义。

（九）现吃现烹措施

菜肴宜现吃现烹，尽量减少烹制后放置的时间，这样可减少营养素的氧化损失。如蔬菜炒熟后放置 1 小时，维生素 C 损失 10%；放置 2 小时则损失 14%。同时，刚出锅的菜肴具有适宜的温度，色、香、味、形、质感优于放置一段时间的菜肴。因此蔬菜烹制后要及时食用，不要放置时间过长。

第三节　营养配餐与营养菜单设计

一、营养配餐是达到平衡膳食的手段

（一）营养配餐

平衡膳食、合理营养是健康饮食的核心。完善而合理的营养可以保证人体正常的生理功能，促进健康和生长发育，提高人体的抵抗力和免疫力，有利于某些疾病的预防和治疗。合理营养要求膳食能供给机体所需的全部营养素，并不发生缺乏或过量的情况。平衡膳食则主要从膳食的方面保证营养素的需要，以达到合理营养，它不仅需要考虑食物中含有营养素的种类和数量，而且还必须考虑食物合理的加工方法、烹饪过程中如何提高消化率和减少营养素的损失等问题。

营养配餐，就是按人们身体的需要，根据食物中各种营养物质的含量，设计一天、一周或一个月的食谱，使人体摄入的蛋白质、脂肪、碳水化合物、维生素和矿物质等几大营养素比例合理，即达到平衡膳食要求的一种实践活动。营养配餐是实现平衡膳食的一种方法，是平衡膳食的具体实践，平衡膳食的基本原则是通过营养配餐表现出来的。

（二）营养配餐的目的和意义

营养配餐通过科学方法，将各类人群理论上的膳食营养素参考摄入量分配到每日膳食中去，满足他们每天所需要的能量和营养素，防止能量和营养素的过量或不足。在营养配餐之际，可根据不同群体对营养素和能量的需要，结合当地食物的品种、生产季节、经济条件和厨房烹调水平，合理选择各类食物，达到平衡膳食。此外，通过编制营养食谱，可指导大型配餐企业有计划的管理餐厅膳食（也有助于家庭有计划地管理家庭膳食），还有助于餐饮企业进行成本控制。酒店餐饮部门的营养配餐工作，具体体现在营养菜单的设计与规划方面。

二、营养配餐的理论依据

（一）中国居民膳食营养素参考摄入量（DRIs）

所谓的中国居民膳食营养素参考摄入量（DRIs），就是每日平均膳食营养素摄入量的一组参考值，包括平均需要量（EAR）、推荐摄入量（RNI）、适宜摄入量（AI）、可耐受最高摄入量（UL）和特定建议值（SPL）等。制定 DRIs 的目的在于更好地指导人们膳食实践，评价人群的营养状况并为国家食物发展供应计划提供依据。DRIs 是营养配餐中能量和主要营养素需要量的确定依据。DRIs 中的 RNI 是个体适宜营养素摄入水平的参考值，是健康个体膳食摄入营养素的目标。编制营养食谱时，首先需要以各营养素的推荐摄入量（RNI）为依据确定需要量，一般以能量需要量为基础。制定出食谱后，还需要以各营养素的 RNI 为参考评价食谱的制定是否合理，如果与 RNI 相差不超过 10%，说明编制的食谱合理可用，否则需要加以调整。

（二）中国居民膳食指南和平衡膳食宝塔

膳食指南本身就是合理膳食的基本规范，为了便于宣传普及，它将营养理论转化为一个通俗易懂、简明扼要可操作性指南，其目的就是合理营养、平衡膳食、促进健康。因此，膳食指南的原则就是食谱设计的原则，营养食谱的制定需要根据膳食指南考虑食物种类、数量的合理搭配。平衡膳食宝塔则是膳食指南量化和形象化的表达，是人们在日常生活中贯彻膳食指南的工具。膳食宝塔建议的各类食物的数量既以人群的膳食实践为基础，又兼顾食物生产和供给的发展，具有实际指导意义。同时，平衡膳食宝塔还提出了实际应用时的具体建议，如同类食物互换的方法，对制定营养食谱具有实际指导作用。根据平衡膳食宝塔，我们可以很方便地制定出营养合理、搭配适宜的食谱。

（三）食物成分表

食物成分表是营养配餐工作必不可少的工具。要开展好营养配餐工作，必须了解和掌握食物的营养成分。中国疾病预防控制中心营养与食品安全所于 2002 年出版了新的食物成分表，所列食物仍以原料为主，各项食物都列出了产地和食部，包括了 1 506 条食物的 31 项营养成分。“食部”是指按照当地的烹调和饮食习惯，把从市场上购买的样品去掉不可食的部分之后，所剩余的可食部分所占的比例。列出食部的比例是为了便于计算食品每千克（或其他零售单位）的营养素含量。食品的食部不是固定不变的，它会因食物的运输、储藏和加工处理不同而有改变。因此当认为食部的实际情况和表中食部栏内所列数字有较大出入时，可以自己实际测量食部的量。通过食物成分表，我们在编制食谱时才能将营养素的需要量转换为食物的需要量，从而确定食物的品种和数量。在评价食谱所含营养素摄入量是否满足需要时，同样需要参考食物成分表中各种食物的营养成分数据。

（四）营养平衡理论

1. 膳食中三种宏量营养素需要保持一定的比例平衡

膳食中蛋白质、脂肪和碳水化合物除了各具特殊的生理功能外，其共同特点是提供人体所必需的能量。所以在讨论能量时也把它们称为“产能营养素”。在膳食中，这三种产能营养素必须保持一定的比例，才能保证膳食平衡。若按其各自提供的能量占总能量的百分比计，则蛋白质占 10% ~15%，脂肪占 20% ~30%，碳水化合物占50% ~65%。如果打破这种适宜的比例，例如碳水化合物供能比例低于 50%，尤其是脂肪供能超过膳食总能量的 30%，将不利于人体健康。

2. 膳食中优质蛋白质与一般蛋白质保持一定的比例

食物蛋白质中所含的氨基酸有 20 多种，其中有 9 种是人体需要，但是不能在体内合成，必须由食物供给的必需氨基酸，人体对这 9 种必需氨基酸的需要量需要保持一定的比例。动物性蛋白质和大豆蛋白质所含的必需氨基酸种类齐全、比例恰当，人体利用率高，称为优质蛋白质。常见食物蛋白质的氨基酸组成，都不可能完全符合人体需要的比例，多种食物混合食用，才容易使膳食氨基酸组成符合人体需要的模式。因此，在膳食构成中要注意将动物性蛋白质、一般植物性蛋白质和大豆蛋白进行适当搭配，并保证优质蛋白质占蛋白质总供给量的 1/3 以上。

3. 饱和脂肪酸、单不饱和脂肪酸和多不饱和脂肪酸之间的平衡

不同食物来源的脂肪，脂肪酸组成不同，有饱和脂肪酸、单不饱和脂肪酸及多不饱和脂肪酸。饱和脂肪酸可使血胆固醇升高，不饱和脂肪酸特别是必需脂肪酸以及鱼贝类中的二十碳五烯酸（EPA）和二十二碳六烯酸（DHA）则具有多种有益的生理功能。因此必须保证食物中多不饱和脂肪酸的比例。一般认为，在脂肪提供的能量占总能量的 30% 范围内，饱和脂肪酸提供的能量占总能量的 7% 左右，单不饱和脂肪酸提供的能量占总能量的比例在 10% 以内，剩余的能量均由多不饱和脂肪酸提供为宜。动物脂肪相对含饱和脂肪酸和单不饱和脂肪酸多，多不饱和脂肪酸含量较少。植物油主要含不饱和脂肪酸。两种必需脂肪酸亚油酸和 α－亚麻酸主要存在于植物油中，鱼贝类食物含二十碳五烯酸和二十二碳六烯酸相对较多。为了保证每日膳食能摄入足够的不饱和脂肪酸，必须保证油脂中植物油的摄入。

三、个体的营养菜单设计与营养评价

（一）确定个体的能量和食物种类及数量

假设林琳是城市白领阶层，她平均每天能量的需要量是 8 790KJ（即 2 100Kcal），按照七个能量水平表提供的参考数据，林琳每天需要的食物种类和数量大概是：谷类食物 300 克，大豆 40 克，蔬菜 350 克，水果 300 克，肉类 50 克，乳类 300 克，蛋类 25 克，水产 75 克，烹调油要控制在 25 克以内，食盐不得超过 6 克。

（二）营养菜单设计

根据膳食宝塔的建议，为林琳选择具体的食物种类和数量如表 5－2 所示。

表 5－2　林琳一天摄取的食物种类和数量

食物种类	数量	食物种类	数量
谷类薯类	粳米 200 克，黑米 60 克，面粉 20 克，南瓜 40 克，山药 40 克	蔬菜水果	菠菜 200 克，木耳 40 克，小白菜 40 克，莴笋 50 克，青椒 20 克，洋葱 15 克；蓝莓 20 克，香蕉 150 克，葡萄 150 克（餐后食用）
禽畜肉及鱼类	虾仁 10 克，鲅鱼 50 克，瘦猪肉 60 克	蛋类	鸡蛋 30 克
豆类及其制品	红豆 20 克	奶类	巴士消毒奶 1 袋 240 克（睡前饮用）
纯热能食物	烹调油 25 克		

再以上述的食物种类和数量为基础，经过科学的搭配组合，选择适当的烹调方法，就可以设计出具体的食物和菜肴。当然，如果林琳时间充裕，完全可以在家庭厨房里按照自己的喜好把这些食物烹调出来独自享用（注意烹调油和食盐的用量）。不过，现代人的工作繁忙，没有闲暇时间在家烹饪，经常在餐厅里就餐。尽管餐厅烹调的菜肴味道不错，但是，在外就餐很难控制烹调油和食盐的摄入量。

林琳一日营养菜单内容如表 5－3 所示，具体的食品菜肴分别如图 5－3、图 5－4 和图 5－5 所示。

营养早餐：米饼+粥+素什锦+甜点
黑米饼：黑米40克，红豆10克
莴笋什锦：莴笋50克，长腿菇10克，青椒20克
黑米粥：黑米30克，花生10克，红豆5克
山药蓝莓羹：蓝莓20克，山药40克

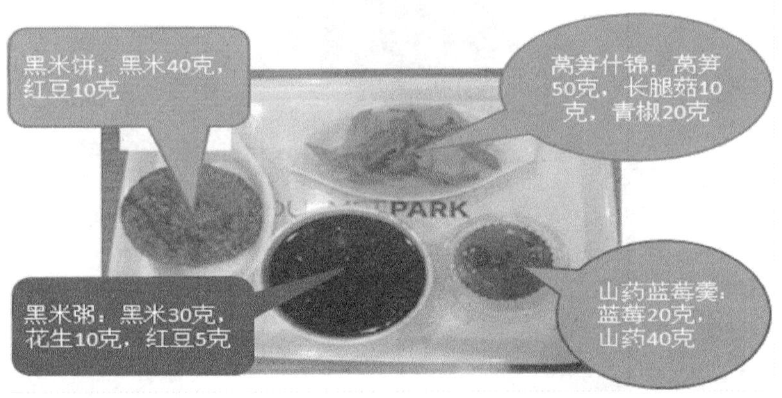

图 5－3　营养早餐的食物组合

表 5－3　林琳一日营养菜单

餐次	营养菜单的具体内容
早餐	黑米饼，莴笋什锦，黑米粥，甜点
午餐	米饭，四喜丸子，虾仁什锦，鸡蛋汤
晚餐	米饭，黄金饼，素菜包，红烧鲅鱼，清炒菠菜
备注	睡前饮用牛奶，餐间或餐后水果，注意补充水分

营养午餐：米饭+蛋花汤+虾仁什锦+四喜丸子

四喜丸子：猪里脊肉60克，淀粉20克，脂肪10克
虾仁什锦：木耳40克，蘑菇25克，洋葱15克，虾仁10克
蛋花汤：鸡蛋30克，紫菜5克，黄瓜5克
米饭：东北盘锦大米100克

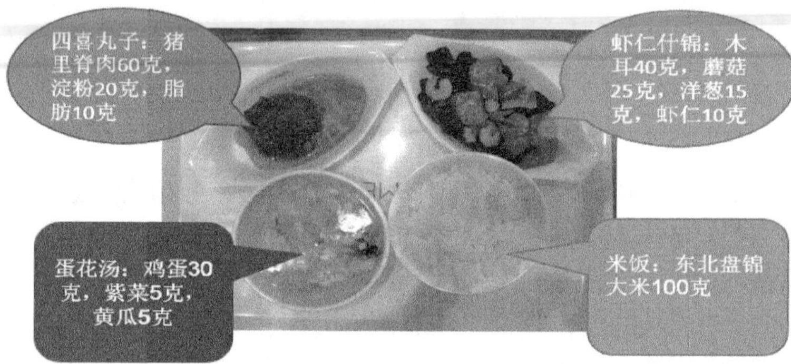

图 5－4　营养午餐的食物组合

营养晚餐：米饭+黄金饼+红烧鲅鱼+蔬菜包子+清炒菠菜

红烧鲅鱼：鲅鱼50克，烹调油10克
蔬菜包子：小白菜50克，粉条5克，淀粉10克，烹调油1克
清炒菠菜：菠菜200克，红辣椒10克，烹调油3克
黄金饼：南瓜40克，红小豆10克，芝麻3克
米饭：东北盘锦大米100克

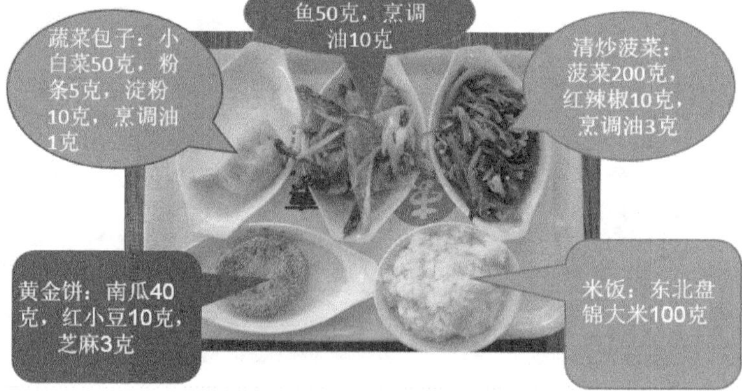

图 5－5　营养晚餐的食物组合

（三）菜单的营养评价

菜单的营养评价可遵循以下的“五步法”进行：

步骤1：评价食物的种类和数量

从食物种类来看，膳食指南推荐的食物基本得到满足。

步骤2：食物提供的营养素与参考摄入量的比较

首先，从食物成分表中查出100克食物中能量和各种营养素的含量，然后计算出各种食物提供的能量和营养素的量。

以计算200克粳米中所含营养素为例，从食物成分表中查出粳米100克食部为100%，含有能量1 435千焦（348千卡），蛋白质7.7克，脂肪0.6克，碳水化合物76.8克，钙11毫克，铁1.1毫克，锌1.45克，膳食纤维0.6克，维生素B_1 0.16毫克，维生素B_2 0.08毫克，故200克粳米可提供的能量和各种营养素的数量如下：

能量＝1 435×200/100＝2 870（千焦）

蛋白质＝7.7×200/100＝15.4（克）

脂肪＝0.6×120/100＝1.2（克）

碳水化合物＝76.8×200/100＝153.6（克）

钙＝11×200/100＝22（毫克）

铁＝1.1×200/100＝2.2（毫克）

锌＝1.45×200/100＝2.9（毫克）

膳食纤维＝0.6×200/100＝1.2（毫克）

维生素B_1＝0.16×200/100＝0.32（毫克）

维生素B_2＝0.08×200/100＝0.16（毫克）

其他食物计算方法和过程与此类似。计算出所有食物分别提供的能量和各种营养素的含量，累计相加，就得到该菜单提供的能量和营养素的数量。如林琳的营养菜单可提供：能量大约8 841千焦（2 113千卡），蛋白质77.5克，脂肪57.4克，钙602.9毫克，铁20.0毫克，维生素A 331.4微克，维生素B_1 0.9毫克，维生素C 85毫克。参考《中国居民膳食营养素参考摄入量（DRIs）》（2013版）中的数据，成年人女性中等体力活动营养素需要量大致是：能量8 800千焦（2 100千卡），蛋白质60克，钙800毫克，铁12毫克，维生素A 600微克，维生素B_1 0.9毫克，维生素C 80毫克。

可见，除维生素A不足之外，能量和其他营养素的供给量基本符合需要。为弥补维生素A不足，建议林琳在1～2周内的膳食中补充一次动物肝脏如猪肝制作的菜肴。维生素A是脂溶性维生素，膳食中富余下来的维生素A在人体内可以贮存下来，弥补未来身体的需要。

步骤 3：三种产能营养素的供能比例

根据步骤 2 的计算，再结合蛋白质、脂肪、碳水化合物三种营养素的能量折算系数就可以算出：

蛋白质提供能量占总能量比例 = 77.5 克 × 16.71 千焦/克 ÷ 8 841 千焦 = 14.7%

脂肪提供能量占总能量比例 = 57.4 克 × 37.6 千焦/克 ÷ 8841 千焦 = 24.4%

碳水化合物提供能量占总能量比例 = 1 − 14.7% − 24.4% = 60.9%

中国居民膳食中蛋白质、脂肪、碳水化合物的供能比例分别应该在 10% ~ 15%、20% ~ 30%、50% ~ 65% 为宜。林琳的营养菜单蛋白质、脂肪、碳水化合物的供能比分别为 14.7%、14.4% 和 60.9%，说明营养菜单三种营养素的供能比例是合适的。

步骤 4：动物性蛋白质与豆类蛋白质占总蛋白质的比例

将林琳的营养菜单中来自动物性食物及豆类食物的蛋白质累计相加，结果为 41 克。营养菜单提供的蛋白质总量为 77.5 克，那么，优质蛋白质的比例为：

动物性及豆类蛋白质占总蛋白质比例 = 41 ÷ 77.5 × 100% = 52.9%

优质蛋白质占总蛋白质的比例超过半数，可认为优质蛋白质的供应量比较适宜，符合合理营养的要求。

步骤 5：能量在三餐中的配比

将早、中、晚三餐的所有食物提供的能量分别按餐次累计相加，就可得出每餐食物提供的能量，然后再除以全天膳食提供的总能量，就可得出膳食总能量在三餐中的分配比例：

早餐：2 380 ÷ 8 841 × 100% = 26.9%

午餐：3 181 ÷ 8 841 × 100% = 36.0%

晚餐：3 278 ÷ 8 841 × 100% = 37.1%

早、中、晚三餐能量配比分别是 26.9%、36.0%、37.1%，与理想状态下的三餐能量配比 30%、40%、30% 相比较，该菜单早餐提供的能量比例偏低约 10%，晚餐偏高约 20% 以上，需要给予适当修正。可以考虑将晚餐部分食物转移到早餐中去，例如将包子或者黄金饼转到早餐去吃，其他食物的种类和数量则无须改变。

结论

综上所述，林琳的一日营养菜单基本能够满足她一天的营养需要。建议林琳未来一星期内，要食用富含维生素 A 的食物（如猪肝）；早餐与晚餐的食物数量需要调整，适当减少晚餐的食物量，并把该食物移至早餐食用。

四、宴会配餐的要素

（一）宴会的特点

宴会是酒店餐饮最重要的经营项目和利润来源。从形式上看，宴会是许多人聚餐的一种饮食方式。从内容上看，宴会是按照一定规格的程序组合起来的具有一定质量的一整套菜肴和酒水的荟萃。宴会具有聚餐式、规格化、礼仪性和社交性等特点。

聚餐式是指宴会大多是多人围坐，抒怀畅谈、愉情悦志的进餐方式，围坐者由主人、主宾和陪客组成，其中心人物是主宾，多为隆重聚会，有一定的目的，菜品比较丰盛，接待礼貌热情。

规格化指的是宴会的内容，任何宴会都要求菜品配套成龙，制作精细美观，餐具美观，仪程井然有序，整个席面要考究，冷菜、热炒、大菜、甜菜、点心、水果等均按一定的程序和比例分类组合，形成某种规格。

礼仪性在宴会最直接的表现就是食而有让，大家聚在一起，团团围坐，共享一席，融融之中透出一团和气。

社交性是指宴会能发挥和谐人际关系的作用。无论从历史的发展或现代实际情况看，宴会都是开展社交活动的一个重要工具，小至亲朋聚会，大至盛大庆典，它都在增强气氛或增进友谊等方面发挥着特殊的作用。

（二）中餐宴会配餐

中餐宴会在配餐的过程中，在遵循营养配餐理论依据基础上，还要考虑以下几个方面。

首先要考虑核心菜点的确立。核心菜点是每桌宴席的主角。一般来说，主盘、头菜、座汤、首点，是宴席食品的“四大支柱”；甜菜和素菜具有缓解、醒酒的特殊作用；座汤是最好的汤，还具有缓解胃肠负担的功能；首点是最好的点心，可补充碳水化合物；酒与茶能显示宴席的规格，也应作为核心优先考虑。

其次要考虑辅佐菜品的配备。核心菜品确立之后，辅佐菜品就要与之相配合，使宴席形成一个完美的美食体系。辅佐菜品在数量上要注意“度”，与核心菜保持 1∶2 或 1∶3 的比例；在质量上注意“相称”，档次可低于核心菜，但不能相差悬殊；此外，辅佐菜品还须注意弥补核心菜肴在营养素、口味上的不足。

宴会菜品上菜顺序也是要考虑的因素。一般宴会的上菜顺序是先冷后热，先炒后烧，先咸后甜，先味浓后清淡。传统的宴会上菜顺序的头道热菜是最名贵的菜，主菜上后依次是热炒、大菜、小菜、甜菜、汤、点心、水果。现代中餐宴会上菜顺序一般是冷盘、热炒、大菜、汤、炒饭、面点、水果，上汤表示菜齐，也有地域宴会上菜的特点是上一道点心再上一道菜。

1. 冷菜

冷菜又称“冷盘”“冷荤”“凉菜”等，是相对于热菜而言的。形式有单盘、双拼、三拼、什锦拼盘、花色拼盘带围碟。在宴会配餐上，冷菜在数量上比较少，感官造型比较独特，起到吸引就餐宾客食欲、引起进餐条件发射（如胃肠蠕动、口水分泌）的作用；味道上尽量追求酸甜苦辣咸五味齐全，给下道程序——热菜上场进行铺垫。

2. 热菜

热菜一般由热炒、大菜组成，质量要求较高，随着热菜不断上桌，宴席氛围也逐步推向高潮。

（1）热炒。一般排在冷菜后、大菜前，起承上启下的过渡作用。菜肴特点是色艳味美、鲜热爽口；选料上根据主菜的要求，多用鱼、禽、畜、蛋、果蔬等质脆嫩原料；烹调方法讲究炸、熘、爆、炒等快速烹法；宴席中的热菜上菜方式一般成菜速度快且质优者先上，成菜慢者后上。在宴会配餐上，热炒主要是由蔬菜类炒制或者荤素同烹的菜肴，提供矿物质、维生素以及少量的碳水化合物（如配料中有豆制品或者畜禽肉，那么还可提供完全蛋白质）。

（2）大菜。又称“主菜”，是宴会中的主要菜品，通常由头菜、热荤大菜（山珍、海味、肉、蛋、名贵果蔬等）组成。原料多为山珍海味和其他原料的精华部位，一般是用整件或大件拼装，置于大型餐具之中，菜式丰满、大方、壮观。大菜的烹调方法主要用烧、扒、炖、焖、烤、烩等长时间加热的菜肴，口感香酥、爽脆、软烂，在质与量上都超出其他菜品。大菜一般是由畜禽类、水产品类等组成，可为就餐宾客提供丰富的蛋白质和脂类营养素。

头菜。头菜是整桌宴会中原料最好、质量最精、名气最大、价格最贵的菜肴。通常排在所有大菜最前面，统帅全席。选择头菜时必须注意以下事项：首先，头菜成本过高或过低会影响其他菜肴的配置，故审视宴会的规格常以头菜为标准；其次，头菜的原料多选同等原料中的优良品种；再次，头菜应与宴会性质、规格、风味协调，同时还要照顾主宾的口味嗜好；最后，头菜出场应当醒目，要结合本店的技术专长，如有特殊意义还需服务员详细介绍。

热荤大菜。这是大菜中的主要支柱，多由鱼虾菜、禽畜菜、蛋奶菜及山珍海味组成。它们与甜食、汤品联为一体，共同烘托头菜，构成宴会的主干。选择热荤大菜须注意以下事项：热荤大菜是陪衬头菜的菜肴；与热菜要进行合理搭配，尽量避免口感或原料相近的菜肴重复出现；整形的热荤菜用量一般不受限制，如烤鸭、烤鹅等。

3. 甜菜

甜菜包括甜汤、甜羹在内，指宴席中一切甜味的菜品。其用料广泛，多选用果蔬、菌耳、少量畜肉蛋奶味原料。比较高档的有冰糖燕窝、冰糖甲鱼；中档的有散烩八宝、拔丝香蕉；低档的有什锦果羹、蜜汁莲藕。甜菜作用是调剂口味、提高舌头味蕾的辨味能力；低档宴会中的甜菜主要给就餐宾客提供膳食纤维，还和汤菜一起给就餐宾客提供水分。

4. 素菜

素菜在宴席中不可缺少，品种较多，多用豆类、菌类、时令蔬菜等。上菜的顺序多偏后。素菜改善宴会菜肴食物的营养结构，调节人体酸碱平衡，去腻解酒，变化口味，增进食欲，促进消化。素菜味道一般清淡，用盐量少，有利于就餐宾客的身体健康。

5. 席点

高档宴会点心注重款式和档次，讲究造型和配器，玲珑精巧，观赏价值高。一般随大菜、汤品一起编入菜单，品种多样，烹调方法多样（如蒸、锅、烤、炸等），穿插于大菜之间上席。配置席点要求少而精，否则就是画蛇添足。席点主要提供丰富的碳水化合物。

6. 汤菜

汤菜的种类较多，传统宴席中有首汤、二汤、中汤、座汤和饭汤之分。宴会进行到该上汤菜的时候，一般已经是酒过三巡、菜过五味，就餐宾客身体内水分不足，而此时汤菜的主要功能就是为就餐宾客提供一部分水分。

7. 主食

主食多由粮豆制作，主要补充以碳水化合物为主的营养素，协助冷菜和热菜，使宴席食品营养结构平衡。主食通常包括米饭和面食，一般不配备粥品作为主食。

8. 小菜

小菜专指饮酒后用以下饭的菜肴。小菜具有清口、解腻、醒酒、佐饭等功用。不过有些丰盛的宴席，由于菜肴多，宾客很少用饭，也常常取消小菜；有些简单的宴席因菜少，可配饭菜作为佐餐小食。

以上是中餐宴会配餐需要重点考虑的要素。有些宴会还要考虑配备一些辅佐食品如手碟（在宴席开始之前接待宾客的配套小食，如水果、蜜饯、瓜子等）、蛋糕（主要是突出办宴的宗旨，增添喜庆气氛）、果品（主要是用鲜果等组成）。此外，茶品也是常用的辅佐食品。宴会茶品一是注意档次；二是尊重宾客的风俗习惯，如华北多用花茶，东北多用甜茶，西北多用盖碗茶，长江流域多用青茶或绿茶，少数民族多用混合茶，接待东亚、西亚和中非外宾宜用绿茶，东欧、西欧、中东和东南亚宜用红茶，日本宜用乌龙茶，并以茶道之礼待客。

（三）酒水配备原则

美酒是增进与会宾客之间融洽关系的润滑剂。所谓“无酒不成席”，宴会还需要配备与之档次相称的美酒才能相得益彰。宴会在酒水选择上应注意与菜肴的搭配，以下几个方面需要注意：

首先，有助于充分体现菜肴的色香味等风格。例如，西餐讲究“白酒配白肉，红酒配红肉”，比较清淡的鸡肉、海鲜，适宜搭配淡雅的白葡萄酒，二者互相辉映衬托；而比较厚重的牛肉、猪肉，则适宜搭配浓郁的红葡萄酒，更显肉香浓郁香馥诱人的风格。

其次，风味对等、对称、和谐，如咸鲜味菜肴配干烈酒，甜香味菜肴配甜型酒，香辣味菜肴选用浓香型酒；中餐尽可能选用中国酒。难以定夺时选用中性酒类如葡萄酒。

最后，宴会上的菜肴与酒水搭配最终应以客人满意为核心原则。

小资料 5－4

宴会餐食物搭配技巧

宴会是古今中外的一种重要的交际活动，宴会餐的配置要与现代营养学的平衡理念相结合。冷菜最好是荤素各半，种类齐全；酒水最好选用低度酒，配合碱性茶水，由此达到酸碱平衡的配比；热菜、主食和点心要间隔着上，点心要有甜有咸，尽量选用发酵面团制作的点心，这样的点心容易消化；蔬菜原料花样种类要齐全，选用根（藕）、茎（芦笋）、叶（芥蓝）、花（花菜）、瓜（黄瓜）、果（西红柿）等种类齐全的蔬菜种类；水果则尽量搭配颜色不同、品种多样、口味各异的新鲜水果。

宴会配餐时要定量化和标准化。定量化要求酒店餐饮部门要按照与会宾客人数的多少来确定食物的数量。标准化就是要留存宴会菜单的档案备查，将来有相同档次的宴会可以直接使用留存菜单，或者稍许变化其中的内容就可满足就餐宾客的需要。

五、宴会营养菜单设计与营养评价

（一）确定宴会菜单的食物种类和数量

宴会是多人参加的聚餐活动，由于与会宾客吃的食物是相同的，因此，选定一个人的食物种类和数量之后，再乘以参会人数即可得出所有与会宾客所需的食物种类和总量。以下是花溪假日酒店承办的一次小型宴会案例。

酒店宴会部的林琳负责举办一个以同学聚会为主题的小型宴会（宴会标准：218 元/人，酒水另算）。参会宾客都是她大学时期的男同学，共计 10 人。宴会时间定在 2015 年 8 月 15 日晚上。由于那天是周六，整天休息，没有什么特殊的体力活动。因此，林琳在与厨师长商议之后，按照男性轻体力活动耗能（2 250 千卡）给她的大学同学配置食物种类和数量，具体如表 5－4 所示。

表 5－4 宴会菜单的食物种类及数量

食物种类	数量	食物种类	数量
谷类薯类	小麦粉 750 克	奶类	冰淇淋 300 克，奶酪 180 克
禽畜肉及鱼类	虾 500 克，鲑鱼 400 克，牡蛎肉 400 克；牛瘦肉 700 克，鸡胸肉 150 克，鸡肝 250 克，鸭舌 150 克	蔬菜水果	生菜、菊苣、紫莴苣、红甜椒、黄甜椒、小黄瓜、萝卜各 150 克，番茄 550 克，香椿 200 克，橄榄 100 克，木耳 20 克，大蒜 50 克；葡萄 300 克，西瓜 1000 克，猕猴桃 300 克
豆类及其制品	熏豆干 150 克，豆腐 500 克	蛋类	鸡蛋 100 克
纯热能食物	烹调油 90 克，淀粉 150 克		

（二）宴会营养菜单内容的确定

由于都是老同学，林琳当然十分熟悉这些同学的口味嗜好。于是，她决定给他们设计一款中西合璧式的营养菜单，以进口牛肉为核心，以鲑鱼、鲜虾为辅，并用鸡肝补充维生素 A，牛奶补充常量元素钙，再配上新鲜的水果和蔬菜来补充维生素 C。此外，为了给同学们一个惊喜，她还特意设计了火烧冰淇淋这个菜肴出场秀：在同学们边大快朵颐边尽情畅谈友谊之后，突然熄灯，然后再上这个餐后甜点，颤动的火苗，沁人心脾的酒香，营造出一个温馨浪漫的环境，会让同学们的思绪不由自主地回到大学时代。

林琳设计的宴会菜单内容如图 5－6 所示。

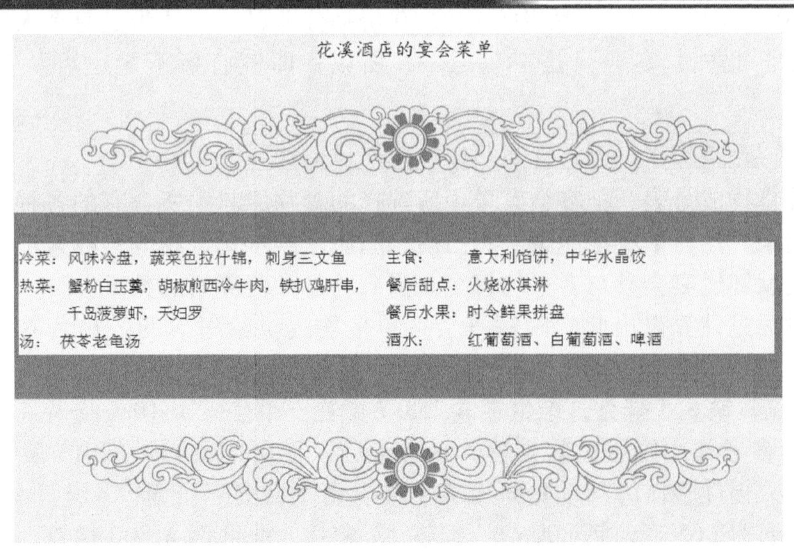

图 5－6 宴会营养菜单的内容设计

菜单中各种食物的组成和数量如下：

什锦蔬菜色拉：生菜、菊苣、紫莴苣、红甜椒、黄甜椒、小黄瓜、番茄各150克

风味冷盘：牛肉、熏豆干、鸭舌、白切鸡各150克

刺身三文鱼：鲑鱼400克

蟹粉白玉羹：豆腐500克，烹调油10克

胡椒煎西冷牛肉：牛肉550克，烹调油10克

铁扒鸡肝串：鸡肝250克，烹调油10克

千岛菠萝虾：虾500克，菠萝100克，烹调油10克

天妇罗：香椿200克，鸡蛋100克，烹调油10克

茯苓老鳖汤：茯苓100克，老鳖500克，水400毫升，烹调油10克

意大利馅饼：小麦粉500克，番茄400克，橄榄100克，奶酪180克，大蒜50克，橄榄油20克

中华水晶饺：小麦粉250克，淀粉150克，牡蛎肉400克，萝卜200克，木耳20克，烹调油10克

火烧冰淇淋：冰淇淋300克（包裹冰淇淋的面包、蛋清和燃烧用的酒不计）

餐后水果拼盘：葡萄500克，西瓜1 000克，猕猴桃500克

（三）宴会菜单的营养评价

步骤1：评价食物的种类和数量

从食物种类来看，膳食指南推荐的食物除薯类之外，其他基本齐全。由于该宴会是10人参加，因此把食物总量按10份平分即可近似认为是每个人的晚餐食物摄入量。此外，宴会只是三餐之一，所以，即使有所不足也可从其他两餐补充。

步骤2：食物提供的营养素与参考摄入量的比较

查找食物成分表，把宴会菜单中所选择的食物原料中所含有的各种营养素全部查找出来，然后依次把能量、蛋白质、脂肪、碳水化合物等营养素汇总加和起来，于是就知道宴会参与者平均每个人摄入的各种营养素的数量。

假设通过计算得出此次晚餐宴会菜单平均提供给每人的各种营养素的情况是：能量大约是3 238千焦（771千卡），蛋白质36.5毫克，脂肪24.5克，钙271.5毫克，铁6.5毫克，维生素A 253.7微克，维生素B 10.6毫克，维生素C 35毫克。参考《中国居民膳食营养素参考摄入量（DRIs）》（2013版）中的数据，成年人男性轻体力活动每日营养素需要量大致是：能量9 410千焦（2 250千卡），蛋白质65克，钙800毫克，铁12毫克，维生素A 800微克，维生素B 11.4毫克，维生素C 100毫克。

可见，除维生素A略有不足之外，能量和其他营养素供给量基本符合需要。

维生素 A 可在其他餐次补充，或未来一周之内增加富含维生素 A 的食物摄入量。

步骤 3：三种供能营养素的供能比例

由蛋白质、脂肪、碳水化合物三种营养素的能量折算系数可以算出：

蛋白质提供能量占总能量比例 = 36.5 克 × 16.71 千焦/克 ÷ 3 238 千焦 = 18.9%

脂肪提供能量占总能量比例 = 57.4 克 × 37.6 千焦/克 ÷ 3 238 千焦 = 28.4%

碳水化合物提供能量占总能量比例 = 1 − 18.9% − 28.4% = 52.7%

该营养菜单提供的蛋白质供能比为 18.9%，超过参考摄入量推荐的 10% ~ 15% 范围，可在其他餐次提高碳水化合物的供能比；脂肪、碳水化合物的供能比分别控制在 20% ~ 30%、50% ~ 65% 范围内，可视为基本合理。

步骤 4：动物性蛋白质与豆类蛋白质占总蛋白质的比例

将来自动物性食物及豆类食物的蛋白质累计相加，假设为 23.0 克，那么，优质蛋白质的比例为：

动物性及豆类蛋白质占总蛋白质比例 = 23 ÷ 36.5 × 100% = 64%

优质蛋白质占总蛋白质的比例远远超过半数，可认为优质蛋白质的供应量十分充足，符合平衡膳食的要求。

步骤 5：膳食提供能量占参考摄入量的比例

将本次宴会平均每人从膳食中摄入的能量与参考摄入量相比较，可以得出膳食提供能量占参考摄入量的比例：

宴会膳食提供的能量占能量参考摄入量的比例为：3 328 ÷ 9 410 × 100% = 35.5%

计算结果显示，本次宴会平均每人摄入的能量与参考摄入量的比为 35.5%，大约是一日能量参考摄入量的 1/3，可视为能量摄入量符合营养要求。

结论

综上所述，宴会营养菜单所提供的能量和营养素基本能够满足成年男子轻体力活动晚餐的营养需要量。建议宴会宾客近期要食用富含维生素 A 的食物（如猪肝）。此外，本次营养评价没有考虑酒的因素。这是因为绝大多数情形下，就餐宾客的饮酒量是很难理性掌控的，随意性比较大。这里假设他们能够理性饮酒，每人都控制在葡萄酒 200 毫升以内（酒精提供的能量不计）。

第四节 特殊就餐宾客的营养与膳食

一、肥胖患者的营养与膳食

（一）什么是肥胖

肥胖是指人体由于各种原因引起的脂肪细胞组织过多和过大，由此造成体重的增加。大多数的肥胖症患者，均是由于营养过剩而引起的肥胖。尤其是人到中年之后，代谢功能减退，如果摄取的能量超过生理需要量，就容易造成脂肪在体内堆积，肥胖部位主要以腰、腹、臀部为主。

（二）肥胖的类型与高发阶段

从肥胖的成因来看，肥胖主要可分为单纯性肥胖、继发性肥胖。其中单纯性肥胖属于营养失衡性疾病，无明显的内分泌和代谢疾病的病因。继发性肥胖主要是由于内分泌——代谢紊乱所造成，如甲状腺功能减退、肾上腺皮质功能亢奋等原因造成的肥胖。本书所涉及的肥胖症主要是指单纯性肥胖症。

肥胖的发生主要集中在3个阶段：4～5岁学龄前期、12～14岁青春期和40岁以后的时期。其中，学龄前期和青春发育期的患者，很容易转变发展成为成年肥胖症。

（三）肥胖的危害

1. 对成年人的危害

肥胖是2型糖尿病、心血管疾病、高血压、中风等多种疾病的危险因素。成年人肥胖症患者可能形成睡眠呼吸暂停症、内分泌代谢紊乱等症状。肥胖还增加许多疾病发生的危险性，例如，肥胖症患者的乳腺癌和肠癌的发病率高于正常体重的人，女性肥胖症患者发生子宫内膜癌的可能性大大增加。此外，肥胖症患者还常发生胆结石、骨关节炎、痛风症等疾病。

从肥胖的外形来看，有人是大肚子胖，这样的肥胖叫作内脏脂肪过多的中心型肥胖或者苹果形肥胖。内脏脂肪是指在躯干中腰腹部区域深层堆积的脂肪。内脏脂肪过多导致糖尿病、中风、高血压及冠状动脉疾病的危险性高。这是因为内脏脂肪可以非常容易地释放到血液中去，会加重日常血液运送胆固醇和脂蛋白的负担，因而增加心脏病发病危险。此外，还有一些人是皮下脂肪多，可称之为梨形肥胖。皮下脂肪层位于腹部、大腿、小腿和臀部的皮层之下，一般贮存时间比较长，虽然也可以向血液释放脂肪，但是释放速度很慢，理论上对血脂的影响比较小。值得注意的是，吸烟者和酗酒者的内脏脂肪比较高，这部分人要注意防范心脑血管疾病。图5－7所示的是正常体型与肥胖人群的示意图。其中，从左向右依次是正常体型的人、苹果形肥胖的人、梨形肥胖的人和肉感比较强的人。

2. 对儿童的影响

儿童肥胖除了会引起和成年人相同的疾病之外，还会引起肥胖脑、钙缺乏、性早熟等症。

肥胖脑是指脂肪在脑组织中堆积过多，影响脑神经网络的发育，从而降低智力水平，出现反应迟钝、行为不协调等现象。

缺钙是因为肥胖的体内对钙的需要量增加，而日常饮食中摄入的钙不能满足生长发育的需要，从而造成佝偻病的发生。

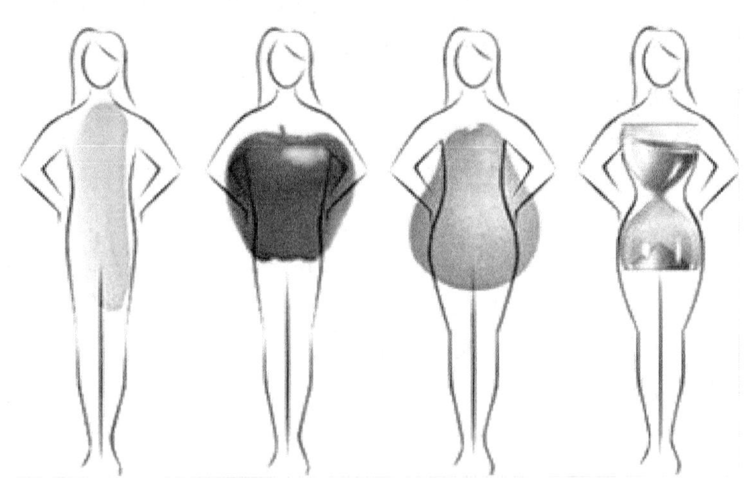

图 5－7 苹果形肥胖和梨形肥胖示意图

性早熟是因为肥胖儿童体内积存过多的脂肪，脂肪组织内含有雌激素，由此促进儿童性早熟。

3. 对社会经济的影响

肥胖症患者经常碰到社会经济问题。肥胖者在就业方面有时会遇到麻烦，肥胖者尤其是女性肥胖者很少有男性去追求，肥胖者在穿衣打扮上需要花费更多的金钱。此外，在心理上，肥胖者经常受人冷落和茫然失措，自信心也会下降。

（四）肥胖的判定

1. 体质指数判定法

体质指数（即 body mass index，BMI）是衡量是否肥胖的一个通用指数，能够比较科学地判定是否肥胖。其计算公式为：BMI = 体重（公斤）/身高（米）^{2}。中国肥胖问题工作小组根据 20 世纪 90 年代中国人群的有关数据的汇总分析报告，首次提出了适合中国成年人群的体质指数肥胖标准：BMI 在 18.5 ~23.9 为体重正常，BMI 24.0 ~27.9 为超重，BMI≥28 为肥胖。

尽管 BMI 值对判定是否肥胖很有价值，但是，BMI 值也是有缺点的。一般来说，BMI 值不能够判定到底有多少脂肪和脂肪的所在位置，因此，BMI 值不能够应用于：运动员（运动员的肌肉发达使其 BMI 值偏高）、65 岁以上的老年人（因为 BMI 值的标准数据来源于相对比较年轻的人群，而人随着年龄的增长高度会变矮）以及孕妇和乳母（因为生育期间体重增加属于正常现象）。

例如，职业健美运动员属于 BMI 值比较高的人群。一个 BMI 值为 30 的健美运动员，如果仅依靠 BMI 值来判断，应该属于肥胖；但是进一步调查会发现，该健美运动员体内的脂肪百分比远远低于平均水平，其腰围也在正常范围内。因此判定一个人是否肥胖或者过于消瘦仅仅依靠 BMI 值是不够的，还需要知道其机体组成及脂肪的分布情况。

2. 其他判定方法

如腰围法（即 waist circumference，WC）。腰围是指腰部周径长度，目前公认为腰围是衡量脂肪在腹部蓄积（即中心型肥胖）程度最简单、最实用的指标。男性腰围≥85 厘米、女性腰围≥80 厘米就可认为是腹部肥胖。腰围法与体质指数并用能够准确地衡量一个人的肥胖情况。此外，还有测量皮下脂肪厚度和测算腰围与臀围的比值等方法来判定是否肥胖。

（五）肥胖的原因

肥胖的原因有很多。如遗传因素、神经因素、内分泌因素等，都可以造成身体内脂肪蓄积。这里主要从饮食因素来探讨肥胖的原因。

饮食结构不合理是肥胖的主要原因。过多地摄取能量物质如蛋白质、脂肪、碳水化合物等是造成肥胖的重要原因。食用过量的添加糖（如蔗糖、果糖等）也非常容易发生肥胖。另有研究发现，人体内水分不足就无法对脂肪进行分解代谢，从而造成脂肪在体内堆积产生肥胖。

不良的饮食习惯也会诱发肥胖。首先，偏食对肥胖症的产生具有明显作用。儿童长期偏食会引起体内营养素失调而代谢不平衡，不仅影响身体生长发育，还会造成肥胖症。老年人由于牙齿脱落和消化功能减退，从而造成饮食单调而引起营养素不平衡，也会影响健康并容易造成肥胖症。其次，一次性大量进食即暴饮暴食，会使胰岛素分泌过多，由此导致大量糖类物质被吸收，进而脂肪合成量急剧增加，最终会导致体脂增加而肥胖。餐次减少如从正常的一日三餐突然改变为一日二餐，即使食物总量并没有改变，但该种情形下体内脂肪合成速度会加快，最终也将导致肥胖。最后，喜欢吃夜餐者也容易肥胖。这是因为夜餐的消化吸收率非常高，再加上夜晚缺少运动，因此体内脂肪合成量会显著增加。此外，进食速度过快也是造成肥胖的一个不容忽视的原因。

（六）肥胖者的膳食与减肥

1. 肥胖者的膳食

首先，肥胖者要防止摄入过多能量。肥胖症的直接起因是因为长期能量摄取过多，或者说是摄入的能量大于消耗的能量，由此导致能量平衡被打破造成脂肪堆积。所以，只有做到能量平衡才能够控制体重继续增加。从膳食中食物的种类和数量这个角度来说，要坚决控制烹调油的摄入量，每日摄取的烹调油量应控制在 10～20 克。同时，膳食中还要控制进食高脂肪的食物。要坚持饮食多样化，多吃新鲜的水果和蔬菜等富含膳食纤维的食物。

其次，还要注意养成良好饮食习惯。要控制进食速度，对食物要细嚼慢咽；餐前喝一些汤汁可以增加饱腹感而减少食物的摄取量，由此可以防止肥胖；睡觉前 2 小时内不要进食；尽量少吃刺激性强的食物（如过辣、过咸）；烹制菜肴的时候，尽量采取炖、煮、蒸的烹调方法，由此可减少脂肪的摄入量；养成定时定量的饮食习惯，避免暴饮暴食。

最后，要制定科学的饮食计划，自我管理控制能量的摄取。肥胖者应该根据自己的体力活动强度，制定适合自己实际情况的饮食计划，详细记录每天摄取的食物，包括进食总量、食物种类、食物数量、进食时间等情况。与此同时还要监控体重变化的情况，尽量避免体重快速下降。

2. 运动锻炼减肥

肥胖一旦发生，减肥是很困难的，因此，要采取有效措施预防肥胖的发生，肥胖的预防应该从小做起。适当的体力活动是能量消耗的最好方法，同时也是减肥的最有效的办法。运动不仅能改善心、肺功能，改善耐糖量，降低胰岛素的抵抗，使胰岛素更好地发挥功能，促进人体脂肪的分解，减少许多疾病的发生率，而且体力上受到一定的刺激后，还会使人感到精神振奋，可有效地改善心理状态，增强减肥信心。

运动或锻炼时要注意强度适当。在锻炼的时候尤其要注意运动心律的控制。一般健康人可以根据运动时的心率来控制活动强度，心率数值可以通过运动后立即计数 10 秒内脉搏次数再乘以 6 来简单计算。中等强度的运动心率一般达到 150 - 年龄数（次/分钟）比较好，例如你 40 岁，那么你运动的心率应该控制在 110 次/分钟。对于老年人来说心率计算不一定适用，主要根据自我感觉控制运动强度。

儿童减肥切忌限制饮食影响生长发育。要帮助儿童安排合理的膳食制度，并关注在限制饮食中出现的儿童心理障碍。成年人要避免急速减肥。肥胖者在减肥过程中应该避免急速减少食物的摄取。人体在短时间内限制饮食减肥“成功”所带来的后果是：饥饿降低基础代谢率、体重减轻的主要原因是人体失去水分和肌肉组织的消耗。对于那些患有心脑血管疾病的老年人，实施各种减肥措施都要慎重，如果减肥不当，会对老年人的身体健康造成严重危害。

小资料 5 - 5

肥胖的现状及其发展特点

科学家预测，肥胖是 21 世纪的流行病和人类健康的第一杀手。肥胖目前在全世界呈现流行趋势。据统计，到 2010 年，整个亚太地区约有 1.3 亿人患有肥胖症，我国目前体重超重者已经达到 22.4%，肥胖者为 3.1%。随着我国经济的发展，特别是城市居民生活水平的提高，饮食生活也发生了许多变化：由传统的以谷类食物为主的膳食模式向“西方化”“富裕型”的膳食模式转变，由此，从膳食中摄入过多的能量和脂肪，由此导致肥胖的现象不容忽视。现在，尽管我国肥胖症患病率还远低于西方国家的居民（欧美一般在20%左右），但是增长速度非常快，特别是20世纪90年代末增长更迅速，每年的增长速度都维持在两位数以上。我国人群超重和肥胖症患病率呈现一定规律：北方高于南方；大城市高于中小城市；中小城市高于农村；经济发达地区高于不发达地区。很显然。超重、肥胖与经济发展密切相关。因此，我们在享用经济发展的丰硕成果，品味更多的美味佳肴时，一定要关注自己的体重变化，努力避免肥胖的发生。

二、糖尿病患者的营养与膳食

（一）糖尿病的发生

新中国成立前后，我国的糖尿病十分少见，门诊和医院病房都难得看到糖尿病病人。当时，有些营养专家认为东方人不容易得糖尿病。但是，最近30多年来情况发生了急剧的变化，我国现有糖尿病人已经超过4 500多万，并且每年还以新发75～100万人的人数在不断增加。之所以出现这样的情况，主要是因为新中国成立初期，绝大多数的中国人刚刚解决温饱问题，膳食结构以低热能的植物性食物为主，肉食比例比较低，因此不容易患上糖尿病；近年来随着中国社会经济的迅猛发展，人民生活改善，中国人的膳食结构在逐渐西化，日常饮食生活中摄取高能量的食物比例不断提高，而植物性食物在膳食中的比例则在逐渐下降。同时，社会或生活的快节奏也导致中国人的体力活动普遍减少，由此，许多人的体重超重或者肥胖，更容易患上胰岛素相对不足和胰岛素敏感性下降的2型糖尿病。

（二）糖尿病患者的营养与膳食

1. 控制总能量

控制总能量是糖尿病饮食治疗的首要原则。摄入的能量能够保持正常体重或略低于理想体重为宜。

2. 供给适量的碳水化合物

目前主张不要过严地控制碳水化合物，每日进食量可在250～300克，碳水化合物供能占总能量的60%左右，要重视选用血糖生成指数较低的碳水化合物。

3. 供给充足的膳食纤维

流行病学的调查结果显示膳食纤维能够降低空腹血糖、餐后血糖以及改善糖耐量。

4. 供给充足的蛋白质

糖尿病患者膳食中蛋白质的供给应充足，目前主张蛋白质应占总能量的10%～20%。当肾功能正常时，糖尿病患者的膳食蛋白质应与正常人近似；当合并肾脏疾病时，应在营养医生的指导下合理安排每日膳食的蛋白质量。乳、蛋、瘦肉、鱼、虾、豆制品含较丰富的优质蛋白质。

5. 控制脂肪摄入量

控制脂肪能够延缓和防止糖尿病并发症的发生与发展，目前主张膳食脂肪应减少至占总能量的25%，甚至更低，还要适当控制胆固醇的摄入量。

此外，糖尿病患者还需多食蔬菜，获取充足的维生素和无机盐；糖尿病患者不宜饮酒；糖尿病患者应合理安排每日三餐，每餐都应含有膳食纤维、脂肪和蛋白质，以有利于减缓葡萄糖的吸收。

小资料 5－6

如何利用食物的GI值来选择食物

糖尿病的发生与生活方式密切相关。20世纪70到90年代的短短20年间，伴随着我国经济、社会生活的转型，糖尿病在人群中的发病率猛增4倍。糖尿病人可以根据血糖生成指数（GI）来选择食物。GI是食物的一种生理学参数，是衡量食物引起餐后血糖反映的一项有效指标。如果将葡萄糖的GI定为100的话，那么，GI<55的食物为低GI食物，GI在55～70的食物为中等GI食物，GI>70的食物为高GI食物。高GI食物进入肠道后消化快，吸收率高，葡萄糖释放快，人体内血糖迅速达到高峰值，是糖尿病人应该避免的食物；而低GI的食物在消化道停留时间长，葡萄糖释放缓慢，血糖峰值低，下降速度慢，适合糖尿病患者食用。有代表性的低GI值的食物有豆类、乳类，水果中的苹果、桃子、樱桃，全麦类食物如黑麦粒面包，等等；有代表性的高GI值的食物有西瓜、南瓜，各种精致米面制品如馒头、米饭等，即食食品中的面包、苏打饼干等。

值得注意的是，人体血糖短时间内快速达到峰值，对人体健康十分不利。因此，即使是身体健康血糖正常的人，在日常饮食生活中也要尽量避免高GI值的食物，尤其要少摄取甜食，如各种碳酸饮料（加碳酸和蔗糖的饮料）。

三、高血压患者的营养与膳食

（一）高血压的发生

高血压是一种以动脉血压升高为主要表现的心血管疾病。正常人的理想血压最佳标准是收缩压低于120mmHg、舒张压低于80mmHg，如果收缩压超过130mmHg、舒张压超过90mmHg的话，就可算是高血压。高血压是一种由遗传和环境多因素交互作用而形成的慢性疾病。其中，遗传因素大约占40%，环境因素大约占60%，环境因素主要与膳食有关。

高血压是中老年人健康和长寿的大敌，可以导致多种严重疾患的发生，如脑卒中、冠心病及肾功能损害等。高血压不易治愈，一旦患病往往持续十几年甚至终身不愈。

（二）高血压患者的膳食

1. 限制食盐

研究表明，人群中的食盐摄入量与高血压发病率显著相关。阿拉斯加爱斯基摩人的平均食盐摄入量低于4克，生活在那里的居民几乎没有高血压患者；日本南、北部居民饮食中食盐的摄入量每人每日平均分别为14克、28克，两地高血压的发病率分别为21%、38%。在我国几个地区人群饮食与血压关系比较调查也表明，人群高血压发病率与食盐摄入量呈正相关。我国建议每日食盐摄入量以不超过6克为宜。限制食盐的摄入量应成为预防高血压的重要措施，另外还要少吃含钠盐高的食品。

2. 多吃富含钾、钙的水果和蔬菜

人体血液中的钠是造成血压升高的主要因素，而钾能够置换出血液中的钠，从而有降低血压的效果。含钾丰富的食品有土豆、芋头、茄子、海带、莴笋、冬瓜、西瓜等；含钙丰富的食品有牛奶、酸牛奶、芝麻酱、虾皮、绿色蔬菜等。

3. 少饮酒

血压和饮酒之间存在正相关关系。过量饮酒（如每日饮用烈性白酒100毫升或者酒精50毫克以上）和长期饮酒者的平均血压及高血压患病率，均显著高于不饮酒的人群。高血压患者戒酒之后，血压可以缓慢下降，轻度高血压患者还可以降到正常范围。因此，节制饮酒对防治高血压、中风等均有好处。

4. 控制体重

血压与体重之间存在明显的正相关。肥胖者患高血压的危险是正常体重者的8倍，肥胖是导致血压升高的危险因素之一。因此，控制适宜体重对健康是非常有益的。经常进行体育锻炼，对维持和控制体重都有很好的效果。

5. 供给充足的优质蛋白质

科学研究证明，供给优质的蛋白质可降低高血压的发病率。如鱼类蛋白质可使高血压和脑卒中的发病率降低。

小资料5－7

高血压患者还要保持轻松愉快的心情

精神因素也是有关高血压发病的环境因素之一。现代科学已经证明，短期反复的过度紧张和精神刺激可诱发高血压，从事需要注意力高度集中、精神过度紧张职业的人（司机、交警、脑力劳动者等）都是高血压病的易感人群。因此，日常生活中要保持乐观情绪，宽以待人，遇事不要钻牛角尖；日常工作中也要尽量避免与人争胜，并且善于释放工作中的紧张压力。此外，生活还要有规律，要保证每天有充足的睡眠时间和充分的休闲时间，紊乱的生活作息可能会造成人体内分泌失调，从而导致血压升高。

四、痛风患者的营养与膳食

（一）痛风的发生

痛风是指嘌呤代谢紊乱或尿酸排泄障碍所导致的血尿酸浓度增高的一种疾病，主要表现为高尿酸血症、痛风性急性关节炎、关节畸形、肾结石等。一般情况下，男性血尿酸 > 420μmol/L、女性血尿酸 > 350μmol/L 时就可诊断为高尿酸血症。高尿酸血症是痛风发生的一个主要原因。痛风发生的原因有遗传因素和环境因素，环境因素主要与饮食相关。

（二）痛风患者的营养与膳食

1. 禁止食用富含嘌呤的食物

痛风患者在饮食上应遵循的首要原则就是严禁食用富含嘌呤的食物。富含嘌呤的食物主要有：畜禽内脏、鱼贝类、肉汁、肉汤、鸡精、芦笋、紫菜、香菇等。痛风患者的蛋白质来源可选用鸡蛋、牛奶。

2. 多吃水果，选择适当的蔬菜

痛风患者可以食用各种水果。蔬菜可食用白菜、韭菜、小黄瓜、茄子、萝卜、青椒、洋葱、番茄、木耳等品种。

3. 合理供给碳水化合物

碳水化合物可防止脂肪分解产生酮体，能促进尿酸的排泄。要提高痛风患者的碳水化合物的膳食比重，应占总能量的 60% 左右。谷类食物中的米面食品如米饭、馒头、面条等可以放心食用。此外，米面中也含有谷类蛋白质，可补充人体对蛋白质的需求。

4. 供给充足的水分

多饮水能促进尿酸的排出，防止尿酸结石的生成。晚上睡觉之前或半夜起夜时要饮一些水，由此防止尿液浓缩。痛风患者每天的饮水量应在 2 000 毫升以上。

5. 少喝酒和少吃刺激性食物

酒精可以使体内的乳酸增加。乳酸具有抑制尿酸排泄的作用，还能促使嘌呤分解提高血尿酸的浓度，从而诱发痛风发作。因此，痛风患者不宜饮酒，尤其是不宜饮用啤酒。香料和刺激性调料也是痛风患者不宜食用的食物。

6. 积极实施减肥计划

痛风患者一般比较肥胖，要注意减肥控制病情。减肥过程中要制订合理的减肥计划，循序渐进，避免体重减轻过快，防止脂肪分解过多导致酮酸中毒而诱发痛风发作。

五、高低温状态下人群的营养与膳食

（一）高温作业人员的营养与膳食

1. 及时补充水和矿物质

35℃左右的高温条件下，人体大量流失水分和矿物质，要及时给予补充。补充水分的办法最好是少量多次，这样能够使汗的排泄速度减慢，减少水分蒸发，切忌一次性大量饮水。在高温条件下每日由汗水中排出的氯和钠高达25克，如果不及时补充的话会造成人体循环衰竭和热痉挛等后果。补充盐量一般每日15～25克。此外，随汗液排出的还有钾、钙、镁和锌。在高温环境中长时间缺钾的话则十分容易中暑，所以应及时补钾。可以多吃富含钾的食物，如黄豆、黑豆、绿豆、小豆等豆类，其次是甜瓜、黄瓜、倭瓜等。锌在汗液中排出量相当多，如不及时补充，会使食欲减退，这样将影响人体对许多营养素的摄入量，导致耐暑力严重下降。高温环境中，每升汗液排出锌约1毫克，以每天排汗5升计算，则每日损失5毫克左右的锌。因此成年人在高温环境中工作，锌的供给量应提高到20毫克左右。

2. 补充各种维生素

维生素A有抑制体温上升的作用，所以高温环境中的人要增加维生素A的摄取。维生素B_1、维生素B_2和维生素C在高温环境中随汗液排出较多，也应及时补充。将食物制成各种汤是补充水、矿物质和维生素的有效方法。此外，新鲜的蔬菜和水果也是补充维生素和水分的有效措施。

3. 增加蛋白质和能量的摄入量

35℃左右的高温条件下，人体还会从汗液中排出大量的氮，从而出现负氮平衡，而失水又促进组织蛋白分解，尿氮排泄量增多。此外，高温下粪便中排出氮也增多。因此，高温条件下人体要补充蛋白质。在高温条件下人体蛋白质的摄取量应占膳食中总能量的14%左右。在高温环境中，基础代谢发生改变，人体需要摄入更多的能量，一般情况下，高温条件下人体对能量的需要量比平时增加10%左右。

（二）低温作业人员的营养与膳食

首先，低温作业人员要大量补充能量。除了日常正餐之外，低温条件下作业的人员还需适当加餐，并适当地食用富含能量的食物来增加能量的摄入量。从食物的种类来看，谷类食物对低温环境下的工作人员较为重要，因为碳水化合物能较快地释放能量，所以每日应摄取充足的谷类食物如米面食品；脂肪、蛋白质的摄入量应高于常温下作业人员的摄入量，并且蛋白质要以优质的动物蛋白质为主。其次，低温作业人员还需要补充维生素和矿物质。在低温环境下更应该多吃一些新鲜水果和蔬菜来补充水溶性维生素和矿物质，还要尽量选择牛奶、鸡蛋、动物肝脏等富含钙和维生素 A 的食物，也可以在医务人员指导下补充维生素制剂。最后，保持胃的充盈和饱腹感有助于抵御寒冷，所以，低温环境下的工作人员每餐都要尽量吃饱。

课后习题

一、选择题

1. 属于地中海式膳食结构的国家有（　　）。

A. 意大利　　B. 法国　　C. 希腊　　D. 伊拉克

2. 关于我国平衡膳食宝塔说法正确的是（　　）。

A. 五层宝塔　　B. 最底层对谷类食物提出建议

C. 最顶层对食用油和食盐提出建议　　D. 对运动和饮水也有建议

3. 我国膳食指南建议男性每天饮酒不超过（　　）。

A. 15 毫克酒精　　B. 20 毫克酒精　　C. 25 毫克酒精　　D. 30 毫克酒精

4. 中式烹调加醋的益处有（　　）。

A. 保护维生素　　B. 提高矿物质的吸收率

C. 醋可以杀菌　　D. 提高菜肴的风味

二、思考题

1. 简单说明营养配餐的含义。
2. 说明营养配餐的理论依据。
3. 中式宴会对菜肴和酒水配备有何要求？
4. 烹调过程中营养素的保护措施有哪些？
5. 简单说说世界上主要的膳食结构类型。
6. 中国居民膳食指南的具体内容是什么？
7. 画出平衡膳食宝塔，并简单说明宝塔各层的食物特点。
8. 体质指数判定肥胖有哪些局限性？
9. 简单说明肥胖的原因有哪些？
10. 高血压患者的营养与膳食有哪些特点？
11. 糖尿病患者的膳食特点有哪些？
12. 痛风患者的营养与膳食有哪些特点？

三、实训题

吴发是个英俊健美的男大学生，每天的学习生活属于轻体力活动水平，能量的需要量大约为 8 350 千焦（2 000 千卡）。下表是他一天的膳食组成，请你根据表中的食物种类和数量，对该菜单进行营养学评价。

餐次	食物	原料用量	餐次	食物	原料用量	餐次	食物	原料用量
早餐	烙饼	面粉 80 克，色拉油 5 克	午餐	肉片炒青椒	青椒 100 克，瘦猪肉 100 克，色拉油 6 克	晚餐	西红柿炒鸡蛋	西红柿 125 克，鸡蛋 90 克，色拉油 7 克
	火腿	猪肉 30 克，淀粉 20 克						
	酸奶	150 克		水果	猕猴桃 100 克		水果	香蕉 100 克
	苹果	100 克		熏干拌芹菜	熏干 30 克 芹菜 100 克 色拉油 5 克		韭菜豆腐汤	韭菜 25 克，南豆腐 30 克，色拉油 3 克
				馒头	面粉 120 克		米饭	大米 100 克

第六章

食品安全学基础

学习目标

1. 了解目前我国禁止使用的非食用的添加剂。
2. 了解防止食品腐败变质的方法。
3. 理解细菌性食物中毒的特点。
4. 深刻理解当前食品污染的特点。
5. 掌握目前我国食品添加剂使用存在的问题。
6. 掌握新的食品生产手段存在的食品安全问题。
7. 了解食源性疾病的含义及范畴。
8. 了解各种人畜共患的疾病特点。
9. 理解食源性疾病爆发的因素。
10. 深刻理解食物中毒及其流行病学特点。
11. 掌握各种引起食物中毒的食源及预防措施。

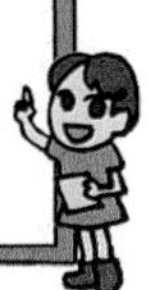

引例

你应知道：哪些因素影响食品安全?

现在中国的消费者经常对食品产生各种疑虑，因为总是有各种各样的食品安全问题被曝光。以下是最近一段时间报纸上刊登的与食品污染相关的新闻：为了加快牲畜的生长速度，在饲料里添加生长激素；为了奶牛乳房不发生炎症而给奶牛注射抗生素；为了食品饮料的颜色诱人而添加各种色素；为了蔬菜水果免遭害虫的侵扰过量喷洒农药，等等。所有这些现象使人们心里总是担心：现在的食品营养价值高吗？它们安全吗？不会被污染吗？食品中的添加剂对人体有没有害？消费者从市场上购买食品，目的是要从中获得营养和健康，可是，如果食品里含有太多的不安全因素，那么，不但营养没有得到，糟糕的是还有可能得各种致命的疾病！有谁不关心自己的健康？又有谁愿意得病？要想提高舌尖上的食品安全保险系数，就得知道哪些因素影响着食品安全。

由微生物引起的食物中毒。微生物中有许多对人体健康有害的致病菌，其中“名气”较大的、经常露脸的是沙门氏菌和大肠杆菌，它们经常出现在食物中毒的相关报道之中。沙门氏菌能够污染的食物十分普遍，在鸡蛋、肉、家禽、牛奶、虾、巧克力等食物中能够生长繁殖，是微生物引起的食物中毒的主力军。大肠杆菌是工业化生产的食品检测指标菌，食品中一旦检测出大肠杆菌，就意味着该食品的生产环境可能被生物的粪便污染，这样的生产环境无法保证食品安全。过去，我们中国人习惯吃热和熟的食物，在餐桌上经常有“趁热吃”的劝告，有时尽管食物污染上了这些致病菌，但是经过加热烹调之后，这些致病菌绝大部分被杀死，对人体的毒害作用也就极低，所以说中国人传统的烹调方式是有利于食品安全的。欧美人喜欢吃新鲜的半熟的肉，这些肉中一旦污染沙门氏菌或大肠杆菌的话，由于加热时间短和加热温度低，不足以杀死污染致病菌，这样的食物进入人体后，就会发生细菌性食物中毒。细菌性食物中毒的表现一般呈现胃肠炎症状，伴有呕吐和腹泻现象的发生。不过，细菌性食物中毒中有个厉害角色——肉毒中毒，人食用了肉毒杆菌污染的食品之后，其结果可能是致命的。肉毒杆菌毒素毒性强烈，即使中毒患者得到及时治疗，也会留下终身不愈的后遗症。防止微生物引起的食物中毒有“三个法宝”：防止污染、低温贮存、彻底加热烹调。

由工业“三废”和化学农药引起的食物中毒。工业“三废”中含有许多对人体健康有严重危害的有毒金属物，如汞、铅、镉等，这些有害金属污染环境之后，对农作物、水产品都会产生污染。化学农药也是如此。对健康成年人来说，这些化学污染物对健康造成的危害可能比较小，但是婴幼儿和儿童，由于他们的体重轻、身体内解毒系统发育的不成熟，化学污染会给他们的健康带来极大的危害。由于家畜和家禽的脂肪组织能够富集化学污染物，所以日常饮食生活中要注意尽量少食用动物脂肪，烹调之前除去肉中的脂肪会减少摄入化学污染物的风险。水果果皮也可能带有化学污染物，可以通过吃前削去果皮的措施增加食品安全性。

最令人切齿痛恨的是人为地向食品中掺假掺杂的疯狂行为。为改善食品的色香味形，国家出台法律允许在食品中添加一些天然或化学合成物质，及允许使用食品添加剂。可是，某些人为了金钱利益，罔顾广大民众的身体健康，丧心病狂地向食品中添加各种杂物。在我国2008年发生的“三聚氰胺事件”就是一些不法分子向牛奶中人为添加有毒物质三聚氰胺，结果引起多名婴幼儿死亡的恶性食品安全事件。当前，《中华人民共和国食品安全法》已经明文规定，对在食品中违法添加各种杂物，造成严重后果的不法犯罪分子，最高刑罚可以判处死刑。

此外，大自然也会安排一些天然食物产生抵抗疾病、虫害和天敌的天然毒素。尽管现实生活中很少有人因此而中毒，但是潜在危害却是我们不可忽视的。豆类、马铃薯和某些蔬菜中就含有一些对人体健康具有潜在危害的物质。每年在特定的时期，海产贝类会受到赤潮毒素的影响携带有毒物质，食用这样的海产品的人可能会发生疟疾。

最后，如果你是一个旅游者，你更要重视旅途中的食品安全问题。据世界旅游组织统计，旅游者在卫生条件较差的旅游目的地可能会发生与腹泻有关的食物中毒。在旅途中，这样的疾病发生一次就足够影响你旅游全程。为此，在旅游行程开始前后你要做到以下几点：旅游开始之前，询问一下内科医生生病的备用药品；旅途中要注意个人卫生，经常用肥皂洗手，尤其是在吃饭之前或是处理食物之前必须这样做；只食用烹调成熟的食品。如果要品尝新鲜的水果和蔬菜，请记住要清洗干净，削皮之后再食用；要注意水及其冰的卫生。如果你能够遵守以上建议的话，你将会有一个顺畅的旅游生活。

第一节　食品污染

一、食品污染的分类、特点与预防

（一）食品污染的分类

所谓食品污染，就是指危害人体健康的有害物质进入正常食物的过程。正常情况下，在人类经常食用的食物种类当中不含有害物质（或者有害物质的含量极少，人体器官能够把它们分解代谢），不致对人体产生危害。但是，食物从生长到收获，从农田到餐桌，在生产、加工、贮存、运输、销售、烹调等各个环节中，可使某些有害物质污染食品，致使食品的营养价值降低，并可能对人体健康造成危害。污染食品的有害物质，按其性质可分为生物性污染、化学性污染和物理性污染三大类。

1. 生物性污染

（1）微生物性污染。主要包括细菌及细菌毒素、霉菌及霉菌毒素等。一些致病菌主要来自病人、病畜和带菌者。通过空气、土壤、水、食具、患者的手或排泄物污染食品。霉菌在自然界分布广泛，有病害的农作物、空气、土壤及容器都可使食品受到霉菌污染。

（2）寄生虫及虫卵的污染。通过污染食品而危害于人的寄生虫有蛔虫、绦虫、襄虫、中华枝睾吸虫等。寄生虫及虫卵的污染一般是通过病人、病畜的粪便污染水源或土壤后，再污染食品或直接污染食品。各种食品都有可能受到寄生虫及其虫卵的污染，从而使人致病，特别是肉类及水产食品。

(3) 昆虫污染。当食品和粮食贮存的卫生条件不良，缺少防蝇、防虫设备时，食品很容易被昆虫产卵，滋生各种害虫。昆虫除作为病原体和中间寄主外，由于多数有翅、可飞，所以在传播疾病中更具有其独特的作用。

2. 化学性污染

污染食品的有害化学物质，主要包括一些金属毒物以及其他无机和有机化合物，如汞、镉、铅、砷和亚硝胺类、多环芳烃类、酚、硒、氟及一些目前尚不清楚的各种有毒物质等。

化学性污染一般有以下几种来源：途径一，工业“三废”（废水、废气、废渣）污染农作物和周围水系，通过食物链污染食物；途径二，化学农药的广泛应用，使食品受到污染或残留；途径三，食品的容器和包装材料，由于其中含有不稳定的有害物质，在接触食物时，可被溶解而污染食品。

3. 物理性污染

某些杂物如砂石、木块等杂物由于各种原因可能污染食品。此外，由于核能工业的发展，人工放射性同位素的应用，以及大量核试验等经常污染环境，放射性物质直接或间接地污染食品，其中一部分可通过食物链进入人体。

食物中的污染来源参见图 6－1。

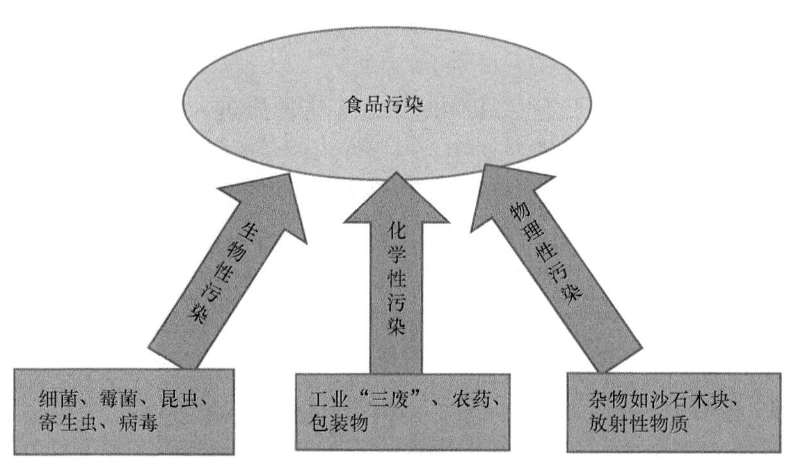

图 6－1　食品污染的来源示意图

（二）食品污染的特点

首先，污染食品的因素中，化学性物质的污染占主要地位。其次，污染具有生物富集达到高浓度的能力。即污染物从一种生物转移到另一种生物时，浓度可以不断积聚增高，轻微的污染过程经生物富集（参见表6－2）作用后，最终对人体造成的危害可能非常严重。最后，当前食品污染对人体健康的危害，除了以急性毒性作用偶然发现之外，慢性毒性较为普遍。

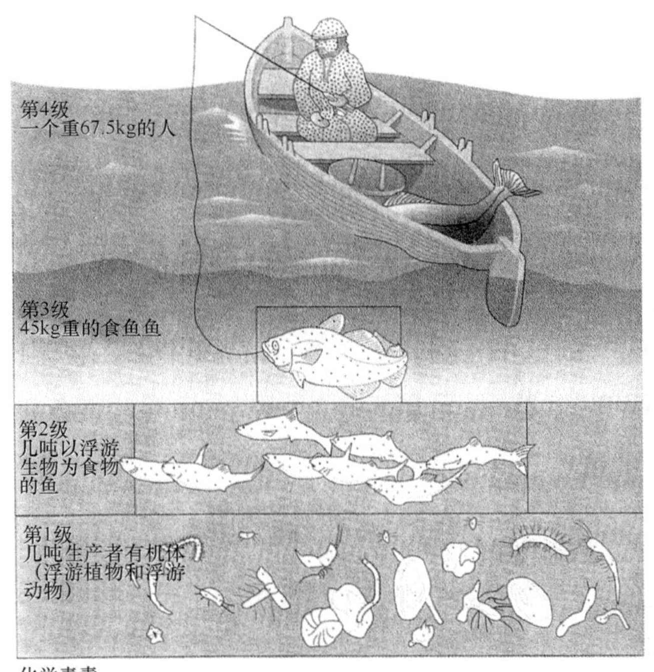

图6－2 食物链中污染物在生物体内的积累

（三）食品污染对人体健康的危害

食品污染及其对人体健康的危害，涉及面相当广泛。如食品受病原微生物污染，在食品上大量繁殖或产生毒素时，可引起食物中毒。如果食品被某有害化学物质所污染，含量虽少，但当长期连续地通过食物作用于人体，可表现为急性中毒、慢性中毒、致畸、致突变、致癌等潜在性危害。我国规定，食品当中的各种污染物的含量应符合《食品中污染物限量》（GB2762—2012）的要求。

（四）食品污染的预防措施

为了控制和防止有害物质对食品的污染，消除食品中存在的有害因素，不断提高食品的卫生质量，必须采取以下措施：

（1）宣传普及食品污染的危害。大力进行防止食品污染的宣传教育，经常组织食品企业从业人员，进行卫生知识讲座，使他们懂得食品污染的危害，自觉地做好防止食品污染的工作。

（2）依法监督管理。根据《中华人民共和国食品安全法》，有关部门应对食品企业（食品加工厂和商店）、餐饮行业、公共食堂进行日常食品安全监督，一旦发现不符合食品安全标准的食品，应及时找出污染原因并按照规定进行处理。

（3）加强环境保护。依据《中华人民共和国环境保护法》，加强对工业“三废”的管理，凡不符合排放标准的“三废”不得任意排放，以杜绝“三废”对食品的污染。

（4）加强对食品包装材料和容器具的卫生管理。执行运输和贮存的食品安全国家标准，确保食品在运输和贮存过程中不受污染和受潮霉变或变质。

（5）加强日常卫生检疫工作。卫生检疫部门做好肉品检验工作，严禁病死禽畜肉进入市场，发现病畜禽及肉品应立即进行相关处理。

（6）应用新科技成果。应采用高效、低毒、低残留的化学农药或其他防治方法，以取代高残留的农药，减少对环境的污染和在生物体内的储留。

二、食品的生物性污染

（一）细菌性污染

1. 致病菌污染

致病菌对食品的污染有两种情况，第一种是生前感染，如奶、肉在禽畜生前即潜存着致病菌。主要有引起食物中毒的肠炎沙门菌、猪霍乱沙门菌等沙门菌；也有能引起人畜共患的结核病的结核杆菌、布氏病（波状热）的布鲁杆菌、炭疽病的炭疽杆菌。第二种是外界污染，致病菌来自外环境，与畜体的生前感染无关。主要有痢疾杆菌、副溶血性弧菌、致病性大肠杆菌、伤寒杆菌、肉毒梭菌等。

2. 条件致病菌污染

通常情况下不致病，但在一定的特殊条件下才有致病力的细菌。常见的有葡萄球菌、链球菌、变形杆菌、韦氏梭菌、蜡样芽孢杆菌等。能在一定条件下引起食物中毒。

3. 非致病菌污染

在自然界分布极为广泛，在土壤、水体、食物中更为多见。食物中的细菌绝大多数都是非致病菌，这些非致病菌中，有许多都与食品腐败变质有关。能引起食品腐败变质的细菌称为腐败菌，是非致病菌中最多的一类。

（二）食品的腐败变质

食品的腐败变质是指食品在一定环境因素影响下，主要由微生物作用而引起食品成分和感官性状发生改变，降低或失去营养价值或商用价值的过程。

1. 食品腐败变质的原因

食品本身的组成和性质。动植物食品本身含有各种酶类，在适宜温度下酶类活动增强，使食品发生各种改变，如新鲜的肉和鱼的后熟，粮食、蔬菜、水果的呼吸作用。这些作用可引起食品组成成分分解，加速食品的腐败变质。

环境因素。主要有气温、气湿、紫外线和氧等。环境温度不仅可加速食品内的化学反应过程，而且有利于微生物的生长繁殖。水分含量高的食品易于腐败变质。紫外线和空气中的氧均有加速食品组成物质氧化分解作用，特别是对油脂作用尤为显著。

微生物的作用。在食品腐败变质中起主要作用的是微生物。除一般食品细菌外尚包括酵母与真菌，但在一般情况下细菌常比真菌和酵母占优势。微生物本身具有能分解食品中特定成分的酶，一种是细胞外酶，可将食物中的多糖、蛋白质水解为简单的物质；另一种是细胞内酶，能将已吸收到细胞内的简单物质进行分解，产生的代谢产物使食品具有不良的气味和味道。

2. 食品腐败变质的后果

食品腐败变质时，首先使感官性状发生改变，如刺激气味、异常颜色、酸臭味以及组织溃烂、黏液污染等。其次食品成分分解，营养价值严重降低，不仅蛋白质、脂肪、碳水化合物，而且维生素、无机盐等也有大量破坏和流失。

再者，腐败变质的食品一般都有微生物的严重污染，因而增加了致病菌和产毒真菌存在的机会，极易造成食源性疾病和食物中毒。至于食品腐败后的分解产物对人体的直接毒害，主要有某些鱼类腐败产物的组胺与酪胺引起的过敏反应、血压升高，脂质过氧化分解产物刺激胃肠道而引起胃肠炎，食用酸败的油脂引起食物中毒等。腐败的食品还可为亚硝胺类化合物的形成提供大量的胺类。有机酸类和硫化氢等一些产物虽然在体内可以进行代谢转化，如果在短时间内大量摄入也会对人体产生不良影响。

3. 预防食品腐败变质的措施

（1）低温防腐。低温可以抑制微生物的繁殖，降低酶的活性和食品内化学反应的速度。低温防腐一般只能抑制微生物生长繁殖和酶的活动，使组织自溶和营养素的分解变慢，并不能杀灭微生物，也无法破坏酶活性，食品质量变化并未完全停止，因此保藏时间应有一定的期限。一般情况下，肉类在4℃可存放数日，0℃可存放7～10天，－10℃以下可存放数月，－20℃可保存更长时间。但鱼类如需长时间保存，则需在－25～－30℃为宜。

（2）高温灭菌防腐。食品经高温处理，可杀灭其中绝大部分微生物，并可破坏食品中的酶类。如结合密闭、真空、迅速冷却等处理，可有效地控制食品腐败变质，延长保存时间。高温灭菌防腐主要有高温灭菌法和巴氏消毒法两类。高温灭菌法的目的在于杀灭微生物，如食品在115℃左右的温度，大约20分钟，可杀灭繁殖型和芽孢型细菌，同时可破坏酶类，获得接近无菌的食品，如罐头的高温灭菌常用100～120℃。巴氏消毒法是将食品在60～65℃加热30分钟，可杀灭一般致病性微生物，亦有用80～90℃加热30秒或1分钟的高温短时巴氏消毒法以及130～135℃加热3～4秒的超高温瞬时灭菌法。巴氏消毒法多用于牛奶和酱油、果汁、啤酒及其他饮料，其优点是能最大限度地保持食品原有的品质。

(3) 脱水与干燥防腐。将食品水分含量降至一定限度以下（如细菌为10%以下，霉菌为13%～16%以下，酵母为20%以下），微生物则不易生长繁殖，酶的活性也受抑制，从而可以防止食品腐败变质。这是一种保藏食品较常用的方法。脱水采取日晒、阴干、加热蒸发、减压蒸发或冰冻干燥等方法。日晒法虽然简单方便，但其中的维生素几乎全部损失。冰冻干燥（又称真空冷冻干燥、冷冻升华干燥、分子干燥）是将食物先低温速冻，使水分变为固冰，然后在较高的真空度下使固态变为气态而挥发。此种方法可使大多数食品几乎可长期保藏，既保持食品原有的物理、化学、生物学性质不变，又保持食品原有的感官性状。食用时，加水复原后可恢复到原有的形状和结构。

(4) 提高渗透压防腐。常用的有盐腌法和糖渍法。盐腌法可提高渗透压，微生物处于高渗状态的介质中，可使菌体原生质脱水收缩并与细胞膜脱离而死亡。食盐浓度为8%～10%时，可停止大部分微生物的繁殖，但不能杀灭微生物。杀灭微生物需要食盐的浓度达到15%～20%。糖渍食品是利用高浓度(60%～65%)糖液，作为高渗溶液来抑制微生物繁殖。不过此类食品还应在密封和防湿条件下保存，否则容易吸水，降低防腐作用。糖渍食品常见的有甜炼乳、果脯、蜜饯和果酱等。

(5) 提高氢离子浓度防腐。大多数细菌一般不能在pH4.5以下正常发育，故可利用提高氢离子浓度的办法进行防腐。提高氢离子浓度的方法有醋渍和酸发酵等。多用于各种蔬菜和黄瓜。醋渍法是向食品内加食醋，酸发酵法是利用乳酸菌和醋酸菌等发酵产酸来防止食品腐败。

(6) 添加化学防腐剂。化学防腐剂属于食品添加剂，其作用是抑制或杀灭食品中引起腐败变质的微生物。由于化学防腐剂中某些成分对人体有害，因此在使用时只应限于我国规定允许使用的几种防腐剂，例如苯甲酸及其钠盐、山梨酸及其钠盐、亚硫酸及其钠盐类以及对羟基苯甲酸酯类等。

小资料6－1

辐照保藏防腐的优点

食品辐照保藏是20世纪40年代开始发展起来的一种新的保藏技术，主要利用^{60}Co（即钴60）、^{137}Cs（即铯137）产生的γ射线及电子加速器产生的电子束作用于食品进行灭菌、杀虫、抑制发芽，从而达到食品保鲜并延长食品保存期限的目的。食品辐照的优点是穿透力强。对于隐藏在食物深处（如水果核）的害虫，化学熏蒸是无法杀死的，但是γ射线却可以穿透食物，轻而易举地杀灭隐藏在其中的有害细菌微生物。此外，辐照杀菌被称为“冷加工”，可以最大限度保存食物的原有品质，同时处理大量的产品，因此效率非常高。

（三）食品细菌污染的指标

反映食品被细菌污染的主要指标有细菌总数、大肠杆菌（或大肠菌群）和致病菌。其中，细菌总数是食品的一般卫生指标；大肠杆菌是食品被粪便污染的指标；致病菌则能标示食品对人体危害程度，食品安全国家标准规定食物中不得检出致病菌，否则为不合格食品。

1. 细菌总数

细菌总数是指单位（克、毫升或平方厘米）检样中细菌的个数，并不考虑其种类。它用来作为食品被污染程度即洁净状态的标志，为食品卫生监督和管理提供了判定依据。但并不能将食品中的全部细菌数都反映出来。

2. 大肠菌群

大肠菌群来自人或温血动物的粪便，若食品中检出大肠菌群，则表示食品曾受到人或动物粪便的污染。我国采用每100克、100毫升或100平方厘米的检样中所含大肠菌群的数量来表示。大肠菌群数的高低，能够客观地表明食物受到粪便污染的程度，同时也能够展示出污染食物对人体健康危害风险的大小。

3. 致病菌

致病菌是严重危害人体健康的一种指标菌。在实际工作中，常常根据具体情况，有针对性地检验某种致病菌，如对于罐头，常检验肉毒梭菌；对于肉禽蛋类，常检验沙门氏菌。由于致病菌严重危害人体健康，从食品卫生角度讲，食品中不允许有任何致病菌，一旦检出，则该食品卫生质量不合格。目前食品中经常检验的致病菌有沙门氏菌、副溶血性弧菌、致病性大肠杆菌、金黄色葡萄球菌、志贺氏菌等。

（四）霉菌与病毒对食品的污染

1. 霉菌

（1）概况。霉菌广泛分布于自然界，大多数对人体无害，但某些霉菌污染食品后，会产生有毒的代谢产物——霉菌毒素，当人体进食被霉菌毒素污染的食品后，健康便受到损害。目前已知的霉菌毒素约100种以上。

霉菌毒素对食品的污染并无传染性，目前已被确认致使试验动物致癌或病变的霉菌毒素主要有：黄曲霉毒素、杂色曲霉素、岛青霉素、展青霉素、桔青霉素等，以黄曲霉素危害最大。

（2）黄曲霉污染食品的情况。黄曲霉毒素主要污染粮油及其制品，各种植物性、动物性食品也被广泛污染。如花生、花生油、玉米、大米、棉籽被污染严重，胡桃、杏仁、榛子、高粱、小麦、黄豆及豆类、马铃薯、蛋、乳及乳制品、干的咸鱼以及辣椒等均有被黄曲霉毒素污染的报道。

（3）黄曲霉毒素的毒性。黄曲霉毒素是一种剧毒物质，其毒性比氰化钾还高。人摄入大量黄曲霉毒素可发生急性中毒使肝脏受损；长期少量持续摄入黄曲霉毒素可导致纤维组织增生。有许多实例证实人类因食用污染严重的黄曲霉毒素食品而引起急性中毒。

（4）黄曲霉毒素的致癌性。我国肝脏发病率高的地区，居民食物中黄曲霉毒素污染也十分严重，黄曲霉毒素实际摄入量远远高于肝病发病率低的地区。在东南亚、泰国等地调查不同地区的熟食及市售食品，结果显示，食物中黄曲霉毒素含量高低与肝癌发病率相关性很高。

（5）防霉及去毒措施。首先是防霉。避免食品被霉菌毒素污染最根本的是防止食品霉变，而防霉措施主要应从霉菌生长所需的条件——温度、湿度、空气着手，化学熏蒸剂及γ-射线照射防霉效果好且安全，但必须按规定剂量及方法使用；其次是去毒。黄曲霉毒素耐热，在一般烹调加工温度下不能将其去除，应采用剔除霉粒、碾压加工、适当搓洗及物理吸附等方法去除。

2. 食品的病毒污染

病毒不仅在自然环境，如土壤、水体、空气中存在，而且在一些物品和金属仪器上也存在，其存在时间的长短与病毒种类和污染程度有关。病毒性疾病既可以通过食物、粪便传染，还可以通过衣物、接触、空气等感染，说明病毒存在的普遍性。研究表明，无论在哪种食品上残存的病毒，一旦遇到相应的寄主，病毒到达寄主体内即可产生爆发性的繁殖，引起相应的病毒病。为避免疾病的发生，食品生产企业需要妥善管理食品原料产地生产加工的环境条件，消费者在食用过程中也要关注餐厅和厨房的卫生状况，时刻关注食品安全确保身体健康。

三、食品的化学性污染

（一）农药污染

农药能防治病、虫、鼠害，提高农畜产品产量，是获取农业丰收的有效措施。但是，农药如果使用不当，如超剂量使用农药或违规使用剧毒农药，对自然环境和食品就会造成农药污染。农药对食品安全的直接影响主要是农药残留问题。施用农药后，在食品表面及食品内残存的农药及其代谢物、降解物或衍生物，统称为农药残留。正常人一旦食用了含有农药残留的食品，如果农药残留剂量大的话可能引起急性食物中毒，农药残留剂量少但如果长期摄入的话也可能产生致畸、致癌和致突变的严重后果。我国规定，食品当中的农药污染物的含量应符合《食品中农药最大残留限量》（GB2763—2014）的要求。

1. 农药污染途径

（1）直接污染。喷洒农药可造成农作物表面黏附污染，被吸收后转运至各个部分而造成农药残留。农作物被污染的程度与农药的性质、剂型、施用方法及浓度和时间有关。

（2）间接污染。由于大量施用农药以及工业“三废”的污染，大量农药进入空气、水体和土壤，成为环境污染物。农作物长期从污染的环境中吸收农药，可引起食品农药污染。

（3）生物富集作用与食物链。食物链是指在生物生态系统中，由低级到高级顺次作为食物而联结起来的一个生态链条。某些化学物质在沿着食物链转移的过程中产生生物富集作用，即每经过一种生物体，其浓度就有一次明显的提高。生物富集作用以水生生物最为明显（参见图6－2）。

2. 食品中农药残留及其毒性

（1）有机氯农药对人体的危害。有机氯是最早使用的一种农药，主要有六六六及DDT等，在环境中稳定性强，不易降解，在环境和食品中残留期长，如DDT在土壤中消失95%的时间需3～30年（平均10年）。

有机氯农药是脂溶性农药，不溶于水，这也是它自然降解时间长的原因。在通过食物链进入体内后，主要蓄积于脂肪组织中。有机氯农药多数属于中等毒或低毒。急性中毒时，主要表现为神经毒作用，如震颤、抽搐和瘫痪等。有机氯农药主要侵害人体的肝、肾和神经系统等。此外，有机氯农药能诱发细胞染色体畸变，代谢产物具有一定致癌作用。

（2）有机磷农药对人体的危害。有机磷农药是目前使用量最大的一种杀虫剂，常用产品是敌百虫、敌敌畏、乐果、马拉硫磷等。大多数有机磷农药的性质不稳定，易迅速分解，残留时间短，在生物体内也较易分解，故在一般情况下少有慢性中毒。

有机磷农药对人的危害主要是引起急性中毒。有机磷属于神经性毒剂，可通过消化道、呼吸道和皮肤进入体内，经血液和淋巴转运至全身。所以，向农作物喷洒农药时一定要做好各种相应的安全防护措施。

（3）拟除虫菊酯类。本类产品是人工合成的除虫菊酯，可用作杀虫剂和杀螨剂，具有高效、低毒、低残留、用量少的特点。目前大量使用的产品有数十个品种，此类农药由于施用量小、残留低，一般情况下少见中毒，偶发的急性中毒事件则多是由于误服或生产性接触所致。

（4）氨基甲酸酯类。这类农药属中等毒性的农药，目前使用量较大，主要用作杀虫剂。该类农药的特点是药效快、选择性高，对害虫具有显著的杀死效果，但是对温血动物、鱼类和人的毒性较低，并且容易被土壤中的微生物分解，在体内不蓄积或很少蓄积。不过，值得注意的是，此类农药也存在致命的隐患，在弱酸条件下农药可与亚硝酸盐结合生成亚硝胺，对人体有潜在致癌作用。

3. 预防措施

首先，大力发展高效、低毒、低残留农药。高效就是用量少但杀虫效果好；低毒则是指对人畜的毒性低，不致癌、不致畸、不产生特异病变；低残留是农药在施用后降解速度快，在食品中残留量少或基本不残留。

其次，合理使用农药。按照农药安全使用标准和农药合理使用准则的规定使用农药，严格遵守常用农药的最高用药量或最低稀释倍数、最高使用次数和安全间隔期（最后一次施药到距收获时的天数）。

最后，还要加强对农药的生产经营和管理，限制农药在食品中的残留量。

残留农药进入食品的可能途径参见图 6－3。

小资料 6－2

DDT：功大于过的农药

DDT 最早是由德国化学家于 1874 年合成的，直到 1939 年才发现它有杀虫作用，而且杀虫效果十分高，在热带和亚热带地区，DDT 被推崇为消灭害虫和昆虫传染病的灵丹妙药，发明者因此被授予了诺贝尔奖。

起初，人们认为 DDT 对人体健康无害。可是，随着应用的普及推广，发现 DDT 溶解于油脂中的话，就变得十分容易被人体吸收，而且毒性也增强许多。如果无意吞食含有 DDT 的食物，DDT 便会贮存在人体的脏器器官里，如肾上腺、睾丸、肝脏、肠系膜内，对人体健康的伤害极其巨大！DDT 的污染十分广泛，在南极的海豹和企鹅身体内都检测到它的存在。DDT 不仅是剧毒农药，而且它的残留期可长达几十年，毒性甚至可维持上百年！我国已于 1983 年停止生产，1984 年停止使用。

（二）兽药污染

目前，在世界上污染食品的兽药主要有抗生素类（如青霉素、四环素、链霉素等）、磺胺药类、呋喃药类、抗球虫药、激素药类和驱虫药类等类别。我国食品中兽药污染最高限量参见《食品中污染物限量》（GB 2762—2012）。

1. 兽药污染食物的主要途径

途径一：为预防和治疗禽畜疾病用药，由于药量超标或者用药后距宰杀时间间隔过短，导致药物残留于动物体内而污染食品。

途径二：饲料添加剂中为预防牲畜疾病而添加的兽药尽管数量少，但是长期喂养动物，也会造成药物逐渐残留在动物体内，从而引起肉、乳、蛋等动物性食品的污染。

2. 兽药污染食品对人体的危害

主要危害体现在以下几方面：首先，损害人体脏器组织，如磺胺类药物可引

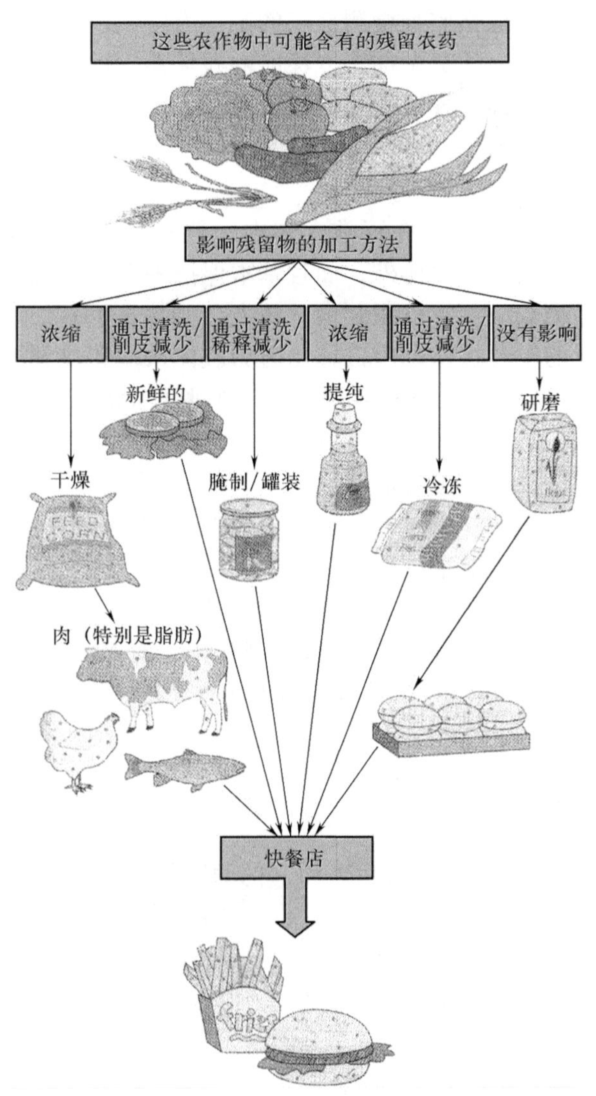

图 6－3 残留农药进入食品的可能途径

起肾脏损害；其次，过敏反应和变态反应，如呋喃类引起人体的不良反应就是胃肠反应和过敏反应；最后，兽药污染还会令正常人体产生耐药性、体内菌群失调等。人体摄入被兽药污染的动物性食品，兽药的积蓄会使菌群平衡失调，从而导致人体发生疾病。此外，严重的兽药污染对人体还有致畸、致突变作用。

3. 预防兽药污染食品的措施

首先，加强药物的合理使用规范，严格规定休药期并制定动物性食品药物的最大残留限量；其次，加强监督检测部门的工作力度，定期监控动物性食物的兽药残留状况；最后，适当的烹调加工方法能够破坏动物性食品内残留的兽药，如加热烹调、低温冷藏等都可降低兽药的残留量。

（三）有毒金属污染

1. 汞

（1）毒性与危害。微量汞在正常人体内一般不致引起危害，进入体内的汞可以从尿、粪便、汗液中排出体外，而且基本保持平衡。无机汞的吸收率低，因此其对人体的毒性也较小。有机汞则毒性较大，尤其是甲基汞对人体的危害程度更甚。甲基汞中毒的主要症状，中毒开始时为肢体末端和口唇周围麻木、有刺痛感，并出现手部动作、知觉、视力等障碍，同时伴有语言、步态失调等现象出现。中毒严重的患者甚至会发生全身瘫痪、精神紊乱，死亡的概率极高，即使治愈存活下来也会留下终身不愈的后遗症。

（2）汞的来源。进入人体的汞主要来自被污染的食品，其中，被污染的鱼虾贝是人体食物中汞的主要来源途径。环境中的微生物特别是污泥中的某些微生物群可以使毒性低的无机汞转变成毒性高的甲基汞。

（3）预防措施。为使食品中汞含量控制在卫生标准下，必须禁止使用含汞农药；对含汞的工业“三废”进行无害化处理；加强食品中汞的监测，特别是水产品的监测。

小资料 6－3

日本“水俣病事件”的罪魁祸首：汞

日本熊本县水俣湾外围的“不知火海”是被九州本土和天草诸岛围起来的内海，那里海产丰富，是渔民们赖以生存的主要渔场。水俣镇是水俣湾东部的一个小镇，有 4 万多人居住，周围的村庄还居住着 1 万多农民和渔民。“不知火海”丰富的渔产使小镇格外兴旺。

1925 年，日本氮肥公司在这里建厂，后又开设了合成醋酸厂。工厂一直把没有经过任何处理的废水排放到水俣湾中。到了 1956 年，水俣湾附近发现了一种奇怪的病。这种病症最初出现在猫身上，被称为“猫舞蹈症”。病猫步态不稳，抽搐、麻痹，甚至跳海死去，被称为“自杀猫”。随后不久，此地也发现了患这种病症的人。患者由于脑中枢神经和末梢神经被侵害，轻者口齿不清、步履蹒跚、面部痴呆、手足麻痹、感觉障碍、视觉丧失、震颤、手足变形，重者精神失常，或酣睡，或兴奋，身体弯弓高叫，直至死亡。当时这种病由于病因不明而被叫作“怪病”。

这种“怪病”就是日后轰动世界的“水俣病”，是最早出现的由于工业废水排放污染造成的公害病。“水俣病”的罪魁祸首是有毒金属汞。化学工业需要使用含汞（Hg）物质作为催化剂，这使排放的废水中含有大量的汞。当汞在水中被水生物食用后，会转化成甲基汞。经过几十年的无节制的污染物排放，甲基汞在水俣湾里的含量达到令人瞠目结舌的程度，水俣湾的甲基汞含量已经达到了足以毒死日本全部人口2次还富富有余的程度！水俣湾由于常年的工业废水排放而被严重污染了，水俣湾里的鱼虾类也由此被污染了。这些被污染的鱼虾通过食物链又进入了动物和人类的体内，人再吃了被污染的鱼虾，最终造成严重的汞中毒。更为可怕的是，尽管当地有些婴儿没有吃被污染的鱼虾，可是由于婴儿母亲吃了被污染的鱼虾导致乳汁中也含有高浓度的甲基汞，所以水俣病事件中也有多名婴儿中毒死亡的报道。

2. 镉

（1）毒性与危害。人体进食镉污染的食物之后，镉不断在肝肾等器官贮存，达到中毒剂量之后，就可造成肾脏、骨骼和消化器官的病变，如肺气肿、肾功能损害、支气管炎、高血压和贫血等病症。严重的可患“痛痛病”。患者以疼痛为主，初期腰背疼痛，以后逐渐扩展及全身，患者骨质疏松，极易骨折，往往轻微活动即可引起骨折。

（2）镉的来源。镉进入人体的途经主要是从污染食品中摄入。食品中镉主要来源于冶炼、化学工业、冶金工业、电器电镀工业、陶瓷、印刷工业等排出的“三废”。

（3）预防措施。为防止镉污染食品，要严格执行含镉工业“三废”的排放标准。被镉污染的粮食，经碾磨、水洗可除去粮食表皮的镉。

小资料6－4

“痛痛病”的罪魁祸首：镉

日本明治维新之后，举国上下大力发展工业，希望借此达到富国强兵的目的。在这样的背景下，富山县神通川上游的神冈矿山从19世纪80年代起就成为日本铝矿、锌矿的生产基地。神通川流域从1913年开始炼锌，到了20世纪初期，人们就开始发现该地区的水稻普遍生长不良。1931年该地区又出现了一种怪病，患者大多是妇女，病症表现为腰、手、脚等关节疼痛。病症持续几年后，患者全身各部位会发生神经痛、骨痛现象，行动困难，甚至呼吸都会带来难以忍受的痛苦。到了患病后期，患者骨骼软化、萎缩，四肢弯曲，脊柱变形，骨质松脆，就连咳嗽都能引起骨折。患者不能进食，疼痛无比，因无法忍受痛苦而自杀。这种病由此得名为“骨癌病”或“痛痛病”（Itai－Itai Disease）。

日本医学界从事综合临床、病理、流行病学、动物实验和分析化学的人员经过20多年的研究后发现，“骨痛病”是由于神通川上游的神冈矿山废水引起的镉中毒。神冈的矿产企业长期将没有处理的废水排放注入神通川，致使高浓度的含镉废水污染了水源。用这种含镉的水浇灌农田，稻秧生长不良，生产出来的稻米成为“镉米”。“镉米”和“镉水”把神通川两岸的人们带进了“骨痛病”的阴霾中。

1961年，富山县成立了“富山县地方特殊病对策委员会”，开始了国家级的调查研究。1967年研究小组发表联合报告，表明“骨痛病”主要是由于重金属尤其是镉中毒引起的。1968年开始，患者及其家属对金属矿业公司提出民事诉讼，1971年审判原告胜诉。被告不服上诉，1972年终审判决原告胜诉。

3. 铅

（1）毒性与危害。铅对人体的毒性主要表现为神经系统、造血器官和肾脏等发生病变。症状为食欲不振、口有金属味、失眠、头昏、头痛、腹痛、腹泻或便秘、贫血等。过量的铅可造成儿童智力发育迟缓、癫痫、脑瘫痪和视神经萎缩等永久性后遗症。

（2）铅的来源。铅在环境中分布很广，铅可以通过冶精炼、印刷、塑料、橡胶等工业“三废”污染农作物，也可以通过含铅的劣质陶瓷、生产设备、容器管道等来污染食品。汽油中的四乙基铅也会随着汽车尾气的排放扩散到公路周围的农田，造成农作物的铅污染。此外，加工皮蛋添加黄丹粉也可带来铅污染，爆米花机器装置上的铅也可污染爆米花。

（3）预防措施。为预防和减少食品的铅污染，要严格管理和处理工业“三废”。限制用于食品加工的工具、设备、包装容器。不得使用含铅的食具容器存放食品。

我国食品中有毒金属最大限量可参见《食品中污染物限量》（GB 2762—2012）。

（四）苯并芘与杂环胺对食品的污染

1. 苯并芘对食品的污染

苯并芘可以通过皮肤、呼吸道及被污染的食品等途径进入人体，在肠道内被很快吸收，进入血液循环后很快分布于全身。人体摄入苯并芘可能导致患胃癌。

预防苯并芘污染食品的措施有：防止污染，加强环境治理。改进食品加工烹调方法。改良食品烟熏剂，尽量不使用煤炭烘烤，使用熏烟洗净器或冷熏液。

2. 杂环胺对食品的污染

杂环胺是烹调富含蛋白质的食物时，在蛋白质的分解物当中存在的一类具有致突变、致癌的杂环芳烃类化合物。含蛋白质较多的食物，如鱼、肉类在烘烤、煎炸时产生杂环胺，烹调方式、时间、温度及食物蛋白质的组成对多杂环胺的生成量有直接影响。食物与明火接触或者食物与灼热的金属表面接触，均有助于杂环胺的生成，烧烤煎炸的温度越高，食物产生的杂环胺含量就越高。

预防杂环胺化合物污染的措施有：改进烹调加工方法，注意烹调温度以免烧焦食物。增加蔬菜水果的摄入量。新鲜的水果蔬菜如苹果、茄子、白菜、生姜、菠萝等可降低杂环胺化合物产生的毒性。

（五）亚硝基化合物的污染

1. 亚硝基化合物的毒性

亚硝基化合物根据化学结构可分为两大类，即亚硝胺和亚硝酰胺，亚硝胺化学性比亚硝酰胺稳定。亚硝基化合物还有一定的挥发性。

亚硝基化合物具有强烈的致癌性，已知可使多种动物、多种器官组织产生肿瘤；少量多次长期摄入或一次多剂量摄入均可致癌。至今尚未发现有一种动物对亚硝基化合物的致癌性有抵抗能力。此外，亚硝基化合物还有制畸作用和胚胎毒性。

2. 亚硝基化合物的来源

食品中天然存在的亚硝胺含量极微，一般在10ppb以下，但其前身亚硝酸盐及仲胺等广泛存在于自然界，在一定条件下二者可转化成亚硝胺。人类饮食中的亚硝基化合物主要来源于蔬菜、肉制品和发酵制品，如熏鱼、腌肉、酱油、酸渍菜、腌菜、发酵食品、啤酒以及油煎咸肉。其中，酸菜是一种具有代表性的高含量亚硝基制品。此外，发酵食品如豆瓣酱、酱油、啤酒中也含有部分亚硝基化合物。海产品如咸鱼、虾皮的亚硝基化合物含量比较高。在加工肉、鱼类食品时常用硝酸盐做防腐剂、发色剂，硝酸盐在细菌硝基还原酶的作用下可形成亚硝酸盐。

3. 亚硝基化合物污染的预防措施

为防止亚硝基化合物对人体的危害，应从食品生产加工、贮存和抑制体内合成等方面采取措施，具体有：

（1）防止食物霉变以及其他微生物污染，这是降低食物中亚硝基化合物最主要的方法。所以，在食品加工时，应保证食品新鲜，防止微生物污染。

（2）应用亚硝基化抑制剂。亚硝基化作用过程可被许多化合物与环境条件所抑制，如维生素C、维生素E、鞣酸和酚类化合物等，可以抑制减少亚硝基化合物的形成。某些食物如猕猴桃、沙棘汁、大蒜等可防止亚硝基化合物的产生。

（3）控制食品加工中硝酸盐、亚硝酸盐的添加量。在加工工艺可行的条件下，尽量使用亚硝酸盐、硝酸盐代用品。

（4）农业用肥与用水，也与蔬菜中亚硝酸盐和硝酸盐含量有关；干旱缺水地区，蔬菜中硝酸盐含量高。

（六）食品容器与包装材料污染

食品容器、包装材料是指包装、盛放食品用的纸、竹、木、金属、搪瓷、陶瓷、塑料、橡胶、天然纤维、化学纤维、玻璃等制品和接触食品的涂料。食品用工具设备是指食品在生产经营过程中接触食品的机械、管道、传送带、容器、用具、餐具等。随着化学工业与食品工业的发展，新的包装材料已越来越多，在与食品接触时，某些材料的成分有可能迁移于食品中，造成食品的化学性污染，给人体带来危害。所以应该严格检测食品容器与包装材料的卫生质量，防止产生有害物质向食品迁移，确保食品安全和消费者身体健康。各种食品容器和包装材料应符合国家卫生计生委颁布实施的《食品容器、包装材料用添加剂使用卫生标准》要求。

1. 塑料容器

（1）聚乙烯和聚丙烯。二者均为饱和聚烯烃，故与其他物质元素的相容性差，能加入其中的添加剂的种类很少，因而在聚乙烯和聚丙烯为原料制成的产品上很不容易印上鲜艳的图案，化学物质溶出量较少，是比较安全的食品包装材料。聚丙烯有防潮性及防透性，有耐热性，透明度好，可制成薄膜、编织袋和食品周转箱等。

（2）聚苯乙烯（PS）。作为主要原料曾经被用作快餐饭盒，因可造成白色污染，现已禁用。

（3）聚氯乙烯（PVC）。透明度高，易分解及老化。可制成薄膜（大部分供工业用）及盛装液体的瓶子。硬聚氯乙烯可制管道。PVC 本身无毒，主要的安全问题有氯乙烯单体和降解产物的毒性，以及生产聚氯乙烯成型品时添加的稳定剂向食品迁移造成对食品的污染。

（4）聚碳酸酯塑料（PC）。具有无味、无毒、耐油的特点，广泛用于食品包装。可用于制造食品的模具、婴儿奶瓶。美国允许此种塑料接触多种食品。

（5）三聚氰胺甲醛塑料与脲醛塑料。三聚氰胺甲醛塑料又名密胺塑料，为三聚氰胺与甲醛缩合热固而成；脲醛塑料为脲素与甲醛缩合热固而成，称为电玉，二者均可制食具，具有耐 120℃高温的优点。

（6）不饱和聚酯树脂及玻璃钢制品。主要用于盛装肉类、水产、蔬菜、饮料以及酒类等食品的贮槽，也大量用作饮用水的水箱。

对塑料容器的卫生要求主要有：塑料本身应纯度高，禁止使用有可能游离出有害物质（例如酚、甲醛）的塑料。树脂和成型品应符合国家规定的塑料卫生标准。餐饮业在选购食具和食品包装材料时应注意选择符合国家卫生标准的塑料制品，禁止使用再生塑料制作的食品包装和容器具来盛装食品。

2. 金属制品

（1）不锈钢。不锈钢被广泛应用制作食品机械、容器和厨房设备。不锈钢具有高强度和刚性，具有抗腐蚀特性、表面容易抛光、易于清洗、耐腐蚀等优点。不锈钢在一定条件下，会迁移出大量的有害金属镉等污染食品，因此，必须按照国家食品安全标准选择不锈钢制的包装材料。

（2）镀锡薄铁罐。镀锡薄铁罐又称马口铁罐，是最常见的罐头包装容器，用于乳品、饮料等包装容器。镀锡薄铁罐容易出现锡、铅溶出进入食品里的安全问题。当镀锡薄铁罐盛装酸性食品时，食品液汁容易出现混浊沉淀，并会散发出金属罐臭味。

（3）铝制品容器。铝制食具容器质轻、耐用、不易生锈、易传热，使用过程中表面形成一层致密的氧化铝膜，抗腐蚀性强，较稳定，广泛用作炊具、食具、铝罐。一般认为食品用纯铝制品是安全、无毒、无害的。按照国家标准，铝制食具容器必须是纯铝制品，禁止使用回收铝为原料制作炊具、食品容器。此外，国家标准还要求铝制食具容器表面应光洁均匀，无碱渍、油斑、气泡和沙眼。

3. 陶瓷和搪瓷

陶瓷釉的化学组成多为金属氧化物。陶瓷制品在盛装食品时，如果食品与陶瓷釉发生反应，就会使釉中的有害金属盐（如氧化铅）溶出，对食品造成重金属污染。例如，陶瓷容器长时间接触醋、果汁等酸性食品和酒时，就很容易造成铅等重金属从陶瓷中分离出来污染食品。与陶瓷相类似，搪瓷食具和容器制品在使用过程中，尤其是盛酸性食品时，也会出现铅、镉、砷等有害物质污染盛装食品的后果。为保证食品安全，不要使用陶瓷或搪瓷容器具盛装果汁、醋等酸性食物。

四、食品的物理性污染

（一）物理性污染物分类

食品的物理性污染物来源复杂，品种繁多。根据污染物的性质将物理性污染物分为两类，即杂物和放射物。其中，一些物理性污染物可能并不威胁消费者健康，但却严重影响了食品应有的感官性状和营养价值，降低了食品应有的质量，如食物中掺杂有木屑、尘土等，会严重影响消费者的购买欲望和食欲。近年来，在我国发生的食品的物理性污染事件日趋严重，食品的物理性污染物已经成为威胁中国人身体健康的重要污染物之一。我国规定，食品当中的物理性污染物的含量应符合《食品中污染物限量》（GB2762—2012）的要求。

（二）食品的杂物污染

1. 杂物污染食品的途径

按照杂物污染食品的来源，可将污染食品的杂物分为两类，一类是来自食品产、储、运、销的污染物，另一类是人为掺杂、掺假的污染物。

食品在产、储、运、销过程中，都有可能受到杂物的污染，主要污染途径有：生产时污染，如厨房加工场多密闭性不好，粮食收割时混入草籽，动物在宰杀时血污、毛发、粪便等污染；食品储存过程中的污染，如苍蝇、昆虫的尸体和老鼠对食品的污染；食品运输过程中的污染，如车辆、装运工具、不清洁铺垫物和遮盖物对食品的污染；意外污染，如戒指、指甲、头发、烟头、废纸等污染。

食品掺杂掺假是一种人为故意向食品中加入杂物的过程。近年来由于这种因素而引发的食品安全问题已经引起全社会的广泛关注。掺杂掺假所涉及的食品种类繁杂，掺杂污染物众多，如粮食中掺入砂石、肉中注水、奶粉中掺加大量的糖、牛奶中加入米汤甚至牛尿等。2008 年 9 月发生的“三聚氰胺事件”，就是不法分子在牛奶中掺加三聚氰胺，婴幼儿食用该种奶粉之后，造成 4 名婴幼儿死亡、几万名婴幼儿受到不同程度伤害的重大食品安全事件。

2. 预防食品的杂物污染

首先，要加强食品生产、储存、运输、销售过程的监督管理，把住产品的质量关，执行良好生产操作规范（GMP）；其次，改进生产加工工艺和检验方法，尽量采用小包装；制定食品安全标准，如《小麦粉》标准（GB1355—2005）就规定磁性金属物的含量标准；严刑峻法打击食品掺杂掺假行为，依法保护国人的食品安全。

（三）食品的放射性污染

1. 食品的放射性污染源

食品的放射性污染源主要来自以下几个途径：①核试验产生的放射性物质；②和平利用原子能过程中产生的核废料，因处理和排放不当造成对环境的污染；③意外核事故造成的严重核燃料泄漏；④食品中也有一些天然放射性物质。这里仅限于讨论环境中人为原因导致的放射性核元素污染食品的问题。

据研究，环境中放射性核元素可通过食物链各个环节向食品转移从而污染食品。其转移途径主要有：途径一，向水生生物体的转移。放射性核元素进入水体后，可随着生物体表逐渐向内渗透，或直接进入水生植物体内；鱼及水生动物直接吸收放射性核元素。途径二，向植物体内转移。放射性核元素进入植物的途径主要有通过沉降物、雨水和污水将放射性核元素带到植物表面，并渗入植物组织直接污染植物；植物根系也可以从土壤中吸收放射性核元素。途径三，向动物和人体内转移。环境中放射性核元素通过牧草、饲料、饮水等途径进入禽畜体内，储存于组织器官中。

除了直接受到核辐射的危害之外，放射性污染主要是通过食物链的层层蓄积，积累到相当高的浓度后，进而才对人体健康产生严重危害。放射性核元素进入人体的量取决于在食品中的含量，也和烹调方法有关系。另据研究结果显示，乳制品中最容易污染放射性核元素，此外，蔬菜、水果、谷类和面食制品等也曾经检测出放射性污染物。

2. 放射性污染的预防

通过饮食小剂量放射性核元素引起的放射病，潜伏期较长且多引起癌变。有的对生殖系统造成危害，还有致畸、致突变性。在一般情况下，食品存在放射性污染的可能性是比较小的。注意加强对污染源的日常规范化监督，定期检查，做好预防工作。

目前食品放射性污染源主要是以半衰期较长的^{131}I、^{137}Cs 和^{90}Sr 等为常见。特别是半衰期较长的^{90}Sr 大多蓄积于骨骼内，影响造血器官发挥生理功能，并且不容易排出，对人体健康造成严重危害。据科学研究表明，某些海底动物如软体动物蓄积^{90}Sr、牡蛎能蓄积大量的^{65}Zn、某些鱼类能蓄积^{55}Fe。

食品在严密包装的情况下，只是外部受到放射性物质的污染，污染途径主要是通过干燥的灰尘污染食品，可用擦洗和吸尘等方式去除。若放射性物质已进入食品内部或已渗入食品组成成分中，则无法去除。防止食品放射性污染主要在于控制放射性污染源。在使用放射性物质时，应严格遵守操作规程，禁止任何能够引起食品包装产生放射性污染的照射。严格执行国家安全标准，使食品放射性核元素污染量控制在限制浓度范围之内。

小资料 6－5

日本福岛核辐射造成的食品污染

2011 年 3 月 11 日，日本发生 9.0 级地震并引发高达 10 米的强烈海啸。受此影响，日本福岛核电站建筑物爆炸起火，2 号机组的高温核燃料发生严重的核泄漏事故。3 月 23 日，日本政府发表公告称，有 11 种来自福岛地区的蔬菜检测出辐射水平显著超标，此外，牛奶、自来水和附近的太平洋海水也检测出辐射超标，检出放射性核元素^{137}Cs 和^{90}Sr，日本当局已下令停止售卖产自福岛的鲜牛奶、菠菜、小松菜、卷心菜等绿叶菜，以及产自茨城、枥木和群马等核泄漏地区的菠菜和花椰菜等，呼吁人们不要食用这些食品（但日本有关部门同时发布信息称，目前的辐射水平远远未到危及人类健康的程度）。亚洲一些国家自日本发生核泄漏事故以来，就已经开始加强对日本进口食品的监测，在日本政府 23 日发表食品受到核污染的消息之后，世界上许多国家迅速采取措施加大对来自日本的进口食品检测，澳大利亚和新加坡还采取暂停从日本核泄漏地区进口牛奶、新鲜蔬菜等紧急应对措施。日本也是世界食品出口大国，但是，福岛核泄漏事件对日本食品出口带来严重影响，产自核辐射地区的牛奶、乳制品、蔬菜、水果以及新鲜或冷冻的海产品等因此而无人问津。

第二节 食品添加剂

一、食品添加剂的定义与分类

（一）食品添加剂的定义

《食品安全国家标准食品添加剂使用标准》（GB2760—2014）中对食品添加剂的定义如下：食品添加剂是指为改善食品品质和色、香、味，以及为防腐和加工工艺的需要而加入食品中的化学合成或天然物质。营养强化剂、食品用香料、胶基糖果中基础剂物质、食品工业用加工助剂也包括在内。

（二）食品添加剂的分类

食品添加剂的种类很多，如为增强食品营养价值而加入的营养强化剂；为改善适应性状而加入的色素、香精香料、漂白剂、增味剂、甜味剂、疏松剂等；为保持食品新鲜防止变质的防腐剂、抗氧化剂；作为生产辅助材料如碱、盐类、载体溶剂等。但按其原料和生产方法可分为化学合成添加剂和天然食品添加剂，天然食品添加剂主要来自动、植物组织和微生物的代谢产物。人工合成食品添加剂是通过化学手段使元素和化合物产生一系列化学反应而制成。现阶段天然食品添加剂的品种较少，价格较高；人工合成食品添加剂的品种比较齐全，价格低，使用量较小，但毒性大于天然食品添加剂，特别是合成食品添加剂质量不纯，混有有害杂质以及用量过大时容易造成对机体的危害。

二、食品添加剂的管理与使用原则

我国对食品添加剂的卫生管理主要通过三个方面：制定和执行食品添加剂使用标准的专门法规；颁布和执行新食品添加剂审批程序。对新品种的审核，除工艺、质量标准审查外，重点对产品进行安全毒理学评价；颁布执行生产食品添加剂审批程序。为加强对食品添加剂的安全保证，我国实行许可证管理制度，生产食品添加剂厂必须按规定办理生产许可证。

合理使用各种添加剂一般是无害的。但由于食品添加剂多为化学物质，有些还具有一定毒性，所以在实际食品生产制作中尽量少用或不用食品添加剂。在必须使用时，应严格控制食品添加剂的使用范围和添加量。使用食品添加剂除应遵守相关的法律法规之外，还应坚持以下原则：对食物的营养成分不得有破坏作用；食品添加剂易被人体分解代谢，最好能参与人体正常的物质代谢或能被正常解毒过程解毒后全部排出体外；达到添加的目的之后，能够在加工、烹调或储存的过程中被除掉；严禁以掩盖食品腐败变质或以掺杂、伪造为目的使用食品添加剂；婴儿及儿童食品中不得随意加入食品添加剂。

三、不合理使用食品添加剂对人体的危害

在食品加工过程中，如果违规使用食品添加剂，就可能造成食品的食品添加剂污染，损害消费者的身体健康。不合理地滥用食品添加剂或使用不符合国家安全标准的食品添加剂和非食品用的化工产品将会对人体健康产生以下危害影响。

过敏反应。一些食品添加剂可能引起某些人的过敏反应，例如苯甲酸及苯甲酸钠可引起肠炎，亚硫酸盐可引起支气管哮喘，糖精可引起皮肤瘙痒和日光性过敏皮炎等。

蓄积作用。例如二丁基羟基甲苯在油脂中添加过量，就会在人体内造成蓄积，蓄积到一定程度会引起中毒症状。维生素 A 在人体内也具有蓄积作用，摄入量过高时也会产生相应的中毒症状。

急、慢性中毒。食品中滥用有害添加剂可能造成急性或慢性中毒。在我国有腌腊制品添加过量硝酸盐、亚硝酸盐引起食物中毒的报道。

四、当前我国食品添加剂使用存在的问题

目前我国食品添加剂在使用当中存在的显著问题是：为了取得食品感官效果超标准、超剂量地使用添加剂；违法违规使用非食用物质和滥用食品添加剂，给广大人民群众的身体健康带来严重危害。

当前，在我国易被滥用的食品添加剂主要有以下品种：

在渍菜（泡菜等）中超量使用着色剂胭脂红、柠檬黄等，或超范围使用诱惑红、日落黄等；水果冻、蛋白冻类食品中超量或超范围使用着色剂、防腐剂，超量使用酸度调节剂（己二酸等）；腌菜中超量或超范围使用着色剂、防腐剂、甜味剂（糖精钠、甜蜜素等）；面点月饼馅中超量使用乳化剂（蔗糖脂肪酸酯等），或超范围使用乙酰化单甘脂肪酸酯等；面条、饺子皮的面粉超量使用面粉处理剂；糕点中使用膨松剂过量（硫酸铝钾、硫酸铝铵等），造成铝的残留量超标准，或超量使用水分保持剂磷酸盐类（磷酸钙、焦磷酸二氢二钠等）、增稠剂（黄原胶、黄蜀葵胶等）及甜味剂（糖精钠、甜蜜素等）；馒头违法使用漂白剂硫黄熏蒸；油条过量使用膨松剂（硫酸铝钾、硫酸铝铵），造成铝的残留量超标准；肉制品和卤制熟食超量使用护色剂（硝酸盐、亚硝酸盐）；小麦粉违规使用二氧化钛、超量使用过氧化苯甲酰、硫酸铝钾等。

五、餐饮业经常使用的食品添加剂

（一）着色剂

红曲米。属于微生物色素，在餐饮业中按照生产需要主要用于配制酒、糖果、熟肉制品、腐乳、雪糕、饼干、果冻等食品。

番茄红素。这是一种类胡萝卜素，可提供鲜艳的红色并且有较强的抗氧化作

用。在食品生产中应用广泛，可以按照烹调加工需要适量使用。

（二）护色剂

护色剂又称为发色剂。硝酸盐或亚硝酸盐是典型的日常使用的发色剂。主要是将其加入肉内，与肉品中的血红蛋白或肌红蛋白结合，生成亚硝基血红蛋白与肌红蛋白，使肉品具有粉红色。使用亚硝酸盐时应该按照国家标准的下限添加。

（三）增味剂

增味剂能够增加食物的天然鲜味。按照化学性质不同，增味剂可分为氨基酸系列和核苷酸系列。其中谷氨酸钠是典型的氨基酸系列增味剂。核苷酸增味剂广泛应用于各种食物中，如鱼、畜肉、禽肉等食品中含有大量的肌苷酸，香菇类含有大量的鸟苷酸，所以这些食品才具有独特的鲜味。核苷酸类增味剂主要添加于肉酱、鱼酱、肉饼等制品中。

（四）甜味剂

蔗糖是世界上使用最多的甜味剂。糖醇类（如木糖醇、山梨糖醇、麦芽糖醇等）、阿斯巴甜和安塞蜜也是使用较多的甜味剂。其中，阿斯巴甜的甜度高，食用后在体内分解成相应的氨基酸，对血糖没有影响，也不会造成龋齿。安塞蜜是目前世界上广泛使用的甜味剂，稳定性好且不在人体内代谢不产生热量，可代替蔗糖在食品和饮料中使用，我国规定安塞蜜可以广泛使用于饮料、糖果、果酱、布丁、烘烤食品以及餐桌甜品。

（五）酸度调节剂

主要有柠檬酸、柠檬酸钠、乳酸、苹果酸、富马酸等。其中，前四种可以按照生产需要适量使用，适用于任何食品添加。富马酸允许使用于生湿面制品及碳酸果汁饮料，使用时则需要按照国家标准添加。

（六）抗氧化剂

L－抗坏血酸是一种抗氧化营养素，主要用于啤酒、无酒精饮料，还能够阻止亚硝胺的生成。还有一些天然抗氧化物，如天然香料和低聚原花青素。天然香料中丁香和桂皮的抗氧化活性最强，迷迭香、花椒等也具有较强的抗氧化性。低聚原花青素作为一种天然的抗氧化剂在国际上也被广泛应用。

第三节　食品安全标准

一、植物性食物的食品安全

（一）粮豆类

1. 可能存在的食品安全问题

真菌和真菌毒素污染。粮豆类在农田生长期、收获及贮藏过程中的各个环节均可受到真菌污染。常见污染粮豆的真菌有曲霉、青霉、毛霉、根霉和镰刀菌等。

农药残留。粮豆中农药残留可来自防治病虫害和除草时直接施用的农药和通过水、空气、土壤等途径将环境中污染的农药残留物吸收到粮豆作物中。

有毒有害物质的污染。主要是汞、镉、砷、铅、铬和氰化物等。

仓储害虫。我国常见的仓储害虫有甲虫、螨虫（粉螨）及蛾类（螟蛾）等50余种。仓储害虫在原粮、半成品粮豆上都能生长并使其降低或失去食用价值。

其他污染。包括无机夹杂物和有毒种子的污染，其中泥土、砂石和金属是粮豆中的主要无机夹杂物。麦角、毒麦、麦仙翁籽、槐籽、曼陀罗籽、苍耳子等均是粮豆在农田生长期和收割时可能混杂的有毒植物种。此外，还有一些人为的掺伪行为。

2. 食品安全国家标准

不同品种的粮豆都具有固有的色泽及气味，有异味时应慎食，霉变的不能食用，尤其是成品粮。为了保证食用安全，我国对粮豆类食品已制定了食品安全国家标准，参见《粮食中农药最大残留限量》（GB2763—2014）、《食品中污染物限量》（GB2762—2012）的要求。此外，《粮食卫生标准》（GB2715—2005）也部分有效。

（二）蔬菜和水果

1. 可能存在的食品安全问题

微生物和寄生虫卵污染。蔬菜在栽培中可因利用人畜的粪、尿做肥料，而被肠道致病菌和寄生虫卵所污染。蔬菜、水果在收获、运输和销售过程中如果管理不当，也可被肠道致病菌和寄生虫卵所污染，一般表皮破损严重的水果大肠菌检出率高。

工业废水和生活污水污染。使用未经无害化处理的工业废水和生活污水灌溉，可使蔬菜受到其中有害物质的污染。工业废水中的某些有害物质还可影响蔬菜的生长。

农药残留。使用过农药的蔬菜和水果在收获后，常会有一定量农药残留，如果残留量大将对人体产生一定危害。绿叶蔬菜尤其应该注意这个问题。我国常有生长短期的绿叶蔬菜在刚喷洒农药后就上市，结果造成多人农药中毒的报道。

腐败变质与亚硝酸盐含量。蔬菜和水果因为含有大量的水分、组织脆弱等，当储藏条件稍有不适，极易腐败变质。正常生长情况下，蔬菜和水果中硝酸盐与亚硝酸盐的含量是很少的，但在生长时碰到干旱，收获后不恰当的环境存放或腌制方式等，都会使硝酸盐与亚硝酸盐的含量有所增加。

2. 食品安全国家标准

保持新鲜。为了避免腐败和亚硝酸盐含量过多，新鲜的蔬菜和水果最好不要长期保藏，采收后及时食用不但营养价值高，而且新鲜、适口。如果一定要贮藏的话，应剔除有外伤的蔬菜和水果并保持其外形完整，以小包装形式进行低温保藏。

清洗消毒。为了安全食用蔬菜，既要杀灭肠道致病菌和寄生虫卵，又要防治营养素的流失，最好的方法是先在流水中清洗，然后在沸水中进行极短时间的热烫。食用水果前也应彻底洗净，最好用沸水烫或消毒水浸泡后削皮再吃。为了防止二次污染，严禁将水果削皮切开出售。

常用的药物消毒有：漂白粉溶液浸泡、高锰酸钾溶液浸泡法及其他低毒高效消毒液等，均可按标识规定方法对蔬菜和水果进行消毒浸泡，应注意的是浸泡消毒后要及时用清水冲洗干净。

蔬菜和水果的食品安全标准详见《食品中农药最大残留限量》（GB2763—2014）、《食品中污染物限量》（GB2762—2012）。

（三）薯类

过去，薯类食物是我国北方冬季主要蔬菜。在长期保存过程中，保管不当可能会使马铃薯发芽。发芽的马铃薯当中含有有毒物质龙葵素，一旦食用发芽马铃薯可能造成食物中毒。另外，木薯中含有氰甙，食前必须去除干净，否则有食物中毒的可能。

二、动物性食物的食品安全

（一）畜禽肉

1. 可能存在的食品安全问题

腐败变质。肉类在加工和保藏过程中，如果卫生管理不当，往往会发生腐败变质。健康的畜肉的 pH 值较低，具有一定的抑菌能力；而病畜肉 pH 值较高且在宰杀前即有细菌侵入机体，由于细菌的生长繁殖，可使宰杀后的病畜肉迅速分解，引起腐败变质。

人畜共患传染病。对人有传染性的牲畜疾病，称为人畜共患传染病，如炭疽、布氏杆菌病和口蹄疫等。有些牲畜疾病如猪瘟、猪出血性败血症虽然不会感染人，但当牲畜患病以后，可以继发沙门氏菌感染，同样可以引起食物中毒。

人畜共患寄生虫病。主要有囊虫病、旋毛虫病等。蛔虫、姜片虫、猪弓形虫病也是人畜共患寄生虫病。

死因不明肉。首先应检查肉尸是否放过血，如放过血就是活宰；如未放过血，则为死畜肉。死畜肉的特点是肉色暗红，肌肉间毛细血管瘀血，切开肌肉用刀背按压，可见暗紫色瘀血溢出。死因不明的畜肉，一律不准食用。

药物残留。动物用药包括抗生素、抗寄生虫药、激素及生长促进剂等。为保证食品安全，我国农业部对动物性食物中的兽药残留量进行详细规定，要求动物性食物中的兽药残留量符合《动物性食品中兽药最高残留量》要求。

使用违禁饲料添加剂。如给老牛注射番木瓜酶促进肌纤维软化、给牲畜体内注水等。

2. 食品安全国家标准

详见《食品中农药最大残留限量》（GB2763—2014）、《食品中污染物限量》（GB2762—2012）的要求。

新鲜猪肉的感官指标见表 6－1。

表 6－1　新鲜猪肉感官指标

感官指标	一级鲜肉	二级鲜肉	变质肉
色泽	肌肉有光泽，色红均匀，脂肪洁白	颜色稍暗，脂肪缺乏光泽	肌肉无光泽，脂肪呈灰绿色
黏度	外表稍干或微湿润，不粘手	外表干燥或粘手，新切面湿润	外表极干燥或粘手，新切面发黏
弹性	指压后凹陷立即恢复	指压后凹陷恢复缓慢且不能完全恢复	指压后凹陷不能恢复，留有明显痕迹
气味	具有新鲜肉的正常气味	有氨味或酸味	有臭味
煮沸后肉汤	透明澄清，脂肪团聚于表面，具有香味	稍有浑浊，脂肪呈小滴浮于表面，无鲜味	浑浊，有黄色絮状物，脂肪极少浮于表面，有臭味

（二）蛋类

1. 可能存在的食品安全问题

微生物污染。微生物可通过患病母禽或者附着在蛋壳表面而污染禽蛋。微生物的污染还可使禽蛋发生变质、腐败。新鲜蛋清中含有溶菌酶，有抑菌作用，一旦作用丧失，腐败菌在适宜的条件下迅速繁殖。微生物中常见的致病菌是沙门氏菌。

化学性污染。鲜蛋的化学性污染物主要是汞，其来源可由空气、水和饲料等进入禽体内，致使所产的蛋中含汞量超标。此外，农药、激素、抗生素以及其他化学污染物均可通过禽饲料及饮水途径进入母禽体内，在蛋中残留。

其他问题。鲜蛋是一种有生命的个体，可不停地通过蛋壳气孔进行呼吸，因此它具有吸收异味的特性。应该将鲜蛋单独存放以免吸收异味减低营养价值；此外，受精的禽蛋在 25～28℃条件下开始发育，在 35℃时胚胎发育较快。胚胎一经发育，蛋的营养价值则显著下降，所以注意控制鲜蛋的储藏温度。

2. 食品安全国家标准

蛋壳清洁完整，灯光透视时，整个蛋呈橘黄色至橙红色，蛋黄不见或略见阴影。打开后蛋黄凸起、完整、有韧性，蛋白澄清、透明、稀稠分明，无异味。蛋类的其他食品安全要求详见《食品中农药最大残留限量》（GB2763—2014）、《食品中污染物限量》（GB2762—2012）。

（三）水产品

1. 可能存在的食品安全问题

腐败变质。活鱼肉一般无菌，在鱼的体表、鳃及肠道中含有一定量细菌。当鱼肉开始腐败变质时，鱼体表层的黏液蛋白被细菌酶分解，呈现浑浊并有臭味；表皮结缔组织被分解，会致使鱼鳞易于脱落；眼球周围组织被分解，会使眼球下陷、浑浊无光；鳃部在细菌的作用下由鲜红变成暗褐色并带有臭味；肠内细菌大量繁殖产气，使腹部膨胀，肛门膨出；严重腐败变质的鱼表现为肌肉与鱼骨脱离。

寄生虫病。食用被寄生虫感染的水产品可引起寄生虫病。预防寄生虫病的最好方法是加强宣传不吃“鱼生”（即生鱼片），不吃生蟹、生泥螺，水产品要彻底煮熟方可食用。

化学性污染。工业废水中的有害物质或者化学农药污染物污染江河、湖泊中的水体进而污染生活在其中的水产品，食用被污染的水产品之后可能引起食物中毒。

近年国外有鱼类等水产品被放射性核元素污染的报告，亦应引起重视。

2. 食品安全国家标准

我国对各类水产食品均有安全标准规定。这里以黄花鱼为例说明鱼类的食品安全标准。

感官要求。①体表。新鲜的黄花鱼体表金黄色，有光泽，鳞片完整，不易脱落；次新鲜的黄花鱼体表淡黄、淡苍黄或白色，光泽较差，鳞片不完整，易脱落。②腮。新鲜的黄花鱼的腮色鲜红或紫红（小黄鱼多为暗红），无异臭或稍有腥臭，腮丝清晰；次新鲜的黄花鱼腮色暗红、暗紫或带棕黄、灰红，有腥臭，但无腐败臭，腮丝粘连。③眼。新鲜的黄花鱼眼球饱满凸出，角膜透明；次新鲜的黄花鱼眼球平坦或稍凹陷，角膜稍浑浊。④肌肉。新鲜的黄花鱼肌肉坚实有弹性；次新鲜的黄花鱼肌肉松弛，弹性差。⑤黏膜。新鲜的黄花鱼呈鲜红色；次新鲜的呈淡红色。

鱼类的食品安全国家标准详见《食品中农药最大残留限量》（GB2763—2014）、《食品中污染物限量》（GB2762—2012）的要求。

（四）乳（乳制品）

1. 可能存在的食品安全问题

奶中存在的微生物。一般情况下，刚挤出的奶中存在的微生物可能有八联球菌、荧光杆菌、酵母菌和真菌；如果卫生条件差，还会有枯草杆菌、链球菌、大肠杆菌、产气杆菌等。新鲜的奶具有自我抑制细菌生长繁殖的能力，不同温度下生奶的抑菌力是不同的：在0℃可保持48小时，5℃时可保持36小时，10℃时可保持24小时，25℃时可保持6小时，而在30℃时仅能保持3小时。因此，奶挤出以后应及时冷却，以免微生物大量繁殖导致鲜乳腐败变质。

致病菌对奶的污染。主要是动物本身的致病菌，通过乳腺进入奶中。挤奶时和奶挤出后至食用前的各个环节也可能受到污染。致病菌主要来源于挤奶员的手、挤奶用具、容器、空气和水，以及畜体表面。

奶及奶制品的有毒有害物质残留。治疗病牛使用的抗生素，饲料中真菌的有毒代谢产物、农药残留、重金属和放射性核元素等对奶的污染。

此外，还有人为掺伪的问题。

2. 食品安全国家标准

（1）消毒乳。感官指标要求：色泽为均匀一致的乳白或微黄色，具有乳固有的滋味和气味，无异味、无沉淀、无凝块、无黏稠物的均匀液体。消毒奶的卫生质量应该达到《食品安全国家标准巴氏杀菌乳》（GB19645—2010）的要求。

（2）乳制品。乳制品包括炼乳、各种乳粉、酸乳、复合乳、乳酪和含乳饮料等。乳制品使用的添加剂应符合《食品安全国家标准食品添加剂使用标准》。

全脂乳粉。感官性状应为浅黄色、具纯正的乳香味、干燥均匀的粉末，经搅拌可迅速溶于水中不结块。全脂乳粉卫生质量应达到《食品安全国家标准乳粉》（GB19644—2010）的要求。

炼乳。为乳白色或微黄色、有光泽、具有牛乳的滋味、质地均匀、黏度适中的黏稠液体。炼乳的卫生质量应该达到《食品安全国家标准炼乳》（GB13102—2010）的要求。

酸乳。酸乳呈乳白色或略显微黄色，具有纯正的乳酸味，凝块均匀细腻，无气泡，允许少量乳清析出。制果味酸乳时允许加入各种果汁，加入的香料应符合食品添加剂使用卫生标准的规定。酸牛乳在出售前应贮存在2～8℃的仓库或冰箱内，贮存时间不应超过72小时。酸乳的卫生质量应该达到《食品安全国家标准发酵乳》（GB13302—2010）的要求。

奶油。正常奶油为均匀一致的乳白色或浅黄色，组织状态柔软、细腻、无孔隙和无析水现象，具有奶油的纯香味。奶油卫生质量应该达到《食品安全国家标准稀奶油、奶油和无水奶油》（GB19646—2010）的要求。

三、调味品与其他食品的食品安全

（一）调味品的食品安全国家标准

食盐按照国家标准分为精制盐、粉碎洗涤盐和日晒盐。其中，精制盐占我国食盐总产量的60%，氯化钠含量在99%以上，适用于家庭烹调等；粉碎洗涤盐约占全国产量的25%，氯化钠含量在95%以上，适合食品加工；日晒盐产量占15%以上，氯化钠含量在93%以上，适合腌制蔬菜等食品加工。关于加碘盐要求参见《食品安全国家标准食用盐碘含量》（GB26878—2011）。

生产酱油所使用的原材料应符合《粮食卫生标准》（GB2715—2005）的要求，此外，我国《酱油卫生标准》（GB19644—2003）也对酱油的食品安全标准做出规定。酿造酱油要符合《酿造酱油》（GB18186—2000）的要求。

此外，生产味素的食用原材料以及一些化学试剂必须符合国家卫生标准。噬菌体的污染是谷氨酸发酵的一大公害，要加强防治工作。在谷氨酸发酵过程中，要做好监测和检查工作，防止污染杂菌确保食品安全。

（二）酒类的食品安全国家标准

酿酒所需要的原辅料比较复杂，所有的原辅料均应具有正常的色泽和良好的感官性状，无霉变、无异味、无腐烂。粮食原料符合国家《粮食卫生标准》（GB2715—2005）的要求，各种辅料应符合相应的卫生标准或规定，发酵酒要符合我国《食品安全国家标准发酵酒及其配制酒》（GB2758—2012）的要求，配制酒所用的酒基要符合《食品安全国家标准蒸馏酒及其配制酒》（GB2757—2012）的要求，不得使用医用酒精或者工业酒精作为配制酒的原料。啤酒的生产过程要充分考虑各阶段生产工艺所需要的卫生要求，果酒生产过程注意不得使用铁制容器，葡萄应该在采摘后24小时内加工完毕，在黄酒糖化过程中尽量不使用石灰水中和降低酸度（但是为了调味，在压滤之前允许加入少量澄清石灰水），要求成品中所含氧化钙含量不得超过0.5%。

（三）茶叶的食品安全国家标准

（1）可能存在的食品安全问题。在鲜茶收购时应严格执行验收标准，不得收购掺假、含有非茶类物质以及异味变质的茶叶，凡是被污染或者不符合卫生标准的茶叶不得收购。在运输过程中必须有防雨防潮防暴晒措施。茶叶必须储存在清洁防潮无异味的库房中。盛放茶叶的容器要严密，要用工具售茶，不得与有异味的商品放在同一柜台出售。

（2）对茶叶的食品安全要求。茶叶的农药残留和重金属污染是不容忽视的问题。茶叶的食品安全要求详见《食品中农药最大残留限量》（GB2763—2014）、《食品中污染物限量》（GB2762—2012）的要求。

第四节　食源性疾病

一、食源性疾病分类

（一）食源性疾病

1. 食源性疾病的含义

《中华人民共和国食品安全法》规定，食源性疾病是指食品中致病因素进入人体引起的感染性、中毒性等疾病。致病原因比较复杂，主要有病毒、细菌、寄生虫、毒素、重金属以及有毒化学物质等，病因不同症状也各不相同，从轻微胃肠炎到致命的神经毒症状以及肝肾综合征等都有可能出现。

食源性疾病具有三个基本要素，即食物是传播疾病的媒介、引起食源性疾病的病原物是食物中的致病因子、临床症状为中毒性或感染性表现。

2. 食源性疾病的范畴

（1）食物中毒。食物中毒是最常见的食源性疾病。

（2）食物传播性疾病。因摄入了被各种致病菌和病毒污染的食物和饮水而引起的细菌性及病毒性肠道传染病（如霍乱、细菌性痢疾、伤寒、甲肝等）、由食物传播的人畜共患传染病以及寄生虫病（如旋毛虫病、猪绦虫病、溶组织阿米巴等）。

（3）其他。有食源性变态反应性疾病、暴饮暴食引起的急性胃肠炎、酒精中毒等。

（二）人畜共患传染病

对人有传染性的牲畜疾病，称为人畜共患传染病。人畜共患的传染病主要有三十多种，如炭疽病、鼻疽病、猪丹毒、布氏杆菌病、结核病、口蹄疫、疯牛病等；寄生虫病主要有囊虫病、旋毛虫病、蛔虫病等。人感染后，轻者损害健康；重者危及生命。

（三）食物过敏

食物过敏是由于进食某种食物后造成的不良反应，有呕吐、腹泻及皮肤起疱疹等症状。轻度食物过敏会慢慢好转，严重的食物过敏能引起喉水肿而造成窒息、急性哮喘发作、过敏性休克，如果不进行及时有效抢救甚至可能死亡。容易引起过敏的食物有：鸡蛋、牛奶、鱼、贝壳类海产品、坚果、花生、黄豆、小麦、杧果等。

（四）食物中毒

1. 食物中毒的概念

《中华人民共和国食品安全法》规定，食物中毒是指食用了被生物性、化学性有毒有害物质污染的食品或者食用了含有毒有害物质的食品后出现的急性、亚急性食源性疾患。

2. 食物中毒的分类

食物中毒按致病原因可以分为下列几类：细菌性食物中毒、有毒动植物食物中毒、化学性食物中毒和真菌毒素和霉变食物中毒等。

3. 食物中有毒物质的主要来源途径

途径 1：食物被某些病原微生物（包括细菌、病毒、真菌）污染，并在适宜条件下急剧繁殖或产生毒素，导致细菌性食物中毒。

途径 2：食物在生产、加工、运输、储存过程中被有毒化学物质污染，并达到了急性中毒剂量，如农药、金属和其他化学物质进入食品导致食物中毒。

途径 3：因食物本身含有有毒物质，由于加工、烹调方法不当未除去有毒物质，会导致食物中毒，如木薯、四季豆等中毒；因食物储存条件不当而产生或增加了有毒物质，如发芽马铃薯、高组胺鱼类、酸败油脂、陈腐蔬菜等也会导致食物中毒。

途径 4：有的含毒动植物组织和可食食品容易混淆，误食后可发生中毒，如毒蘑菇、河豚等引起的食物中毒。

4. 食物中毒的共同特点

首先，潜伏期较短。集体暴发性食物中毒发生时，很多人在短时间内同时或先后相继发病，在短时间内达到高峰。其次，症状相似。同期中毒病人都有大致相同的临床表现，多见急性胃肠炎症状。再次，有共同的致病食物。所有中毒者都在相同或相近的时间进食过同一种有毒食物，发病范围局限在食用该种有毒食物的人群中，未进食此有毒食物者不发病。最后，无直接传染。停止食用有毒食物后，就不再出现新患者。

小资料 6－6

传染病与食物中毒的不同之处

传染病是由病原体引起的，并能在人群中互相传播的疾病。由于传染病具有传播特性，能使许多人在同一时期和一定的外界环境条件下，先后或同时患病。传染病严重危害人民群众的身体健康，有些传染病可给患者造成终生残疾甚至夺去患者的生命。传染病流行必须具备三个基本条件：传染源，指在生物体内有病原体生存繁殖，并能排出病原体的人或动物；传播途径，病原体从传染源排出，通过一定的方式再侵入其他易感患者，所经过的途径被称为传播途径；易感人群，是指人群对传染病缺乏免疫力容易感染而言。人群的易感性取决于人群中每个个体的免疫水平。

二、细菌性食物中毒

（一）细菌性食物中毒的特点

1. 细菌性食物中毒特点

细菌性食物中毒是指通过饮食或容器而将致病菌或毒素引入人体而出现的急性疾病，主要表现为急性胃肠炎的症状。细菌性食物中毒的特点主要有：

（1）有明显的季节性。细菌性食物中毒虽然全年皆可发生，但由于细菌的生长繁殖或产生毒素受温度条件的影响，因此细菌性食物中毒具有明显的季节性，一般容易发生于每年的5～10月。

（2）发病急，病死率低。细菌性食物中毒的潜伏期短，一般食入被致病菌或其毒素污染的食物后24小时内即发病，呈急剧暴发型。细菌性食物中毒的病死率较低，如能及时抢救，一般病程短、恢复快（肉毒中毒例外）。

此外，细菌性食物中毒与食物中的微生物及其所产毒素有关，一般属暴发型，人与人之间无传染性。

2. 引起细菌性食物中毒发生的食物

食物在生产、加工、运输、贮藏、销售等过程中受到致病菌污染的机会很多，常见的有从业人员带菌污染、操作污染、食品腐败变质、食品半生不熟或生熟交叉污染、工具容器使用前不清洗消毒污染、贮藏时间过长污染细菌微生物等。食物中的致病菌在合适的生长繁殖或产生毒素的条件下，就会大量繁殖或产生毒素，健康人食用污染食物就会发生细菌性食物中毒。

3. 细菌性食物中毒发生的机制

感染型。人体食入含有大量活菌的污染食物而引起中毒后，致病菌在肠道内继续生长繁殖，产生胃肠道症状。某些致病菌死亡裂解后释放内毒素，刺激体温调节中枢引起体温升高等症状。

毒素型。致病菌污染食物后迅速繁殖并产生大量肠毒素，正常人食入含有大量细菌肠毒素的污染食物就会发生中毒。常见的毒素型食物中毒有葡萄球菌肠毒素和肉毒梭菌毒素食物中毒。

混合型。某些污染食物的病原菌进入人体后，既能引起肠黏膜的发炎性反应，又能产生肠毒素引起急性胃肠道症状。常见的混合型食物中毒有副溶血性弧菌食物中毒等。

（二）沙门氏菌食物中毒

1. 沙门氏菌食物中毒的特点

沙门氏菌是肠杆菌科生物，为具有鞭毛结构、生化反应和抗原结构相似的革兰氏阴性杆菌。沙门氏菌中，有些菌型仅对人致病，有些菌型仅对动物致病，还有一些菌型，如引起食物中毒的沙门氏菌，则对人和动物均能致病。沙门氏菌食物中毒广泛发生于世界各国，我国城市和农村每年都有发生，而且多见于内陆地区。沙门氏菌食物中毒全年均可发生，以夏、秋两季为多见，这两季的发病率和发病人数为全年的80%左右。

引起沙门氏菌食物中毒的食物多为动物性食物，主要是畜肉及其制品，其次为家禽、蛋类、乳类、鱼虾及其制品。值得注意的是，沙门氏菌不分解蛋白质，污染食物后食物的外观无明显变化。

2. 发病机制与中毒表现

沙门氏菌食物中毒的致病物质，主要是沙门氏菌的侵袭力、内毒素和肠毒素。沙门氏菌活菌在肠道里可释放出毒力较强的内毒素，内毒素可引起肠道炎症，如果内毒素被吸收入血则引起全身性中毒。不过，绝大多数的沙门氏菌食物中毒是由食物中的活菌引起的，产生毒素的沙门氏菌很少见。

食物中毒前期症状有寒战、头晕、头痛、恶心和腹痛，继而出现发热、恶心、呕吐、腹痛、腹泻。发热一般在38℃左右，少数在40℃以上。临床表现中以上述胃肠炎型最为常见，除此以外，还有类霍乱型、类伤寒型、类感冒型、败血症型等。

当进食可疑食品之后出现恶心、呕吐、腹痛、腹泻、发热时，应迅速前往医院治疗。

3. 预防措施

防止污染。加强家禽家畜的饲养管理，预防传染病。做好家畜、家禽宰前兽医卫生检查，发现病畜和病禽，严格按照有关卫生条例和规定处理。加强就餐环境卫生管理，防止畜禽肉类等动物性食品受到污染。

控制繁殖。动物性食品应置10℃以下的低温处贮存，以控制细菌的繁殖。食品企业、饮食行业、集体食堂和食品销售网点均应配备冷藏设备，并按照食品低温保藏的卫生要求贮存食品。

杀灭病原菌。对可能带菌的食品，在食用前采取加热灭菌是预防食物中毒的关键措施。加热灭菌的效果与加热温度、持续时间、加热方式、食品体积、沙门氏菌的类型以及污染程度等许多因素有关。巴氏消毒法或煮沸法可迅速杀灭乳及乳制品中的沙门氏菌。

（三）副溶血性弧菌食物中毒

1. 副溶血性弧菌食物中毒的特点

副溶血性弧菌为革兰阴性菌，呈弧形、杆状、丝状等多形态，菌体一端有单鞭毛，运动活泼，最适生长温度为37℃，最适生长pH值为7.5～8.5。副溶血性弧菌抵抗力较弱，56℃ 5分钟、80℃ 1分钟、1%食醋5分钟均可将其杀灭。在淡水中生存不超过2天，但在海水中能生存47天以上。副溶血性弧菌食物中毒在许多沿海国家都有发生，在我国沿海地区也常见。副溶血性弧菌食物中毒于每年6月开始出现，7月大量增加，8～9月则为高发季节。

引起副溶血性弧菌食物中毒的食品主要是海产食品和盐渍食品，如海产鱼、虾、蟹、贝、咸肉、盐渍禽肉、咸蛋、咸菜和凉拌菜等。

2. 发病机制与中毒表现

副溶血性弧菌食物中毒的致病作用，主要依靠副溶血性弧菌的侵袭力和耐热性溶血毒素。副溶血性弧菌的活菌跟随被污染食物侵入胃肠道，在其中生长繁殖并产生耐热性溶血毒素，数小时后即会使人发生急性胃肠道症状。

副溶血性弧菌食物中毒发病急。发病初期表现为腹部不适，上腹部阵发性绞痛或胃部痉挛性疼痛，脐部及回盲肠部亦有疼痛。继而腹泻，一般每天 5 ~6 次，多者达 20 多次。患者易被误诊为急性痢疾，有发热现象，体温一般为 37. 5 ~39. 5℃。

进食可疑食品之后出现腹痛、腹泻、发热时，迅速送往医院治疗。

3. 预防措施

首先，防止污染。海产品冷冻保藏前，应用淡水充分冲洗干净，去除大量细菌和污物；接触过海产品的炊具、容器、水池及食品从业人员的手等应洗刷干净，避免污染其他食品。其次，控制繁殖。海产食品及各种熟食品应进行低温贮藏。最有效的预防措施就是高温杀灭病原菌。鱼、虾、蟹、贝类等海产食品应烧熟煮透。生吃海蜇等凉拌菜时应充分洗净然后再加料拌食。

（四）变形杆菌属食物中毒

1. 变形杆菌属食物中毒的特点

变形杆菌属为多形态的革兰氏阴性杆菌，有周身鞭毛，运动活泼，广泛分布于自然界及人和动物肠道中。该菌属腐败菌，需氧或兼性厌氧，营养要求不高。变形杆菌属食物中毒大多发生于夏秋季节，以 7 ~9 月最为多见。

引起变形杆菌属食物中毒的食物主要是动物性食品，以肉类、水产类较多见，蔬菜、豆制品、剩饭剩菜也可引起。

2. 发病机制与中毒表现

变形杆菌属食物中毒的发病机制基本类似于沙门氏菌，即大量活菌随同食物侵入胃肠道引起感染型急性胃肠炎和某些变形杆菌产生的毒素引起毒素型急性胃肠炎。变形杆菌食物中毒的临床表现可分为急性胃肠炎型、过敏型和混合型。

急性胃肠炎型主要表现为恶心、呕吐、腹痛、腹泻。过敏型主要表现为面部潮红、头晕、头痛、荨麻疹，一般不发烧。混合型既有过敏型组胺中毒症状，又有急性胃肠炎症状。

3. 预防措施

变形杆菌属食物中毒的预防原则为防止污染、控制细菌繁殖和食前彻底加热杀灭病原菌。特别要高度重视厨房、餐厅卫生工作，避免各种因素对食品的污染，防止带菌者污染和生熟交叉污染，切实做好食品的冷藏保存。食品在烹调时应充分加热，烧熟煮透，彻底灭菌。熟食如存放时间稍长，食前应再次彻底加热灭菌。

（五）致病性大肠杆菌食物中毒

1. 致病大肠杆菌食物中毒的特点

大肠杆菌为肠道正常菌丛，一般不致病，但有些菌株毒力较强，能直接引起食物中毒，主要表现为急性胃肠炎，通常将这些菌株称为致病性大肠杆菌。致病性大肠杆菌 60℃ 20 分钟或煮沸数分钟即被杀灭，一般消毒剂均易使之死亡。

致病性大肠杆菌存在于人和动物的肠道中，健康成人和儿童的带菌率为2% ~8%，腹泻病人的带菌率为19.5%左右。受人、家畜和家禽粪便污染的土壤和水源也常带有该菌。食物受到水和带菌者污染、生熟交叉污染和熟后再污染均可引起食物中毒。

引起致病大肠杆菌食物中毒的食物主要有动物性食物，特别是熟肉制品、凉拌菜。

2. 发病机制与中毒表现

致病性大肠杆菌食物中毒的致病物质主要是肠毒素、定居因子、类志贺毒素等。主要有急性胃肠炎型中毒和急性菌痢型中毒。主要表现为食欲不振、呕吐、腹泻。急性菌痢型主要症状为腹痛、腹泻，少数出现呕吐，伴有发热现象，体温38 ~40℃。大便呈伴脓血的黄色水样便。

进食可疑食品之后出现恶心、呕吐、腹痛、腹泻、发热时，应迅速前往医院治疗。

3. 预防措施

防止污染。要加强水源卫生保护，防止水源性污染。带菌者不得让其从事直接接触食品的工作。严格执行食品卫生操作规程，防止生熟交叉污染。

控制繁殖。熟肉及内脏制品、酸牛乳、点心、凉拌菜等应在低温下短时间存放，防止细菌繁殖。

杀灭病原体。食前须经高温彻底杀灭该菌。存放时间稍长的熟食品食前应回锅彻底加热灭菌。

（六）葡萄球菌肠毒素食物中毒

1. 葡萄球菌肠毒素食物中毒的特点

葡萄球菌属为革兰氏阳性球菌，需氧或兼性厌氧，最适生长温度为37℃，最适 pH 值为7.4，耐盐性强。葡萄球菌肠毒素食物中毒是因摄入被葡萄球菌肠毒素污染的食物所引起。能产生肠毒素的葡萄球菌主要是金黄色葡萄球菌中的某些菌株和少数表皮葡萄球菌菌株。葡萄球菌肠毒素食物中毒全年皆可发生，多见于夏秋季节。

引起葡萄球菌肠毒素食物中毒的食物有乳、肉、蛋、鱼及其制品。我国主要是乳及乳制品、含乳糕点、荷包蛋、糯米凉糕、凉粉、剩饭、米酒等。能够引起中毒的食品必须具备两个条件：一是食品被葡萄球菌污染；二是食品被污染后具有细菌生长繁殖产毒素的条件。

2. 发病机制与中毒表现

葡萄球菌肠毒素食物中毒的致病物质主要为肠毒素。葡萄球菌肠毒素作用于腹部内脏引起剧烈呕吐。葡萄球菌肠毒素还通过破坏黏膜细胞分泌功能引起腹泻，过多的葡萄球菌肠毒素还会引起休克、呼吸困难等症状。

3. 预防措施

采取有效措施防止污染、防止肠毒素的产生。预防葡萄球菌产生肠毒素是防止食物中毒的核心。采用低温保藏、通风良好和缩短储存时间等都能有效防止葡萄球菌产生肠毒素。

（七）蜡样芽孢杆菌食物中毒

1. 蜡样芽孢杆菌食物中毒的特点

蜡样芽孢杆菌为革兰氏阳性的需氧芽孢杆菌。有的蜡样芽孢杆菌产生腹泻毒素，该毒素不耐热，对胃蛋白酶及胰蛋白酶均敏感，可在多种被污染食品中形成。有的蜡样芽孢杆菌产生呕吐毒素，该毒素耐热，常在米饭类食品中形成。我国各地亦有发生的报告。蜡样芽孢杆菌食物中毒有明显的季节性，多发生在夏秋季。

引起蜡样芽孢杆菌食物中毒的食品种类繁多，如甜点心、肉饼、凉拌菜和乳肉类食品，我国主要为米饭、米粉、豆类制品。引起蜡样芽孢杆菌食物中毒的食品，除米饭有时微黏、入口不爽或稍带异味外，大多数食品感官正常，无腐败变质现象。

2. 发病机制与中毒表现

蜡样芽孢杆菌食物中毒的致病物质主要是肠毒素。其发病机制为：大量蜡样芽孢杆菌污染后的食品进入人体的肠道，并在其中产生肠毒素，最终引起腹泻，表现主要为腹痛、腹泻。有的蜡样芽孢杆菌食物中毒呈现呕吐型胃肠炎症状，开始为胃部不适，后来表现为恶心、呕吐。

3. 预防措施

主要措施有防止污染、控制繁殖和抑制产生肠毒素。蜡样芽孢杆菌在16～50℃可生长繁殖并产生毒素。因此，各种食品必须注意在冷藏条件下短时间存放。米饭做熟后要维持在63℃以上或迅速冷却，剩饭必须充分加热后才能食用。

（八）肉毒梭菌毒素食物中毒

1. 肉毒梭菌毒素食物中毒的特点

肉毒梭菌为革兰氏阳性杆菌，厌氧生长，生长繁殖和产生毒素的最适温度为18～30℃。温度低于15℃时，肉毒梭菌生长受到抑制，不产生毒素。肉毒梭菌为腐生菌，广泛分布于土壤和动物粪便中，家畜、家禽、鸟类和昆虫也能携带该菌。食物被肉毒梭菌污染后，在厌氧条件下产生肉毒毒素，食后引起肉毒中毒。肉毒梭菌毒素食物中毒世界各地均有发生，我国以西北地区为高发区，新疆最为严重。肉毒梭菌毒素食物中毒全年均可发生，但比较集中发生在3～5月。

引起肉毒梭菌毒素食物中毒的食品绝大部分为家庭自制的发酵食品，如臭豆腐、豆豉、豆酱、面酱等；也有少量的案例表明动物性食品也可引起肉毒梭菌食物中毒，如罐头食品、腊肉、熟肉等。

2. 发病机制与中毒表现

肉毒梭菌毒素食物中毒属毒素型中毒，致病物质主要为肉毒毒素，随食物进入肠道的肉毒毒素在小肠内被胰蛋白酶活化并释放出神经毒素，影响神经冲动的传递，导致肌肉松弛性麻痹。

肉毒梭菌毒素食物中毒前期症状为无力、头晕、头痛、食欲不振，与其他细菌性食物中毒不同，肉毒中毒仅有少数患者可有恶心、呕吐、便秘、腹泻等症状。患者一般体温正常，意识清楚，无感觉障碍。肉毒中毒是病死率相当高的细菌性食物中毒，一旦发现应及时治疗，否则会耽误病情危及患者生命安全。

3. 预防措施

防止污染。食品加工前应对食品原料进行清洁处理，除去泥土和污物，用清水充分清洗，防止肉毒梭菌对食品的自然污染。

控制繁殖。加工后的食品应迅速冷却并在低温环境中贮存，避免贮存在高温或缺氧环境中，以此控制其繁殖及产生毒素。

加热破坏毒素。肉毒梭菌毒素不耐热。对可疑食品食前加热 80℃30 分钟或 100℃10 分钟，彻底破坏毒素，是防止中毒发生的可靠措施。

三、化学性食物中毒

化学性食物中毒是指有毒金属、类金属、农药和其他化学物质的污染混入食品或者因误食上述化学物质而引起的食物中毒。金属和类金属能够和体内的有机物质结合，阻碍人体正常生理功能，所以一般来说，化学性食物中毒发病快，中毒症状严重，死亡率高，即使症状轻微，病愈所需的时间也比较长。

（一）砷化物中毒

砷的化合物多数为剧毒。常见的为三氧化二砷（As_2O_3），俗称砒霜、信石、白砒等。纯品为无臭、无味的白色粉末或块状化合物。

1. 中毒的原因

主要是误用误食。因三氧化二砷的外观与食盐、食碱、淀粉、白糖等相似，所以容易被误食而中毒。

砷对接触部位有直接的腐蚀作用，食后可引起口腔、食道和胃肠黏膜水肿、出血、糜烂、溃疡等。砷化物经过吸收入血液，随血液循环分布全身组织，约 4/5 储存于肝、肾、脾、胃肠壁和肌肉中，皮肤、毛发、指甲和骨髓为其牢固储存库。人体内的砷排出体外十分困难，常因蓄积作用而造成慢性中毒。

2. 中毒表现

砷化物中毒潜伏期为数分钟至数小时。患者口腔和咽喉有烧灼感，口渴、吞咽困难，口中有金属味，继而恶心、呕吐，甚至可吐出血液和胆汁。心窝部有烧灼感、剧烈腹痛、顽固性腹泻。中毒严重者常因呼吸循环衰竭而在 1 ~2 日内死亡。

3. 预防措施

应严格做好农药保管和使用，砷剂农药及其包装物外表必须标明有毒标识。砷中毒死亡的动物必须烧毁。食品生产加工中使用的化学物质如食品添加剂、盐酸、碱等砷含量必须符合国家食品安全标准。

（二）亚硝酸盐中毒

1. 中毒的原因

一次性食入含有大量亚硝酸盐的蔬菜。蔬菜中含有较多量的硝酸盐。某些具有还原能力的细菌在温度、水分、pH 值和渗透压等都适合的条件下生长繁殖可使硝酸盐还原为亚硝酸盐。若病人胃肠消化功能低下，使胃肠道内硝酸盐还原菌大量繁殖，会很快产生大量的亚硝酸盐而引发中毒。这种情况下引起的中毒，通常称为肠原性青紫症。

饮用不洁的水。某些地区的井水中含有较多的硝酸盐及亚硝酸盐。如用这种水煮粥，并在不洁的容器内存放过久，由于细菌的作用，硝酸盐将转变成亚硝酸盐。用这种水煮饭也可引起中毒。

过量食用肉制品。在食品加工时常用硝酸盐或亚硝酸盐作为腌制鱼和肉的发色剂。如过量食用这些富含硝酸盐和亚硝酸盐的食物也可引起中毒。

进食不洁乳制品。有的乳制品中含有枯草杆菌，可使硝酸盐还原为亚硝酸盐。用这种乳制品喂养婴儿时，亦可出现肠原性青紫症。

此外，误将亚硝酸盐作为食盐、发酵粉等食用也可引起中毒。

2. 亚硝酸盐的毒性

当大量亚硝酸盐被吸收进入血液时，可将血红蛋白中二价铁离子氧化为三价铁离子，形成高铁血红蛋白血症，血液失去携带氧的能力，对缺氧最为敏感的中枢神经系统首先受到损害，可引起呼吸困难、循环衰竭、昏迷等。误食过多的亚硝酸盐可因呼吸衰竭而死亡。

3. 中毒表现

亚硝酸盐中毒表现主要为口唇、指甲和全身皮肤出现青紫等组织缺氧表现，并有精神萎靡、头晕、头痛、乏力、心跳加速、嗜睡、烦躁不安、呼吸困难等感觉，亦可有恶心、呕吐、腹胀、腹痛、腹泻等症状。

4. 预防措施

加强亚硝酸盐管理，防止误食。蔬菜应注意保鲜，防止腐烂。胃肠功能不好时，不要在短期内食用大量蔬菜。制作腌菜时要注意选新鲜蔬菜，并且腌菜要彻底腌透，至少腌制 20 天以上方可食用。

四、有毒动植物食物中毒

所谓有毒动植物食物中毒，主要是指有些动植物中含有某种有毒的天然成分，由于外观形态与无毒品种相似，易混淆误食，或者因加工不当，未能有效除去有毒成分的某些动植物引起的中毒。河豚和毒蕈当中原本就有烈性毒素，绝大多数是由于误食而造成食物中毒。还有一些食物中也含有对人体健康有害的物质，如有些贝类食用了有毒藻类，造成藻类毒素在体内蓄积，人食用这样的有毒贝类就可发生食物中毒；此外，某些食物虽然在一般条件下并不含有有毒物质，但由于储藏不当而产生某些有毒物质，当这些有毒物质积累到一定数量并进入体内时，也可以引起食物中毒。如马铃薯贮存不当会生长发芽，发芽之后的马铃薯内会产生一种毒素即龙葵素。食用这样的马铃薯之后，常感觉到舌、咽烧灼发麻、胃部灼痛，并且伴有心绪不宁和烦躁不安的感受。再如，新鲜的鲅鱼对人体健康有益，鲅鱼如果贮存不当，会腐败变质，并由此产生组胺对人体健康造成危害。

（一）河豚中毒

河豚中毒是指食用了含有河豚毒素的鱼类引起的食物中毒。在我国主要发生在沿海地区及长江、珠江等河流入海口处。

1. 河豚毒素的特点

河豚鱼的有毒成分为河豚毒素，是一种神经毒，有河豚素、河豚酸、河豚卵巢毒素及河豚肝脏毒素。河豚毒素的毒性甚至超过剧毒氰化钾。河豚鱼的卵巢和肝脏毒性最强，其次为肾脏、血液、眼睛、鳃和皮肤。鱼死后较久时，内脏毒素可渗入肌肉，使本来无毒的肌肉也含毒。河豚的毒素常随季节变化而有差异，每年2~5月为卵巢发育期，毒性最强，故河豚中毒多发生于春季。

2. 中毒表现

发病急，潜伏期一般10~45分钟，长者达3小时。先感觉手指、口唇、舌尖麻木或有刺痛感，然后出现恶心、呕吐、腹痛、腹泻等胃肠道症状，并有四肢无力、口唇、舌尖及肢端麻痹，进而四肢肌肉麻痹，以致身体摇摆、行走困难，甚至全身麻痹成瘫痪状。严重者最后呼吸衰竭而死亡。

3. 预防措施

捕捞时必须将河豚剔除；水产管理部门要加强检查，严禁出售鲜河豚。加工干制品必须严格执行规定的操作程序；加强宣传河豚鱼的毒性及危害，学会识别河豚，不吃沿海地区捕捞或捡拾的不认识的鱼；严禁饭店、餐馆自行私自加工河豚。

（二）鱼类引起的组胺中毒

1. 中毒特点

引起此类中毒的鱼大多是含组胺高的鱼类，主要是海产鱼中的青皮红肉鱼类，如金枪鱼、秋刀鱼、竹荚鱼、沙丁鱼、青鳞鱼、金线鱼、鲐鱼等。当鱼不新鲜或腐败时，鱼体中游离组氨酸经脱羧酶作用产生组胺。当组胺积蓄至一定量时，食后便可引起中毒。

2. 中毒表现

鱼类引起的组胺中毒潜伏期很短，食用有毒的鱼之后最短 5 分钟就可发病。组胺对人体的作用以引起局部或全身毛细血管扩张、支气管收缩为主，主要症状表现为脸红、头晕、头痛、心慌、脉速、胸闷和呼吸窘迫等，也有人口和舌及四肢发麻、恶心、呕吐、腹痛、荨麻疹、全身潮红等。虽然组胺中毒发病快，但是一般的症状比较轻，恢复迅速。

进食不新鲜或者冷藏不当的鲭鱼、金枪鱼、沙丁鱼和秋刀鱼等鱼类之后，出现面色潮红、唇舌肿胀、双眼结膜充血、全身皮肤瘙痒者，可以饮浓茶 300 毫升后催吐，并迅速前往医院治疗。

3. 预防措施

①不吃腐败变质的鱼，特别是青皮红肉的鱼类。市售鲜鲐鱼等应冷藏或冷冻，要有较高的鲜度，其组胺含量应符合国家食品安全标准。②选购鲜鲐鱼等要特别注意其鲜度，如发现鱼眼变红、色泽不新鲜、鱼体无弹性时，则不得食用。腌制咸鱼时，应劈开鱼背并加 25% 以上的食盐腌制。③合理烹调也能去除组胺。在食用不新鲜的鲐鱼时，烹调前应去内脏、洗净，切成两寸段，用水浸泡 4～6 小时，可使组胺量下降 44%，或者烹调时加入适量雪里蕻或红果，也可使组胺减少 65%。不过，油煎或油炸对组胺的清除效果不大。④有过敏性疾患者以不吃此类鱼为宜。

（三）毒蕈中毒

1. 中毒特点

蕈类通称蘑菇，属真菌植物，某些品种自古以来被视作“山珍”，味道鲜美并且具有较高的营养价值和食用价值。我国蕈类植物很多，分布范围广阔，食用蘑菇 300 多种，毒蘑菇约 80 种，其中 9 种毒蘑菇剧毒能致人死。毒蘑菇虽然占的比例小，但因形态特征复杂及毒蘑菇与食用蘑菇不易区别而常常使人误食中毒。

毒蘑菇中毒多发生在高温多雨的夏秋季节。人们往往因采集野生鲜蘑菇又缺乏经验而误食中毒，因此多为散在发生。毒蘑菇的有毒成分比较复杂，因此，中毒表现复杂多变，通常为综合症状。

2. 毒蘑菇的毒性

主要有胃肠毒型毒素、神经精神型毒素、溶血毒型毒素和原浆毒型毒素。其中，误食含有胃肠毒素的毒蘑菇后表现以胃肠道症状为主，发病时表现为恶心、呕吐、腹痛、腹泻等症状，一般不发热；误食含有毒蝇碱的毒蘑菇表现为副交感神经为主的症状，表现为流涎、呕吐、腹泻、大汗、面色苍白、流泪、瞳孔缩小等症状，严重者呼吸困难，有时出现幻觉；误食马鞍蕈（又称鹿花蕈）毒蘑菇产生的中毒属于溶血型毒素中毒，开始表现为呕吐和腹泻，严重的有肝、肾疼痛，最终出现急性溶血，中毒严重可导致死亡；误食原浆毒型的毒蘑菇中毒临床表现复杂，病情凶险，病死率高。

3. 预防措施

广泛宣传毒蘑菇中毒的危险性，提高广大群众对毒蘑菇的识别能力，对不认识和未食用过的蕈类，不要采取和食用；提高鉴别毒蘑菇的能力，防止误食中毒。但是，目前尚无简单可靠方法鉴别毒蘑菇。在鉴定时，除了外形特征外，还需通过显微镜进行形态结构观察才能确定。

五、真菌毒素食物中毒

（一）赤霉病麦食物中毒

1. 中毒的原因

麦类赤霉病是粮食作物的一种重要病害。麦类赤霉病可造成大麦和小麦的大量减产，人畜食入病麦之后也可引起赤霉病麦中毒。除麦类外，玉米亦可发生。

2. 中毒表现

赤霉病麦食物中毒多在进食后 30 分钟内发病，慢的 2 ~ 4 小时，快的在十几分钟内即出现恶心、头痛、头晕、眼花、神志抑郁、步伐紊乱，有醉酒样欣快感觉。

3. 预防措施

做好粮食在田间和储藏期的防霉工作。选择抗赤霉病谷类品种，适当使用杀菌剂。收获后及时脱粒、晾干，储存时粮食水分含量符合国家安全标准。采取有效措施除去粮食中的病麦。

（二）霉变甘蔗中毒

1. 中毒的原因

甘蔗在不良条件下经过冬季储存，到次年春季出售时，真菌大量繁殖产生毒素，食入含有大量毒素的霉变甘蔗导致食物中毒。

霉变甘蔗产生的毒素是一种神经毒物质，其毒性比较强。毒素主要侵犯中枢神经，中毒严重的患者会因呼吸衰竭而死亡。

2. 中毒表现

霉变甘蔗中毒潜伏期为 15 分钟至数小时。中毒症状最初为呕吐、头昏、视力障碍，继而发生阵发性抽搐和昏迷。

进食霉变甘蔗后应立即催吐，出现恶心、呕吐、腹痛、头晕、头痛等症状时，应立即送往医院治疗。

3. 预防措施

甘蔗储存过程中应采取措施防止真菌繁殖，储存时间不宜过长。储存过程中应定期检查，一旦发现甘蔗外观缺少光泽，有霉斑，切开后剖面呈浅黄色或浅褐色，闻起来有轻度霉味或酒糟味，就可断定是霉变甘蔗，霉变甘蔗不得出售和食用。

食物中毒的分类组成如图 6－4 所示。

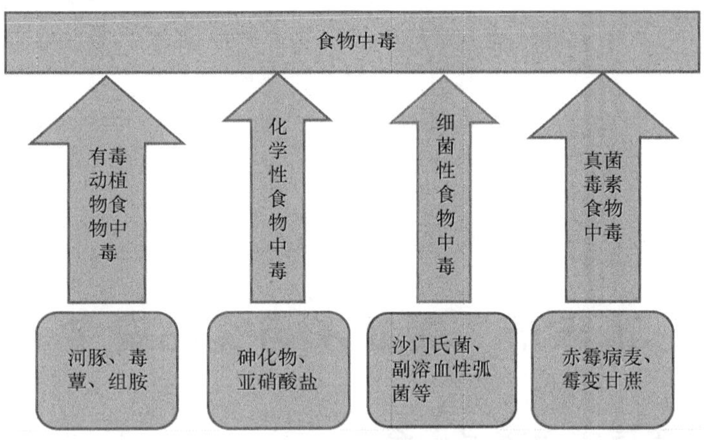

图 6－4 食物中毒的分类组成模式图

小资料 6－7

2014 年我国食物中毒事件报告

2014 年食物中毒事件报告起数、中毒人数和死亡人数以第三季度（7～9 月）最高，分别占全年总数的 43.1%、44.4% 和 38.2%。食物中毒事件报告起数和中毒人数最多的月份是 9 月，分别占食物中毒事件总报告起数和中毒总人数的 17.5% 和 24.3%；死亡人数最多的月份是 6 月，占食物中毒事件死亡总人数的 29.1%。2014 年食物中毒事件报告中，微生物性食物中毒事件起数和中毒人数最多，分别占食物中毒事件总起数和中毒总人数的 42.5% 和 67.7%；有毒动植物及毒蘑菇引起的食物中毒事件死亡人数最多，占食物中毒事件死亡总人数的 70.0%。

从食物中毒事件发生原因来看，2014 年微生物性食物中毒事件的中毒人数最多，且均为由沙门氏菌、副溶血性弧菌、金黄色葡萄球菌及其肠毒素、蜡样芽孢杆菌、大肠埃希氏菌、肉毒毒素、志贺氏菌、变形杆菌等引起的细菌性食物中毒事件。有毒动植物及毒蘑菇引起的食物中毒事件报告起数和死亡人数最多，病死率高达 9.9%，是食物中毒事件的主要死亡原因，主要中毒因素为毒蘑菇、未煮熟四季豆和豆浆、油桐果、蓖麻籽、河豚、野生蜂蜜、织纹螺。其中，毒蘑菇引起的食物中毒事件占该类事件总起数的68.9%。化学性食物中毒事件的主要中毒因素为亚硝酸盐、毒鼠强、氟乙酰胺及甲醇等。其中，亚硝酸盐引起的食物中毒事件10起，占该类事件总起数的71.4%，毒鼠强引起的食物中毒事件2起，氟乙酰胺和甲醇引起的食物中毒事件各1起。

从食物中毒发生场所看，2014年发生在家庭的食物中毒事件报告起数及死亡人数最多，病死率最高，为6.2%；导致死亡的主要原因是误食误用毒蘑菇和化学毒物。其中，农村自办家宴引起食物中毒事件的中毒人数占家庭食物中毒事件中毒总人数的83.3%。发生在集体食堂的食物中毒事件中毒人数最多，其主要原因是食物污染或变质、加工不当、储存不当及交叉污染等。学校集体食堂是学生食物中毒事件发生的主要场所。

第五节　新技术与食品安全

一、微波技术与食品安全

（一）微波技术简介

微波是波长1毫米~1米、频率在300~30 000兆赫的电磁波。在食品工业中常用的频率是915兆赫和2 450兆赫，对应的波长分别是328毫米和122.5毫米。微波技术是应用微波对食品进行加热、干燥、灭菌、膨化、解冻等处理的一种特殊加工工艺。

微波加热原理。加热介质物料中的水分子是极性分子在快速变化的高频电磁场作用下，其极性取向将随着外电场的变化而变化。造成极性分子的运动而生热，此时微波场的场能转化为热能，使物料温度升高，产生热化和膨化等一系列物理化学过程而达到加热目的。

微波食品是指利用微波技术加工的食品。微波方便食品方便快捷卫生，保鲜程度高，营养损失少。一般把微波食品分成两类：一类是指常温下流通的食品，通常采用无菌包装，常温下可以贮存半年到一年的时间。这些食品经过微波炉加热之后可以直接食用，主要以咖喱类、汤类和肉类居多；另一类是指低温贮存的食品，大部分选用对微波炉适用的容器包装，按照贮存方式的不同又分为冷藏和冻藏两种。

总体来说，微波加热效果比较好的食物种类中质地均匀、含水量高的食物加热效果好，含水量少、质地粗糙的食物加热效果差一些。

（二）可能存在的食品安全问题

微波食品可能存在的卫生问题有：农药、兽药的残留；容器、包装材料对微波食品的污染；微波食品的微生物残留；原料选购、食品生产、贮存、运输和销售过程中的一些卫生问题；物理性污染等。

1. 农药、兽药的残留

传统的烹调加工制作对一般的农药残留等有害物质具有一定的破坏、去除和稀释作用。微波炉烹调食品对大部分农药、兽药残留的去除作用小，远远不及传统的烹调加工方法的有效性。

2. 容器、包装材料对微波食品的污染

微波烹调食品包装材料及加热容器造成的食品污染问题日益得到关注。微波加热对食品包装材料有特殊要求，使用劣质微波包装材料或微波加热时选择不当的食品容器包装容器，可能引起化学污染物向食品中迁移。其中微波食品外包装物所含有的助剂迁移是主要污染因素。

3. 微波食品微生物残留

微波电磁场不仅对微生物具有热力作用同时还具有电磁辐射的作用。在相同温度下，微波杀菌可以加速微生物的死亡。但是在加热不彻底的情况下，微波食品中的微生物仍有残留。研究发现，使用微波炉烹制荷包蛋，如果加热不完全导致蛋黄部分未完全凝固，人工接种六种沙门氏菌均可成活。这是因为微波在没有深入到食物中心部位之前就被消耗完毕而食物中心的细菌仍然存活。

4. 其他

微波食品同其他普通食品一样，存在原料选购、食品生产、贮存、运输和销售过程中的一些问题；当微波食品烹调操作出现失误的时候，会导致加工的微波食品温度过高或加热时间过长，从而产生一些有毒物质；微波加热时，食品的包装容器使用不当，可造成包装容器如玻璃器皿、微波用纸等碎裂、烧焦，造成食品的物理性污染。

二、转基因技术与食品安全

（一）转基因技术简介

转基因技术实质上是基因工程技术，又称为 DNA 重组技术。转基因技术是在 1973 年由美国斯坦福大学研究人员创立的。早期的基因工程应用于微生物诱变育种。20 世纪 80 年代，基因技术开始向改良高等动植物的遗传特征方向发展。1983 年诞生了第一株转基因植物，1986 年转基因植物进入田间试验。转基因食品是近二三十年才发展起来的，1994 年，世界上第一例转基因食品——延迟成熟的转基因番茄在美国出现。自此，随着转基因作物和转基因食品的大量生产出现，目前，市场上的转基因食品以植物性食品为主，如转基因大豆、玉米、油菜、马铃薯、番茄、甜椒、西葫芦等。随着转基因食品的不断普及，由新技术开发所带来的转基因食品是否对人体的健康有害成为公众关注的热点。

（二）可能存在的食品安全问题

根据现有的科学知识推测，转基因食品可能对环境及人体健康造成危害。

1. 转基因食品可能引起人体过敏反应

食物过敏是世界性的公共卫生问题，全世界大约有2%的成年人和4%~6%的儿童患有食物过敏症。转基因植物引入了外源性目的基因后，会产生新的蛋白质，使得部分人可能很难适应或无法适应而诱发过敏症，如已知的转基因玉米和RR转基因大豆导致过敏症发生的频率非常高。

2. 使细菌产生抗药性

人类食用了转基因食品后，食品在人体内将抗药基因传递给致病细菌，从而使细菌产生抗药性，使抗生素失败。转基因食品中的抗生素抗性标记基因可能引发人类的医疗风险，是人体健康的潜在危害。

3. 转基因食品营养成分改变

转基因食品中的外源性基因可能会改变食物的成分，包括营养成分构成和抗营养因子的变化。如某转基因大豆中异黄酮成分较传统的大豆减少了14%；转基因油菜中类胡萝卜素、维生素E、叶绿素等都发生显著变化。这些变化会导致食品营养价值降低，人类营养结构失衡，影响人体健康。

4. 转基因食品的毒性作用

由于目前的转基因技术不能完全有效地控制转基因的后果，如果转入的基因发生突变则可能产生有毒物质，或者使食品中原有的毒素含量增加，产生毒性作用，甚至产生致畸、致癌、致突变的严重后果。

课后习题

一、选择题

1. 物理性污染包括以下的（　　）。

A. 砷化物污染　　B. 沙门氏菌污染　　C. 放射性污染　　D. 有毒物质污染

2. 以下属于新鲜猪肉感官指标（1级）有（　　）。

A. 肌肉有光泽，色红均匀，脂肪洁白　B. 外表稍干或微湿润，不粘手

C. 指压后凹陷立即恢复　　D. 具有新鲜肉的正常气味

3. 可能引起沙门氏菌食物中毒的食物是（　　）。

A. 牛奶　　B. 鸡蛋　　C. 猪肉　　D. 鸡肉

4. 可能引发肉毒梭菌食物中毒的食物是（　　）。

A. 自制的发酵食品　B. 罐头食品　　C. 腊肉　　D. 熟肉

二、思考题

1. 举例说明食品污染的概念、种类以及预防措施有哪些？

2. 防止食品腐败变质的措施是什么？试举例说明之。
3. 举例说明我国餐饮业常用的食品添加剂。
4. 简述食源性疾病的含义及基本要素？
5. 食物中毒的特点是什么？
6. 组胺中毒的预防措施有哪些？
7. 食品的一般卫生指标有哪些？
8. 细菌性食物中毒预防措施有哪些？
9. 沙门氏菌、副溶血性弧菌和肉毒梭菌食物中毒的中毒食物是什么？
10. 如何预防河豚食物中毒？
11. 亚硝酸盐食物中毒的原因有哪些？
12. 转基因食品可能存在的食品安全问题有哪些？
13. 微波技术加工的食品安全问题有哪些？

三、实训题

炎热夏季，新鲜的鲅鱼（马鲛鱼）非常不易保存。农贸市场上的水产摊贩会减价出售不很新鲜的鲅鱼，与鲜鱼相比价格几乎腰斩。受到价格便宜的诱惑，有些人会买不新鲜的鲅鱼回家烹调食用，结果，吃鱼的人出现了皮肤潮红、胸闷、哮喘、心动过速等现象。结合你学过的知识分析产生这种现象可能的原因。

第七章

认证食品与食品安全管理体系

学习目标

1. 了解无公害食品、绿色食品与有机食品的异同。
2. 了解保健食品与普通食品的异同。
3. 了解我国新食品原料的开发情况。
4. 认识各种认证食品的标志。
5. 掌握GMP的基本内容。
6. 掌握实施HACCP的基础和步骤。
7. 深刻理解实施HACCP的重大意义。
8. 掌握香辣牛肉酱的HACCP

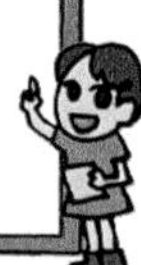

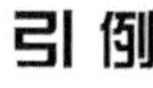

引例

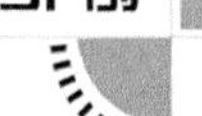

我理想中的纯天然，你到底在哪里？

1962 年，美国人雷切尔·卡森撰写的《寂静的春天》出版之后震惊了全世界。书中列举的事件让读者触目惊心：一个小城镇风景美丽、宁静和谐，由于环境污染——化工厂排泄的污水污染小镇的河流水质，水里的小鱼小虾等水生生物濒临灭绝；过量使用化学农药，土壤农药残留超标，又污染了蔬菜粮食，鸟儿吃过那些被污染的农作物或者被大剂量农药杀死的虫子之后，屡屡出现大批中毒死亡的现象。作者在书中警告说，如果不注意环境保护，在不远的将来，我们的子孙后代将再也听不到春天里鸟儿鸣叫的声音！

现实是那样的残酷，以至于在我们生活的这个蓝色的星球上，想要找到一块无污染的净土，是那样的艰难！据登山爱好者说，即使在世界最高峰——珠穆朗玛峰，也随处可见罐头盒、塑料包装袋等人类到访之后的痕迹。我们的基础食物原料，如大米、小麦、蔬菜等，几乎都是在受到污染的土壤中生长收获的，怎样才能确保食品安全呢？我们不禁要问：要到哪里才能找到理想中纯天然、无污染的世外桃源，春天在那里埋下希望的种子，秋天能收获纯天然自然生长的美味营养呢？

“理性很丰满，现实很骨感”，面对污染几乎无所不在的现状，人们只好放弃心中美好的愿望，着眼于解决现实问题。作为一种向现实妥协的策略，人们不得不接受食品污染广泛存在的现实，把注意力焦点集中在控制食品污染程度上来。农产品如粮食蔬菜生长在污染环境中，只要它们携带的污染物质不超过人体所能承受的数量，就可被认为是合格产品。基于这样的认识，世界许多国家都制定了食品污染物最低残留标准，我国政府也制定了《食品中农药最大残留限量》和《食品中污染物限量》等国家标准。后来，出于对美好生活的憧憬，世界各国政府又制定了一套更高级的食品安全标准，这就是认证食品标准。在我国，无公害食品、绿色食品和有机食品是常见的认证食品。认证食品的基本特点是，由政府指定的认证机构对农作物的生长环境、运输加工过程进行评判，对达到一定的标准（高于食品安全国家标准）的食品，允许使用特定的名称和标志，以显示该食品的独特之处。无公害食品允许限量使用农药、化肥等促进农作物的生长；绿色食品则要求在农作物生长、收获、运输、加工过程中严格监控各种污染物，对食品安全监控更加严格；有机食品则是遵照有机农业的要求，遵循自然规律和生态学原理，让农作物、家畜家禽、水产等生物依靠上天赋予的生命力自由健康地成长，此过程不需要化肥、农药来“帮助”，接近于我们理想中的纯天然食品。

鉴于食品污染物的广泛存在，世界发达国家制定了一些食品安全管理体系，主要有 GMP 和 HACCP 两种管理体系。在世界食品贸易中，发达国家把这两种食品安全管理体系认证作为一种技术壁垒强行推广，要求向本国出口食品的外国食品企业必须通过食品安全管理体系认证。在这种背景下，我国政府早在 20 世纪就开始重视 GMP 和 HACCP 体系的认证工作。《中华人民共和国食品安全法》第四十八条明文规定：“国家鼓励食品生产经营企业符合良好生产规范（GMP）要求，实施危害分析与关键控制点（HACCP）体系，提高食品安全管理水平。”HACCP 是当前世界餐饮业普遍实施的食品安全管理体系，世界上许多大型事件活动的食品安全监控都是采用该体系，如 2008 年的奥运会参会运动员的餐饮安全保障就是依靠 HACCP 体系实时监控的。此外，据媒体报道，我国航天员在太空里生活的那段时间里，吃的食物如鱼香肉丝，就是在 HACCP 食品安全管理体系下实施监控的：在太空的宇航员一旦发生食品安全事故，其严重后果，你懂的！目前，我国在药品行业已经广泛实施了 GMP 认证，在食品行业中正逐步推广 HACCP 体系。

第一节　认证食品与保健食品

一、无公害食品

（一）无公害食品的概念

无公害食品是指产地环境、生产过程和产品质量符合国家有关标准和规范要求，经认证合格获得认证证书并允许使用无公害农产品标志的食品。

无公害食品生产过程中允许限量、限品种、限时间地使用人工合成的安全的化学农药、兽药、鱼药、肥料、饲料添加剂等。但是，无公害农产品必须达到以下要求：产地环境符合无公害农产品的产地环境标准要求；生产过程符合无公害农产品生产技术的标准要求；产品必须对人体安全，符合相关的食品卫生标准；必须取得无公害管理部门颁发的证书和标志。

（二）无公害食品的认证依据

《中华人民共和国农业法》和《中华人民共和国农产品质量安全法》是制定无公害农产品认证工作制度所遵循的法律基础。此外，《无公害农产品管理办法》是全面规范农产品认定认证、监督管理的法规。《无公害农产品标志管理办法》规范了无公害农产品标志印刷、使用、管理等工作。

（三）认证标准体系

1. 无公害农产品产地环境质量标准

发展无公害农业，首先要求产地环境必须符合“无公害”的质量要求。对产地环境的要求是无公害食品认证的基础要求，如果农产品的产地受到污染的话，那么就丧失了无公害农产品生产的基本条件。目前，我国政府已经批准了四个农产品产地环境要求：无公害蔬菜产地要求、无公害水果产地要求、无公害畜禽肉产品产地要求和无公害水产品产地要求。

2. 无公害农产品生产技术规范

无公害农产品生产过程的控制是保证无公害产品质量的关键环节，生产技术标准是无公害农产品标准体系的核心内容，包括无公害食品生产资料使用准则和无公害食品生产技术操作规程两部分。

3. 无公害农产品质量安全标准

主要有以下国家强制性标准：无公害蔬菜安全要求、无公害水果安全要求、无公害畜禽肉产品安全要求和无公害水产品安全要求。

以上标准对无公害农产品中的重金属、硝酸盐、亚硝酸盐和农药残留给出了限量要求和试验方法，是衡量无公害食品最终产品质量的指标尺度。这些标准虽然跟普通食品的国家标准一样，规定了食品的外观品质和卫生品质等内容，但是其中的某些安全卫生指标（如农药残留和重金属）高于国家标准。

（四）无公害食品的标志

无公害农产品的标志的标准颜色由绿色和橙色组成。基本图案主要由麦穗、对勾和无公害农产品字样组成。麦穗代表农产品，对勾表示合格，金色寓意成熟和丰收，绿色象征环保和安全，如图 7－1 所示。

图 7－1　无公害食品的标志

二、绿色食品

（一）绿色食品的概念

绿色食品是遵循可持续发展原则，按照绿色食品标准生产，经过专门机构认定，许可使用绿色食品标识的无污染、安全、优质、营养类食品。

绿色食品比一般食品更强调“无污染”或“无公害”的安全卫生特征，具备“安全”和“营养”的双重质量保证。无污染是指绿色食品生产、加工过程中，通过严密监测、控制防范农药残留、放射性物质、重金属、有害细菌等对食品生产的各个环节的污染，以确保绿色食品的洁净；优质特征不仅包括产品的外表包装水平高，而且还包括内在品质优良、营养价值和卫生指标高。

（二）绿色食品的分类

绿色食品分成 A 级和 AA 级。A 级绿色食品指生产地的环境质量符合《绿色食品产地环境质量标准》的要求，生产过程中严格按照绿色食品生产资料的使用准则和生产操作规程要求，限量使用限定的化学合成生产资料；AA 级则是在生产过程中不使用化学合成的肥料、农药、兽药、饲料添加剂等其他有害于环境或身体健康的物质。AA 级绿色食品的质量等同于有机食品，所以我国政府已经停止受理 AA 级绿色食品认证。

（三）绿色食品的主要标准

绿色食品主要标准的内容有：绿色食品产地环境质量标准、绿色食品生产技术标准、绿色食品产品质量标准、绿色食品包装标签标准、绿色食品贮藏运输标准及其绿色食品其他相关标准等。以上标准对绿色食品的全过程质量标准进行了全面规定，共同构建了绿色食品的标准体系。

（四）绿色食品的标志

绿色食品标志是经由中国绿色食品发展中心在国家工商行政管理局商标总局注册的质量证明商标。绿色食品的注册商标有四种形式：一是绿色食品标志图形；二是中文“绿色食品”；三是英文“Greenfood”；四是上述中英文与图形的组合形式（参见图7－2）。

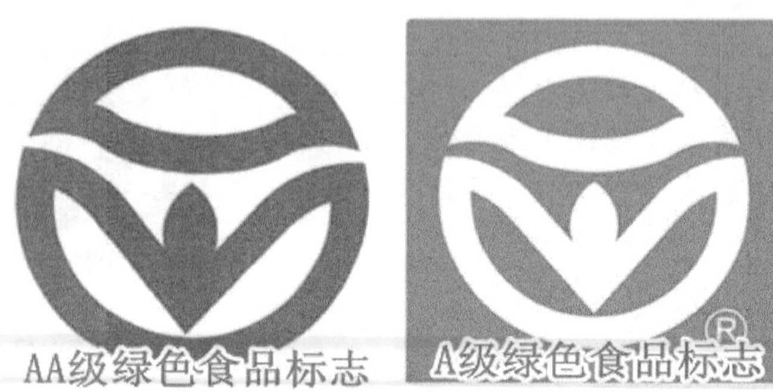

图7－2　绿色食品标志

按照《绿色食品标志管理办法》的规定，绿色食品标志的使用有效期为3年，到期前3个月重新申报并获批准方可继续使用。未重新申报的则视为放弃使用权，将被收回绿色食品证书并进行公告。

三、有机食品

（一）有机农业与有机食品

1. 有机农业

遵照一定的有机农业标准，在生产中不采用基因工程获得的生物及其产物，不使用化学合成的农药、化肥、生长调节剂、饲料添加剂等物质，遵循自然规律和生态学原理，协调种植业和养殖业的平衡，采用一系列可持续发展的农业技术以维持持续稳定的农业生产体系的一种农业生产方式。

2. 有机食品

按照《有机产品》（GB/T19630—2011）标准生产、加工，并且必须经过具有资质的独立的认证机构认证的一切农副产品，包括粮食、蔬菜、水果、乳制品、畜禽产品、水产品、蜂产品及调料等。在生产、加工过程中不使用任何人工合成的化肥、农药和添加剂。并且，有机食品必须经过24～36个月的有机转换期种植才能认证为有机食品。有机食品必须通过国家认监委审批的具有有机食品认证资质的认证机构进行认证，并获取相关证书后方可称为有机转换食品或有机食品。

（二）有机食品的认证

有机食品认证是指由认证机构按照有机产品国家标准和《有机食品认证管理

办法》的规定，对有机产品生产和加工过程进行评价活动。认证过程中，认证机构将对产品是否严格按照有机方式进行生产、加工、按照指定数量进行销售和售后服务等方面进行检查。

（三）有机食品的标志

有机食品认证标志分为中国有机产品认证标志和中国有机转换产品认证标志。其中，中国有机产品认证标志标有中文“中国有机产品”字样和相应英文（ORGANIC）；在有机产品转换期内生产的产品或者以转换期内生产的产品为原料的加工产品，应当使用中国有机转换产品认证标志。该标志标有“中国有机转换产品”的中文字样和相应英文“CONVERSION TO ORGANIC”。有机食品的标志如图 7－3 所示。

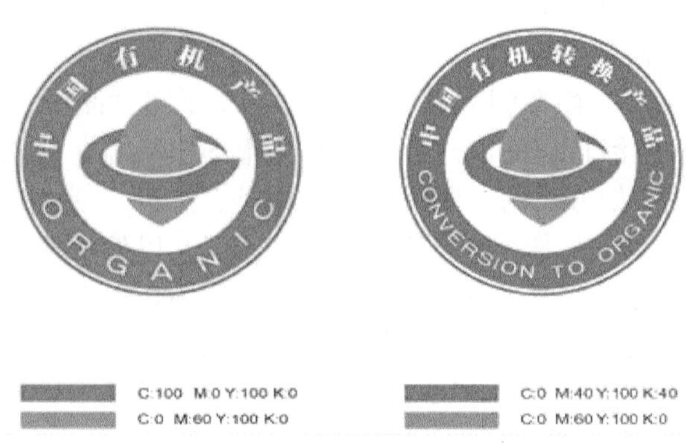

图 7－3 中国有机食品的认证标志

四、保健食品与新食品原料

（一）保健食品

1. 保健食品的概念

保健食品，是指声称具有特定保健功能或者以补充维生素、矿物质为目的的食品。即适宜于特定人群食用，具有调节机体功能，不以治疗疾病为目的，并且对人体不产生任何急性、亚急性或者慢性危害的食品。

2. 保健食品的特征

（1）保健食品必须是食品。保健食品是食品的一个种类，理所当然应该具备食品的共性，即无毒无害，有一定的营养价值并且具有相应的色香味形等感官性状。但是保健食品是一种“特殊”的食品，它可以体现为传统食品的属性，也可以体现为胶囊、片剂或者口服液等传统中药药品的形式。此外，保健食品在食用量上有限制，不能够替代日常的正常膳食。

（2）保健食品不是药品。保健食品是以调节机体功能为主要目的的食品，不能够作为以治疗疾病为目的的药品而食用。保健食品对人体不产生任何急性、亚急性或者慢性危害，而药品则允许对人体产生一定的副作用。保健食品可以长期食用而药品一般不能长期食用。

（3）保健食品具有特定的保健功能。保健食品具有明确的、具体的、经过科学检验的、能够调节人体机能的某一方面的功能，如调节免疫功能、延缓衰老功能、减肥功能、促进生长发育功能、抗疲劳功能等。这是保健食品区别于普通食品的一个重要特征。

（4）保健食品适用于特定人群。保健食品是针对特殊人群设计的，不同功能的保健食品对应着不同的特殊人群，如减肥的保健食品对应着肥胖人群，抗衰老的保健食品对应着中老年人等。

3. 保健食品的监督管理

（1）保健食品市场存在的问题。①有意夸大保健食品的保健功能。有些保健食品被包装成为包治百病的灵丹妙药在食品市场上泛滥，为此还使用明示或暗示治疗的用语，使用如方、药、医、治疗、消炎、抗炎、活血、祛瘀、止咳、解毒、各种疾病名称等词语来诱导消费者上当受骗。②以偏概全也是保健食品市场上常用的一种方法。例如，本来保健食品中主要使用化学合成的原料或只使用部分天然食物原料，但在表述时则称使用“全天然食物原料”等字样来欺骗消费者。

（2）保健食品的监督管理。依据《中华人民共和国食品安全法》、《保健食品生产良好规范》、《保健食品命名规定》和《保健食品命名指南》等要求对保健食品进行监督管理。各级食品药品监督管理局负责管辖内的保健食品监督管理工作。保健食品必须表明以下内容：保健作用和适宜人群；食用方法和适宜的食用量；贮藏方法；功效成分的名称及含量；保健食品批准文号；保健食品标志；其他法律法规要求的内容。保健食品的标志是一个蓝帽子样式的图案（参见图7－4）。

图7－4　保健食品的标志

（二）新食品原料

1. 新食品原料的概念

按照《新食品原料安全性审查管理办法》中的规定，新食品原料主要是指在我国无传统食用习惯的以下物品：动物、植物和微生物；从动物、植物和微生物中分离的成分；原有结构发生改变的食品成分；其他新研制的食品原料。传统食用习惯，是指某种食品在省辖区域内有30年以上作为定型或者非定型包装食品生产经营的历史，并且未载入《中华人民共和国药典》。

此外，新食品原料不包括转基因食品、保健食品、食品添加剂新品种。新食品原料的认定工作由国家卫生与计生委负责。

2. 近年来的新食品原料

截至2014年8月6日，原卫生部和国家卫生计生委公告批准的新食品原料（新资源食品）有81种，如2012年批准人参（人工种植）、2013年批准广东虫草子实体可以作为新食品原料的使用。此外，以公告、批复、复函形式同意作为食品原料使用的有42种，如玉米须、小麦苗、蚕蛹等。

第二节 良好生产规范体系（GMP）

一、良好生产规范（GMP）简介

所谓良好生产规范（Good Manufacture Practice）是指为保证食品安全、质量而制定的贯穿食品生产全过程的一系列措施、方法和技术要求。GMP是一种具有专业特性的品质保证（QA）或制造管理体系。

GMP也是一种具体的食品质量保证体系，其要求食品工厂在制造、包装及储运食品等过程中的有关人员，以及建筑、设施、设备等的设置，卫生制造过程、产品质量等的管理均能符合良好生产规范，防止食品在不卫生条件或可能引起污染及品质变坏的环境下生产，减少生产事故的发生，确保食品安全卫生和品质稳定。

GMP的重点是：确认食品生产过程安全性；防止异物、毒物、微生物污染食品；有双重检验制度，防止出现人为的损失；标签的管理，生产记录、报告的存档以及建立完善的管理制度。

二、GMP的分类

主要有以下几种类型：国家权力机构颁布的GMP，如美国FDA制定的低酸性罐头GMP，我国政府制定的《保健食品良好生产规范》等；由行业组织制定的GMP，可作为同类企业共同参照、自愿遵守的GMP；企业内部制定的GMP，只作为企业内部管理的规范。

三、GMP的基本内容

（一）人员要求

食品企业生产和质量管理部门的负责人应具备大专以上相关学科学历，应能按照 GMP 的要求组织生产或进行品质管理，能对原料采购、产品生产和品质管理等环节中出现的实际问题做出正确的判断和处理。从业人员上岗前必须进行食品卫生安全法律法规教育及相应的技术培训，企业应建立各层次的培训考核制度。

（二）企业的设计与设施的要求

厂房环境。不得将工厂设在容易遭受污染的地方。工厂周围不得有粉尘、有害气体等污染源。厂房道路应便于清洗，采用混凝土、沥青等硬质材料铺设，防止积水和尘土飞扬。

厂房设施。厂房要按照工艺流程需要和卫生安全需要有序配置；内部布局要合理，划分明确的生产区和生活辅助区，应杜绝原材料、半成品和成品之间的交叉污染；地面、屋顶、墙壁、门窗等都要符合相应的卫生要求；给排水设施要确保畅通安全，照明设施保证照度能满足生产需要，所使用的光源不改变食品原有的颜色；洗手设施应包括干手设备、洗涤剂等，水龙头应采用脚踏式或感应式，防止清洗干净的手再度污染。

设备工具。所有的加工设备的设计和构造应能防止污染、容易清洗和消毒；应采用无毒、无味、抗腐蚀、抗吸水的材料制作。

（三）质量管理的要求

食品企业必须建立相应的质量管理部门或者组织。管理部门的工作人员应该由经过专业培训、具有相应资格的管理人员担任。质量管理部门的任务是负责生产过程的产品质量监督和管理。要贯彻以预防为主的管理原则，把管理工作的重点从事后检验转移到事前设计和制造上来，消除产生不合格产品的种种隐患。

在生产过程管理中，要制定“生产管理手册”。按照标准的程序规程控制产品质量。食品的原料采购、检验、运输、分选、加工、包装、贮存等所有作业都应严格按照标准要求进行。应采用科学的管理方法确保食品安全。工厂的整体卫生应由一名或数名指定人员进行监督。必要时，应采用化学的、微生物的或外来杂质的检测方法去验明可能发生的食品污染。

（四）成品的贮存与运输的要求

贮存成品时应防止阳光直射、雨淋、高温、撞击等。仓库应设有各种防鼠、防虫设施，并定期清扫、消毒。仓库出货时应按照先进先出法的原则进行。运输工具也应符合相关要求，根据要求配备防雨、防尘、保温等设施，运送物资不得与有毒有害物质混装、混运等。

（五）标识的要求

食品的各种标识应符合《食品安全国家标准预包装食品标签通则》（GB 7718—2011）的要求。

（六）卫生管理的要求

各种设备设施保持良好的运转状态，并定期清洗消毒，防止污染食品。对污水污物也应加强管理，厂房设置的污物收集设施应为密闭式或带盖，并定期清洗消毒，做到日产日清。

（七）成品售后意见处理的要求

应建立顾客意见处理制度。应建立不合格回收制度和相应的运作体系，包括回收的制度、回收品的鉴定、回收品的处理和防止再发生的措施等。

四、实施 GMP 的意义

制定和实施 GMP 的主要目的是为了保护消费者的利益，保证食品卫生质量；同时也是为了保护食品生产企业，使企业有法可依、有章可循；另外，实施 GMP 是政府和法律赋予食品行业的责任：因为食品生产企业若未通过 GMP 认证，就可能被拒于国际贸易的技术壁垒之外。在我国实施 GMP 的意义体现在以下几个方面：

首先，GMP 的实施，为食品生产过程提供了一整套必须遵循的组合标准，使食品生产经营人员认识食品生产的特殊性，由此产生积极的工作态度，激发他们对食品质量高度负责的精神，消除生产上的不良习惯，使食品生产企业对原料、辅料、包装材料的要求更为严格。其次，GMP 的实施，有助于食品生产企业采用新技术、新设备，从而保证食品质量。同时，也为食品安全监督管理机构提供监督检查的依据，并为扩大食品国际贸易提供支持基础。由此可见，实施 GMP，不仅能够确保食品安全，维护广大消费者的身体健康，而且能够提高食品生产企业在消费者心目中的美誉度，由此也就提高了食品企业和产品的竞争力。

小资料 7－1

GMP 的发展概况

GMP 是美国首创的一种保障产品质量的管理方法。1963 年美国食品与药物管理局（FDA）制定了药品的 GMP，并于 1964 年开始实施。1969 年世界卫生组织（WHO）要求各成员国政府制定实施药品 GMP，以保证药品质量。同年，美国公布了《食品制造、加工、包装储存的现行良好生产规范》，简称 CGMP 或者食品 FGMP 基本法。1972 年，欧洲共同体 14 个成员国联合公布了 GMP 总则，日本、英国、新加坡和很多工业先进国家也相继引进食品 GMP。我国政府明确规定所有药品制剂和原料药的生产必须符合 GMP 要求，药品生产企业要取得“药品 GMP 证书”。目前世界上许多国家相继采用了 GMP 对食品企业进行质量管理，取得了显著的社会和经济效益。

我国食品企业卫生质量管理规范的制定开始于20世纪80年代中期。从1988年开始，我国先后颁布了20多个食品良好生产卫生规范，重点对厂房、设备、设施和企业自身卫生管理等方面提出卫生要求，以促进我国食品卫生状况的改善，预防和控制各种有害因素对食品的污染。1998年，卫生部颁布了《保健食品良好生产规范》（GB17405—1998）和《膨化食品良好生产规范》（GB17404—1998），这是我国首批颁布的食品GMP强制性标准。迄今为止，卫生部已经组织研究制定了乳制品、熟肉制品、饮料、蜜饯及益生菌类保健食品等食品企业的GMP。我国台湾地区已经于1988年开始全面强制实施药品GMP，1989年开始推行食品GMP。

第三节　危害分析与关键控制点体系（HACCP）

一、HACCP体系简介

HACCP（Hazard Analysis and Critical Control Point）直译为危害分析和关键点控制，指通过系统性地确定具体危害及其关键控制措施，以保证食品安全的体系，包括对食品的不同生产、流通和餐饮服务环节进行危害分析，确定关键控制点，制定控制措施和程序。该体系适用于食品生产、流通、餐饮服务中的食品安全、质量控制。GMP体系和SSOP体系是实施HACCP体系的基础。

HACCP也是从农田到餐桌或从养殖场到餐桌全过程的食品安全预防体系，是建立在GMP、SSOP（卫生标准操作规程）基础之上的食品安全预防体系，有很强的专业性与针对性。虽然HACCP体系不是一个零风险系统，但它能够最大限度减小食品安全性的风险，保护食品供应链和食品生产的安全。在餐饮企业中推广HACCP，可以最大限度地保证食品卫生安全，预防食物中毒的发生。

卫生标准操作程序（Sanitation Standard Operating Procedure，SSOP）是指食品企业为保障食品卫生质量，在食品加工过程中应遵守的操作规范。具体可包括以下范围：水质安全；食品接触面的条件和清洁；防止交叉污染；洗手消毒和卫生间设施的维护；防止掺杂品；有毒化学物的标记、贮存和使用；雇员的健康情况；昆虫和鼠类的消灭和控制。

二、HACCP的术语含义

HACCP体系所涉及的常用术语及定义见表7－1。

表 7－1 HACCP 体系所涉及的常用术语及定义

序号	常用术语	定义
1	危害（Hazard）	指食品中可能影响人体健康的生物性、化学性和物理性因素
2	危害分析（Hazard Analysis，HA）	指收集和确定有关的危害及导致这些危害产生和存在的条件；评估危害的严重性和危险性，判定危害的性质、程度和对人体健康的潜在影响，以确定哪些危害对于食品安全是重要的
3	显著危害（Significant hazard）	有可能发生并且可能对消费者导致不可接受的危害；有发生的可能性和严重性
4	环节、步骤（Step）	指食品从初级产品到最终食用的整个食物链中的某个点、步骤、操作或阶段
5	关键控制点（Critical Control Point，CCP）	指一个操作环节，通过在该步骤施予一预防或控制措施，能消除或最大限度地降低一个或几个危害
6	控制措施（Control Measure）	指判定控制措施是否有效实行的指标。标准可以是感官指标，如色、香、味；物理性指标，如时间、温度；也可以是化学性指标，如含盐量、pH 值；微生物学特性指标为菌落总数、致病菌数量
7	关键限值（Critical Limits，CL）	区分可接受和不可接受水平的标准值
8	操作限值（Operating Limits）	比关键限值更严格的，由操作者用来减少偏离风险的标准
9	偏差（Deviation）	指达不到关键指标限量
10	监测（Monitor）	指对于控制指标进行有计划的连续检测，从而评估某个 CCP 是否得到控制的工作
11	纠偏措施（Corrective Action）	当针对关键控制点（CCP）的监测显示该关键控制点失去控制时所采取的措施
12	确认（Validation）	证实 HACCP 计划中各要素是有效的
13	验证（Verification）	应用不同方法、程序、试验等评估手段，以确定食品生产是否符合 HACCP 计划的要求

三、实施 HACCP 的基础和步骤

（一）实施 HACCP 的基础

良好生产规范（GMP）和卫生标准操作规程（SSOP）是建立 HACCP 的前提性条件或支持程序。HACCP 的支持程序一般都要符合政府的卫生法规、各行业

的生产规范、良好生产规范（GMP）和卫生标准操作规程（SSOP）。通常HACCP的支持程序主要涉及以下方面：

（1）清洁。清洁程序是食品生产过程中影响食品安全的一个关键因素。

（2）校准。校准程序可以保证使用的检验工具、监测设备或测量仪器等得到精心维护，从而确保这些监测工具的测量精确性。

（3）虫害控制。虫害控制程序对生产安全、优质食品是非常重要的。虫害控制要求建立完备的文件和记录。

（4）人员培训。负责HACCP方案制定、验证和审核的人员必须经过培训。培训内容要用文件的形式记录保存下来。

（5）产品的标识和可追溯性。产品的标示内容应包括：产品描述、级别、规格、包装、最佳食用期或者保质期、批号、生产商。可追溯性包括两个基本要素，一是能够确定生产过程的危害输入种类（如杀虫剂、除草剂、化肥等）和输入来源，二是能够确定产品的去向，针对发生安全危害的主要原因来采取相应的纠偏措施。

（6）挑选合格供应商。向所有供应商提供本企业的标准采购说明书，明确对采购原材料的要求标准，并以文件的形式记录保存。

（7）生产操作手册。包括良好的生产规范（GMP）、卫生标准操作规程（SSOP）和作业指导书。

（二）实施HACCP的步骤

食品种类不同，食品加工条件、生产工艺、管理水平和生产人员素质等也存在差异，因此不同食品企业制定的HACCP计划也就不同。目前还不存在一个成熟完备的方法适用于所有食品的HACCP监控。各企业都是结合本企业的实际情况来制订本企业的食品HACCP计划。以下步骤1~5可看作是预备工作，步骤6~12是正式步骤。

步骤1：组建HACCP小组。为保证HACCP方案的顺利实施，应由训练有素、专业面广的成员组成HACCP小组。HACCP小组成员应该首先接受正规培训。

步骤2：进行产品说明。产品说明应包括产品的具体营养成分、物理或化学特性、包装、安全信息、加工方法、贮存方法和食用方法。

步骤3：明确产品用途。产品用途是指所预期的最终消费者对该产品的食用方法。明确产品用途时特别要注意那些特殊敏感人群，因为有些对正常人来说食用安全的食品可能会给特殊敏感人群造成危险。

步骤4：绘制流程图。加工流程图是用简单的方框或符号，清晰、简明的描述从原料接收到成品储运的整个加工过程（包括相关配料等辅助加工步骤）。绘制流程图的时候，为保证流程图的现实性，最好有现场工作人员参加以提供生产细节。

步骤5：现场验证流程图。流程图精确与否对危害分析的正确性和完整性是非常关键的。对流程图中列出的步骤必须亲临加工现场进行验证。

以上5个步骤可以看作是制定HACCP计划的预备步骤，也可以看作是制定HACCP计划的前期准备工作。以下是根据HACCP的7个基本原理（即进行危害分析，确定预防措施；确定关键控制点；确定关键限值；监控关键控制点；确定纠偏步骤；建立审核程序；建立记录和文件管理系统）实施的7个步骤。

步骤6：进行危害分析，确定预防措施。目前，将危害划分为生物性、化学性、物理性和品质4类。生物性危害包括细菌、毒素的危害，以及影响这些生物性危害的因素。化学性危害包括各种化学污染。物理性危害包括各种物理性污染。品质危害包括不符合消费者要求的食品品质，以及环境危害、动物待遇、操作危害、职业和安全危害等。品质危害一般不会引起消费者生病或受到伤害（如环境中的臭味、虐待动物、设备故障导致品质差异问题等）。

步骤7：确定关键控制点。CCP对控制食品安全是非常重要的，CCP数量取决于食品种类或食品生产工艺的复杂性、性质和范围。食品生产过程的CCP主要有：操作人员与环境卫生条件、产品配方控制、特殊卫生措施、冷却、杀菌、交叉污染等。

在制订HACCP计划时，通过树形决策图来帮助寻找CCP。值得注意的是，CCP的控制对象是产品，由于加工过程特异性，对于已经确定的CCP，如果出现工厂位置、原料配方、加工过程、仪器设备、卫生控制、其他支持性计划以及用户的改变等情况，都可以导致原来的CCP完全改变。

步骤8：确定关键限值。关键限值起到决定产品的安全与否、质量优劣与否的重要作用。

在实际生产过程当中建立操作限值也是确保产品安全的一项重要措施。这是因为操作限值与关键控制限值相比，是一种更加严格的限值标准，实际工作中能够切实起到降低发生偏差危险的作用。

步骤9：监控关键控制点。监控就是按照事先制定好的HACCP计划进行观察或测量，并以此判定一个CCP是否处于控制之中，要准确真实地进行记录监控用于以后的验证和文件管理。监控有现场监控和非现场监控。

步骤10：确定纠偏措施。纠偏措施是针对CCP的关键控制限值所出现的偏差而采取的专门程序或行动。每一个CCP都应该有一个甚至多个纠偏措施以保证HACCP体系的正常运转。

步骤11：建立审核程序。审核是检查整个HACCP体系是否有能力保证企业生产出符合规定的、安全的、高品质的食品，以及HACCP的各项控制措施是否得到贯彻执行。

步骤 12：建立记录和文件管理系统。保存准确的记录是 HACCP 体系的关键部分，所有记录都要求在现场实际工作时完成，严禁事后补写。

四、实施 HACCP 的意义

HACCP 作为一种与传统食品安全质量管理体系截然不同的崭新的食品安全保障模式，它的实施对保障食品安全具有广泛而深远的意义。

第一，作为被实践证明过的能够有效保证食品安全的 HACCP 体系，能够提高消费者的消费信心。

第二，增强食品企业的出口竞争力，可有效地消除世界贸易技术壁垒。

第三，可增加市场机会，消费者更加青睐实施 HACCP 安全体系的餐饮企业生产的食品和菜肴。

第四，降低生产成本（减少回收/食品废弃）。

第五，提高产品质量的标准性和一致性。这是因为 HACCP 的实施使生产过程更规范，员工执行相同的操作手册可提高产品质量的均质性。

第六，能够提高员工对食品安全的全员参与意识。这是因为 HACCP 的实施使生产操作更规范，由此能够增加员工之间的协作关系，促进员工全面参与企业的食品安全管理。

小资料 7－2

HACCP 的发展概况

HACCP 体系诞生于美国。1959 年美国航空航天局为确保宇航员的食品安全而开发研制出 HACCP 体系，最早适用于太空食品的生产。1971 年在美国食品生产中开始应用 HACCP 管理，1972 年美国食品药物管理局（FDA）开始培训专门人员推广 HACCP，1989 年美国政府提出了《用于食品生产的 HACCP 原理基本准则》，并于 1992 年制定出 HACCP 的 7 个基本原理，1993 年起草了《应用 HACCP 原理的指导书》，在全世界大力推行 HACCP 计划，并对 HACCP 名词术语，发展 HACCP 的基本条件，CCP（关键控制点）判断图的使用等细节进行详细的规定，危害分析的范围也从食品微生物危害扩展到食品化学和物理性危害分析，使 HACCP 体系更加完备。

由于美国政府规定，外国生产进口到美国的水果汁、海产品、肉禽产品等食品企业必须获得 HACCP 认证，所以 HACCP 也相继成为世界许多国家的食品质量安全保证体系。目前，欧盟、日本、澳大利亚、新西兰、泰国等都相继发布各自的 HACCP 原理法规。我国从 1990 年开始探讨 HACCP 的应用，由国家卫生部组织对各种食品生产 HACCP 体系管理的课题进行研究，后来国家进出口商品检验局也开始进行食品生产 HACCP 研究。1991 年北京 11 届亚洲运动会、2008 年北京奥运会的食品安全防病评价就采用了 HACCP 原理以确保食品安全。我国《食品生产企业危害分析与关键控制点（HACCP）管理体系认证管理规定》2002 年 5 月 1 日开始执行，同年 12 月中国认证机构——国家认可委员会正式启动对 HACCP 体系认证机构的认可工作。

五、香辣牛肉酱的 HACCP

香辣牛肉酱是花溪度假酒店夏天常用的一款调味料，为了确保就餐宾客的食品安全，酒店餐饮部经理决定按照 HACCP 的要求来进行食品安全管理。为此，林琳就被委托具体负责完成这项工作。

林琳按照 HACCP 的实施步骤，首先实施准备工作。虽然酒店并没有进行过 GMP 和 SSOP 的认证工作，但是，林琳知道酒店设立之初，厨房的规划设计都是按照国家标准要求进行的，餐饮部员工也曾经接受过一个月的食品安全操作规范的培训，因此，林琳觉得实施 HACCP 的基础还算是比较扎实。林琳通过现场观察，并多方请教采购员、厨师长等人之后，完成了酒店香辣牛肉酱的 HACCP 管理体系，具体参见表 7－2。

表 7－2　酒店香辣牛肉酱的 HACCP

操作步骤	危害分析	关键控制点	标准	监管类型	纠错措施	记录
步骤一：购买以及接收冻结碎肉	细菌生长及繁殖，化学性或者物理性污染		从认可的供应商进货	货到后经理先检查货品及发票	拒绝收货，从认可供应商进货	货单无误证明
			收货时，牛肉的温度是－17.8℃或者更低	值班经理用温度计测量牛肉温度	拒绝收货	收货登记簿
			包装必须是原封未动的	观察	拒绝收货	
步骤二：接收冻结榨菜	污染以及腐败变质		收货时，榨菜的温度是－17.8℃或者更低	经理检验榨菜是否融化以及有碎冰	拒绝收货	
			包装是原封未动的	观察	拒绝收货	
步骤三：接收辣酱罐头	污染		罐头是密封的，没有凹陷，没有生锈，封口完好，没有膨胀	抽取部分罐头来观察及检查	拒绝收货	

续表

操作步骤	危害分析	关键控制点	标准	监管类型	纠错措施	记录
步骤四：储藏冻结碎牛肉	细菌生长及繁殖		将小包装的冻结牛肉送于冷藏库，每包温度为 -17.8℃ 或者更低	经理用温度计测量冻结牛肉温度	将牛肉放置于可以维持 -17.8℃ 或者更低温度的冷冻库内直到需要解冻时为止	每日检查
			标明日期以及用 FIFO 交替存货法	检查牛肉是否完好，包装是否原封未动	废弃，如果超过保质期限则废弃	
步骤五：储藏冻结榨菜	污染		将冻结榨菜置于冷藏库，每包榨菜的温度是 -17.8℃或更低	经理检验榨菜是否融化以及有碎冰	将榨菜放置于可以维持 -17.8℃ 或者更低的冷冻库内直到需要解冻时为止	每日检查
			标明日期以及用 FIFO 交替存货法	检查榨菜是否完好，包装是否原封未动	废弃。如果超过保质期限度则废弃	
步骤六：储藏罐头			将罐头置于干燥存货处，标明日期及用 FIFO 交替存货方法	观察	废弃，如果超过保质期限度	每日检查
步骤七：解冻碎牛肉	细菌生长及繁殖		解冻期间，保持牛肉的温度在 4.4℃或以下	经理用温度计测量冷柜内牛肉的温度	如果牛肉在 4.4℃ 以上时间超过 2 小时则废弃掉； 如果时间少于 2 小时则将牛肉转移到 4.4℃ 的冷柜	每日检查
	卫生的食品接触到不清洁卫生的东西		盖好，远离即食食品	观察	评估有无污染的迹象	
				观察	把受污染的牛肉废弃掉	
				观察	把牛肉置于下层或者将牛肉换到其他的冷藏柜内	

续表

操作步骤	危害分析	关键控制点	标准	监管类型	纠错措施	记录
步骤八：煮碎牛肉	细菌因烹煮温度不够仍能生存	CCP	将牛肉煮至68.3℃或者更高温度，且在该温度下至少停留15秒	厨师用温度计测量已经煮制好的牛肉的温度	继续煮至68.3℃或者更高温度，且在该温度下至少停留15秒	厨师日志
	卫生的食物接触到不清洁卫生的东西		将生牛肉、未煮熟的牛肉、煮熟的牛肉分开存放	观察	废弃掉已经污染的牛肉	
			处理过生牛肉之后要洗手； 使用清洁的、消毒的器材、用具	观察、监督以及一对一培训		
步骤九：煮辣酱	细菌因烹煮温度不够仍然生存	CCP	将所有的材料煮熟至73.9℃或者更高温度	厨师用温度计测量煮好辣肉酱内部温度	继续煮至73.9℃或者更高温度，且在该温度下至少停留15秒	厨师日志
	由厨师的手或口引起的污染		用适当的试味程序	观察、监督以及一对一培训	废弃掉已经污染的辣肉酱，与厨师复查试味程序以及检查厨师训练纪录	
	清洁的食品接触到不清洁的东西		使用清洁剂消过毒的器具搅拌	观察、监督以及一对一培训	清洗及其消毒所有器具，与厨师复查正确程序及检查厨师培训纪录	

续表

操作步骤	危害分析	关键控制点	标准	监管类型	纠错措施	记录
步骤十：供应辣肉酱时继续保温	细菌生长	CCP	保持辣肉酱的内部温度在60℃或者更高的温度，不停搅拌使肉酱内温度均匀	厨师用温度计测量辣肉酱的温度	判断辣肉酱在内部温度不足60℃的情况下存放的时间。如果超过2小时，将辣肉酱废弃掉；如果没有超过2小时，则将辣肉酱加温到73.9℃，持续时间不少于15秒	保温的时间以及温度记录簿
			预热保温盆	厨师用温度计测量水的温度	继续加热保温盆	
	卫生的食品接触到不卫生的食品		用清洁及消毒的器材（器皿）把辣肉酱转移到保温盆	观察、监督以及一对一培训	根据标准操作程序，把器材及器皿清洗、刷净及消毒	
	细菌生存及生长		准备当日所需的辣肉酱	观察	与员工一起阅读正确程序，检察员工培训纪录	
步骤十一：冷却辣肉酱然后储存	细菌生长		在2小时内，快速将辣肉酱的温度从60℃降至4.4℃	冷却期间，厨师每2小时测量肉酱内部温度	4小时内若温度没降低至4.4℃则废弃；若2小时内没有达到4.4℃则加热至73.9℃或更高温立即供餐	厨师冷却纪录簿
	卫生的食品接触到不清洁卫生的东西		将辣肉酱盛装于浅盆中，肉酱的厚度不得高于2英寸	观察	若辣肉酱的厚度超过2英寸，则重新操作使肉酱厚度不高于2英寸	

续表

操作步骤	危害分析	关键控制点	标准	监管类型	纠错措施	记录
步骤十一：冷却辣肉酱然后储存	卫生的食品接触到不清洁卫生的东西		将盛有辣肉酱的浅盆放入冰中，要让浅盆能够埋于冰内，冰的高度应与盆内的食物高度同等并经常搅拌	观察	预备冰，让浅盆埋在冰块中，冰的高度应与浅盆中的食物高度同等并经常搅动	厨师冷却纪录簿
	在长时间贮存期内，细菌的生长繁殖		冷却后用保鲜纸将盆覆盖住，至于冷柜上层	观察	评估辣肉酱是否受到污染，将怀疑受到污染的辣肉酱废弃掉，覆盖没有受污染的，将其放置于冷柜上层	
			标明时间日期及食品名称	观察	标明时间日期及食品名称，废弃辣肉酱	
步骤十二：翻炒加热辣肉酱，然后供应出售	细菌生长及繁殖	CCP	在2小时内，快速将辣肉酱加热至73.9℃或者更高温，且在该温度下至少保持15秒	厨师用温度计测量食物内部温度	若在2小时内没有达到规定温度或更高温度放置至少15秒，则将食物废弃掉	厨师烹调纪录簿
步骤十三：将辣肉酱保温	细菌生长及繁殖	CCP	在经过预热的保温盆中，维持辣肉酱在60℃或者更高温度，不时搅拌使温度均匀	值班经理用温度计测量保温盆内辣肉酱的内部温度	如果辣肉酱的温度低于60℃，则将辣肉酱废弃	保温时间及温度记录簿
			先预热保温盆至所需温度，然后再把辣肉酱放入其中	厨师用温度计测量热水池的水温	继续加热保温盆	
			辣肉酱只能再加热一次	观察	把剩余的辣肉酱废弃掉	

课后习题

一、选择题

1. 在我国由第三方认证的食品主要有（　　）。

A. 无公害食品　　B. 绿色食品　　C. 有机食品　　D. 保健食品

2. 保健食品包装上必须标明的内容有（　　）。

A. 保健作用和适宜人群　　B. 功效成分的名称及含量

C. 保健食品批准文号　　D. 保健食品标志

3. 以下哪类食物是新食品资源（　　）。

A. 人参（人工种植）　　B. 甘草

C. 桂皮　　D. 穿山甲

4. 目前世界上比较流行的食品安全管理体系是（　　）。

A. QS 体系　　B. HACCP 体系　　C. GMP 体系　　D. ISO22000 体系

二、思考题

1. 有机食品的定义是什么？它与绿色食品相比有何不同？

2. 如何理解保健食品的特征？

3. 新食品原料的定义是什么？

4. 实施 GMP 的意义是什么？

5. 实施 HACCP 的意义是什么？

6. HACCP 的定义是什么？它都包括哪些原则？

7. HACCP 和 GMP 的英文全称是什么？

三、实训题

根据你学过的 HACCP 的相关知识，结合蛋炒饭的制作过程，尝试制定蛋炒饭的 HACCP。

第八章

酒店食品安全管理

学习目标

1. 了解规范我国餐饮业食品安全的相关法律法规体系。

2. 了解《餐饮服务食品安全监督管理办法》《餐饮服务食品安全操作规范》对餐饮具的清洗消毒的要求。

3. 理解《餐饮服务食品安全操作规范》对从业人员的健康要求的重要性。

4. 深刻理解食品安全管理机构设置的意义。

5. 掌握《餐饮服务食品安全监督管理办法》对食品原料采购的要求。

6. 掌握《餐饮服务食品安全操作规范》对各种食品加工操作的要求。

7. 掌握获得食品经营许可的五个基本条件。

8. 掌握《餐饮服务食品安全操作规范》对食品安全管理人员的基本要求。

9. 熟练掌握标准洗手程序。

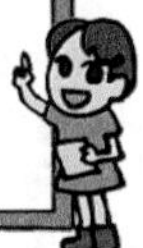

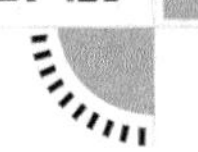

林琳的酒店餐饮食品安全操作规范

时值深秋，酒店的生意日渐清淡，正是员工培训的大好时光。花溪假日酒店总经理要求林琳尽快开展酒店餐饮部员工食品安全操作规范的专题培训工作。经过春夏的忙忙碌碌，林琳也想趁机休整一下，给自己补充新的食品安全知识，重温学习过程中的快乐。于是，她愉快地接受了领导分派的任务。

俗话说“磨刀不误砍柴工”，林琳觉得还是先给自己充充电才更有信心。她记得自己在大学里学过《中华人民共和国食品卫生法》，对2015年4月24日新颁布的《中华人民共和国食品安全法》并不是很熟悉。于是，林琳在当当网站上买了一本《食品安全法律文集》，仔细地看了一遍，觉得自己对从食品卫生到食品安全转变的重要意义有了深刻的领悟。从概念上来说，食品卫生是为防止食品污染和有害因素危害人体健康而采取的综合措施；食品安全则是指食品无毒、无害，符合应当有的营养要求，对人体健康不造成任何急性、亚急性或者慢性危害。由此可见，食品安全的内容要比食品卫生广博许多，例如，食品卫生侧重食品污染和有害因素对人体健康的危害，食品安全则对有害于人体健康的全部因素进行综合监控。有些食物从食品卫生的角度看是合格的，例如新鲜的花生，可是有一部分人对花生过敏，一旦食用花生就会浑身起红斑或疱疹，那么，从食品安全这个角度看，花生对体质过敏者就是不安全的。

经过一段时间的学习，林琳掌握了以下一些知识内容：为充分实施《中华人民共和国食品安全法》，我国政府于2009年7月20日实施了《中华人民共和国食品安全法实施条例》、2010年5月1日实施了《餐饮服务许可管理办法》和《餐饮服务食品安全监督管理办法》，2011年8月22日实施了《餐饮服务食品安全操作规范》，2015年10月1日实施了《食品经营评价管理办法》。这些法律法规与餐饮业食品安全工作密切相关，酒店餐饮管理者必须好好学习才行。

由于林琳在大学曾经学习过食品卫生相关知识，并且还具备酒店餐饮部实际工作经验，因此她很快进入角色，没几天就顺利地把食品安全培训大纲编写出来了。以下是培训大纲的一些要点：

餐饮服务要按照《食品经营许可管理办法》的要求，向当地食品药品监督管理局提交相关材料。食品药品监督管理部门根据申请材料和现场核查的情况，对符合条件的，做出准予行政许可的决定，颁发餐饮服务许可证；不符合条件的，则不予许可。

设置食品安全管理机构。管理机构要配备专人充当食品安全管理员，负责酒店日常食品安全监督检查工作。

食品原料的采购。餐饮服务提供者应当建立食品、食品原料、食品添加剂和食品相关产品的采购查验和索证索票制度。餐饮服务提供者还应当建立食品、食品原料、食品添加剂和食品相关产品的采购记录制度。记录、票据的保存期限不得少于2年。

烹饪要求。腐败变质的食物不得进行烹饪加工；不得将回收后的食品经加工后再次销售；需要熟制加工的食品应烧熟煮透，在加热时食品中心温度应不低于70℃；加工后的成品应与半成品、原料分开存放；需要冷藏的熟制品，应尽快冷却后再冷藏。

凉菜制作要求。凉菜间内应当由专人加工制作，非操作人员不得擅自进入专间。每餐（或每次）使用前应进行空气和操作台的消毒。使用紫外线灯消毒的，应在无人工作时开启30分钟以上，并做好记录。

面点加工要求。需进行热加工的应按烹饪要求进行操作。未用完的点心馅料、半成品，应冷藏或冷冻，并在规定存放期限内使用。奶油类原料应冷藏存放。水分含量较高的含奶、蛋的点心应在高于60℃或低于10℃的条件下贮存。

从业人员的卫生要求。餐饮服务人员应按《食品安全法》的规定，在上岗前应取得健康证明，并且每年必须进行一次健康检查。患有痢疾、伤寒、甲型病毒性肝炎、戊型病毒性肝炎等传染病，以及活动性肺结核、化脓性或者渗出性皮肤病等有碍食品安全的疾病的人员，不得从事接触直接入口食品的工作。餐饮服务提供者应建立每日晨检制度。有发热、腹泻、皮肤伤口或感染、咽部炎症等有碍食品安全病症的人员，应立即离开工作岗位，待查明原因并将有碍食品安全的病症治愈后，方可重新上岗。餐饮服务人员还要定期参加食品安全培训，合格后方可上岗工作。此外，餐饮服务人员还要加强日常个人卫生管理。

第一节　食品安全的法制管理

一、我国食品安全相关法律

我国政府高度重视食品安全，为保证人民身体健康，曾制定过许多有关食品卫生的标准和规定。如1953年卫生部颁发了《清凉饮食物管理暂行办法》；1964年国务院转发了卫生部起草的《食品卫生管理试行条例》；20世纪60年代以来，国务院有关部（局）和地方政府以科学、技术和实践经验的综合成果为基础，先后制定、修改和颁发了许多各级、各类食品卫生标准；1979年8月国务院颁发了《中华人民共和国食品卫生管理条例》；1982年11月29日第五届全国人民代表大会常务委员会第二十五次会议通过了《中华人民共和国食品卫生法（试行）》；1995年10月30日第八届全国人民代表大会常务委员会第十六次会议通过了《中华人民共和国食品卫生法》；2000年6月1日实施的《餐饮业食品卫生管理办法》，以及2005年10月1日实施的《餐饮业和集体用餐配送卫生规范》，对我国食品卫生安全曾经发挥过应有的作用。

鉴于食品安全对维护广大人民群众身体健康的重要性，2009年2月28日第十一届全国人民代表大会常务委员会第七次会议通过《中华人民共和国食品安全法》（实施日期为2009年6月1日，以下简称《食品安全法》），标志着我国食品安全工作进入一个崭新的阶段。为充分实施《食品安全法》，我国政府于2009

年7月20日实施了《中华人民共和国食品安全法实施条例》（以下简称《条例》)、2010年5月1日实施了《餐饮服务许可管理办法》和《餐饮服务食品安全监督管理办法》(以下简称《办法》)，2011年8月22日实施了《餐饮服务食品安全操作规范》(以下简称《规范》)，以上法律法规对规范我国餐饮业食品安全也必将发挥极其重要的作用。

2015年4月24日，全国人民代表大会常务委员会通过了《中华人民共和国食品安全法》修订案，新法于2015年10月1日正式实施。《食品安全法》共分为总则、食品安全风险监测和评估、食品安全标准、食品生产经营、食品检验、食品进出口、食品安全事故处置、监督管理、法律责任和附则，共10章154条，是目前规范我国食品安全领域的根本法。

二、《中华人民共和国食品安全法》简介

（一）《食品安全法》的立法宗旨

《食品安全法》第一条对立法宗旨进行说明，“为保证食品安全，保障公众身体健康和生命安全，制定本法”。就实现立法宗旨的主导思想，《食品安全法》在第三条规定“食品安全工作实行预防为主、风险管理、全程控制、社会共治，建立科学、严格的监督管理制度”。为实现立法宗旨，《食品安全法》第五条规定，“国务院设立食品安全委员会，其工作职责由国务院规定”。具体来说，“国务院食品药品监督管理部门依照本法和国务院规定的职责，对食品生产经营活动实施监督管理。国务院卫生行政部门依照本法和国务院规定的职责，组织开展食品安全风险监测和风险评估，会同国务院食品药品监督管理部门制定并公布食品安全国家标准。国务院其他有关部门依照本法和国务院规定的职责，承担有关食品安全工作。”

通过《食品安全法》的立法宗旨可知，我国食品安全工作实行预防为主的指导方针。这就进一步要求食品安全重点要从最终产品管理转向“农田到餐桌”的全过程控制，把食品安全问题消灭在萌芽状态。《食品安全法》还明确提出了“社会共治”的思路。食品安全只靠政府部门的力量是不够的，广大社会民众也应积极参与监督全社会的食品安全，由此就能扩大食品安全社会治理的参与面。《食品安全法》为鼓励民众积极参与食品安全监控工作，专设举报人奖励制度，在第一百一十五条明文规定“对查证属实的举报，给予举报人奖励”。此外，对酒店餐饮实施食品安全监督管理的政府部门是食品药品监督管理部门，这也是《食品安全法》所明确的内容。

（二）《食品安全法》的调整范围

《食品安全法》第二条对调整范围进行了说明。在中华人民共和国境内从事下列活动，应当遵守本法：①食品生产和加工（以下称食品生产），食品销售和

餐饮服务（以下称食品经营）；②食品添加剂的生产经营；③用于食品的包装材料、容器、洗涤剂、消毒剂和用于食品生产经营的工具、设备（以下称食品相关产品）的生产经营；④食品生产经营者使用食品添加剂、食品相关产品；⑤食品的贮存和运输；⑥对食品、食品添加剂、食品相关产品的安全管理。

对于酒店餐饮来说，按照第二条的解释，其属于从事食品销售和餐饮服务等食品经营工作的主体。但是，实际上酒店餐饮经营过程比较复杂，如制作菜肴和面点的时候，也经常会使用食品添加剂和食品相关产品，由此，酒店餐饮经营管理人员当然也要对食品、食品添加剂、食品相关产品的安全管理工作负责。

（三）对食品安全标准的相关规定

《食品安全法》第二十六条规定，食品安全标准应当包括下列内容：①食品、食品添加剂、食品相关产品中的致病性微生物、农药残留、兽药残留、生物毒素、重金属等污染物质以及其他危害人体健康物质的限量规定；②食品添加剂的品种、使用范围、用量；③专供婴幼儿和其他特定人群的主辅食品的营养成分要求；④对与卫生、营养等食品安全要求有关的标签、标志、说明书的要求；⑤食品生产经营过程的卫生要求；⑥与食品安全有关的质量要求；⑦与食品安全有关的食品检验方法与规程；⑧其他需要制定为食品安全标准的内容。

此前，我们学习了食品污染和食物中毒的相关内容，其中涉及食品安全标准的方方面面。在食品生产经营过程的卫生要求方面，我们在认证食品、GMP 和 HACCP 的内容中也能找到比较详细的相关规定。

（四）对食品生产经营的相关规定

《食品安全法》第三十三条规定，食品生产经营应当符合食品安全标准，并符合下列要求：

①具有与生产经营的食品品种、数量相适应的食品原料处理和食品加工、包装、贮存等场所，保持该场所环境整洁，并与有毒、有害场所以及其他污染源保持规定的距离；②具有与生产经营的食品品种、数量相适应的生产经营设备或者设施，有相应的消毒、更衣、盥洗、采光、照明、通风、防腐、防尘、防蝇、防鼠、防虫、洗涤以及处理废水、存放垃圾和废弃物的设备或者设施；③有专职或者兼职的食品安全专业技术人员、食品安全管理人员和保证食品安全的规章制度；④具有合理的设备布局和工艺流程，防止待加工食品与直接入口食品、原料与成品交叉污染，避免食品接触有毒物、不洁物；⑤餐具、饮具和盛放直接入口食品的容器，使用前应当洗净、消毒，炊具、用具用后应当洗净，保持清洁；⑥贮存、运输和装卸食品的容器、工具和设备应当安全、无害，保持清洁，防止食品污染，并符合保证食品安全所需的温度、湿度等特殊要求，不得将食品与有毒、有害物品一同贮存、运输；⑦直接入口的食品应当使用无毒、清洁的包装材料、餐具、饮具和容器；⑧食品生产经营人员应当保持个人卫生，生产经营食品

时，应当将手洗净，穿戴清洁的工作衣、帽等；销售无包装的直接入口食品时，应当使用无毒、清洁的容器、售货工具和设备；⑨用水应当符合国家规定的生活饮用水卫生标准；⑩使用的洗涤剂、消毒剂应当对人体安全、无害；⑪法律、法规规定的其他要求。非食品生产经营者从事食品贮存、运输和装卸的，应当符合前款第6项的规定。

在酒店餐饮部门的日常工作当中，就是要依据《食品安全法》对食品生产经营进行科学管理。对于餐饮部门的不同部门和岗位，都要以《食品安全法》为依据，加强对食品原料的采购、贮存、烹调加工、销售等环节的流程管理，对食品生产用具、工具加强清洗和消毒，消除各种食品安全隐患。同时，还要加强对直接接触食品的生产、销售人员的个人卫生规范的监督管理，全方位确保酒店餐饮的食品安全。

（五）对食品标签的相关规定

《食品安全法》第六十七条规定，预包装食品的包装上应当有标签。标签应当标明下列事项：①名称、规格、净含量、生产日期；②成分或者配料表；③生产者的名称、地址、联系方式；④保质期；⑤产品标准代号；⑥贮存条件；⑦所使用的食品添加剂在国家标准中的通用名称；⑧生产许可证编号；⑨法律、法规或者食品安全标准规定应当标明的其他事项。专供婴幼儿和其他特定人群的主辅食品，其标签还应当标明主要营养成分及其含量。此外，食品安全国家标准对标签标注事项另有规定的，从其规定。

（六）对GMP和HACCP的相关规定

《食品安全法》第四十八条规定，国家鼓励食品生产经营企业符合良好生产规范要求，实施危害分析与关键控制点体系，提高食品安全管理水平。对通过良好生产规范、危害分析与关键控制点体系认证的食品生产经营企业，认证机构应当依法实施跟踪调查；对不再符合认证要求的企业，应当依法撤销认证，及时向县级以上人民政府食品药品监督管理部门通报，并向社会公布。认证机构实施跟踪调查不得收取费用。

第二节　酒店食品安全管理机构与人员配置

一、食品经营许可申请

根据《食品经营许可管理办法》第11条的规定，餐饮企业正式营业之前必须取得食品经营许可。当申请人具备以下五个基本条件时，可以向食品药品监督管理部门提出食品经营许可申请：

（1）具有与经营的食品品种、数量相适应的食品原料处理和食品加工、销售、贮存等场所，保持该场所环境整洁，并与有毒、有害场所以及其他污染源保持规定的距离；

（2）具有与经营的食品品种、数量相适应的经营设备或者设施，有相应的消毒、更衣、盥洗、采光、照明、通风、防腐、防尘、防蝇、防鼠、防虫、洗涤以及处理废水、存放垃圾和废弃物的设备或者设施；

（3）有专职或者兼职的食品安全管理人员和保证食品安全的规章制度；

（4）具有合理的设备布局和工艺流程，防止待加工食品与直接入口食品、原料及成品交叉污染，避免食品接触有毒物、不洁物；

（5）法律、法规规定的其他条件。

《食品经营许可管理办法》第 15 条规定，县级以上地方食品药品监督管理部门对申请人提出的申请决定予以受理的，应当出具受理通知书；决定不予受理的，应当出具不予受理通知书，说明不予受理的理由，并告知申请人依法享有申请行政复议或者提起行政诉讼的权利。

食品药品监督管理部门应在自受理之日起的 20 个工作日内做出行政许可的决定（因特殊需要可延长 10 个工作日，但应当将延长期限的理由告知申请人）。

值得说明的是，根据《食品安全法》的规定，食品药品监督管理部门负责餐饮业的食品安全监督管理工作，因此，餐饮服务食品安全管理人员的条件和食品安全培训的有关要求也是由国家食品药品监督管理局负责制定。

二、食品安全机构的设置要求

按照《规范》第 8 条要求，大型以上餐馆（含大型餐馆）、学校食堂（含托幼机构食堂）、供餐人数 500 人以上的机关及企事业单位食堂、餐饮连锁企业总部、集体用餐配送单位、中央厨房应设置食品安全管理机构并配备专职食品安全管理人员，其他餐饮服务提供者应配备专职或兼职食品安全管理人员。

三、食品安全管理机构和人员职责要求

《规范》第 9 条对食品安全管理机构和人员职责提出了以下具体要求。

（一）建立食品安全管理制度

建立健全食品安全管理制度，明确食品安全责任，落实岗位责任制。这是食品安全管理机构的首要任务。食品安全管理制度应该包括以下内容：从业人员健康管理制度和培训管理制度，加工经营场所及设施设备清洁、消毒和维修保养制度，食品、食品添加剂、食品相关产品采购索证索票、进货查验和台账记录制度，关键环节操作规程，餐厨废弃物处置管理制度，食品安全突发事件应急处置方案，投诉受理制度以及食品药品监管部门规定的其他制度。

（二）制订食品安全管理的日常工作计划

（1）制订从业人员食品安全知识培训计划并加以实施，组织学习食品安全法律、法规、规章、规范、标准、加工操作规程和其他食品安全知识，加强诚信守法经营和职业道德教育。

（2）组织从业人员进行健康检查，依法将患有有碍食品安全疾病的人员调整到不影响食品安全的工作岗位。

（3）制订食品安全检查计划，明确检查项目及考核标准，并做好检查记录。

（4）组织制订食品安全事故处置方案，定期检查食品安全防范措施的落实情况，及时消除食品安全事故隐患。

（5）建立食品安全检查及从业人员健康、培训等管理档案。

（6）承担法律、法规、规章、规范、标准规定的其他职责。

四、食品安全管理人员的基本要求

食品安全管理人员的基本要求包括：身体健康并持有有效健康证明；具备2年以上餐饮服务食品安全工作经历；持有有效培训合格证明；食品药品监督管理部门规定的其他条件。

第三节　餐饮原料采购与储存的安全管理

作为餐饮经营管理的首要环节，把好食品原料的入口关对烹调加工和食品销售等环节具有十分重要的作用。食品原料卫生管理的好坏，直接影响餐饮产品的食品质量。食品原料采购以及存储的卫生管理重点主要是抓好以下各项工作环节。

一、食品原料的采购与验收

《食品安全法》第34条规定了餐饮企业禁止生产经营采购的产品，《办法》第12条规定餐饮企业采购工作必须做到以下几点：餐饮服务提供者应当建立食品、食品原料、食品添加剂和食品相关产品的采购查验和索证索票制度。餐饮服务提供者从食品生产单位、批发市场等采购的，应当查验、索取并留存供货者的相关许可证和产品合格证明等文件；从固定供货商或者供货基地采购的，应当查验、索取并留存供货商或者供货基地的资质证明、每笔供货清单等；从超市、农贸市场、个体经营商户等采购的，应当索取并留存采购清单；餐饮服务企业应当建立食品、食品原料、食品添加剂和食品相关产品的采购记录制度。采购记录应当如实记录产品名称、规格、数量、生产批号、保质期、供货者名称及联系方式、进货日期等内容，或者保留载有上述信息的进货票据；餐饮服务提供者应当按照产品品种、进货时间先后次序有序整理采购记录及相关资料，妥善保存备查。记录、票据的保存期限不得少于2年。

《规范》第20条对食品原料的采购、验收提出更为细致的要求。例如，不仅要求采购的食品、食品添加剂、食品相关产品等应符合国家有关食品安全标准和规定的要求，不得采购《食品安全法》规定禁止生产经营的食品，要求餐饮企业不得采购《农产品质量安全法》规定不得销售的食用农产品。

《规范》还明确要求采购需冷藏或冷冻的食品时，应冷链运输；产品出库时应做好记录。

此外，采购人员在采购食品原料时，要购买食品标签符合强制性国家标准的包装、预包装食品。我国在《预包装食品标签通则》和《预包装特殊膳食用食品标签通则》两项强制性国家标准中，对消费者关心的食品添加剂（如防腐剂、甜味剂），要求必须标示物质具体名称，如苯甲酸钠、阿斯巴甜等。对特殊膳食用食品如婴幼儿配方奶粉、糖尿病患者用食品必须标注营养成分及适用人群。使用合格的食品原材料，才能更好地服务于广大就餐宾客，确保食品安全。

二、食品原料的贮存管理

食品库房是食品原材料储藏之所。食品库房卫生管理得当，能减弱或消除引起食品原料腐败的各种因素，延长食品原料可供食用的期限。《办法》第16条对食品贮存提出要求：贮存食品原料的场所、设备应当保持清洁，禁止存放有毒、有害物品及个人生活物品，应当分类、分架、隔墙、离地存放食品原料，并定期检查、处理变质或者超过保质期限的食品；《规范》第37条也对食品贮存卫生做出明文规定，如对贮存食品的场所、设备提出具体要求，对食品存放提出技术要求（如要求食品应分类、分架存放，距离墙面、地面10厘米以上等）。

为了贯彻执行上述规定，食品的贮存应该注意以下事项：

（一）食品库日常卫生管理

食品库卫生管理要控制好以下环节：

（1）建立仓库管理责任制和食品入库验收登记制度，专人管理负责。登记内容包括品名、供应单位、数量、进货日期等。对入库食品进行感官检查、索取证明，凡是腐败变质、生虫、发霉、与单据不符、肉食品无加盖卫生检疫合格章的，或有其他可疑迹象的食品不能入库。

（2）食品出库要填写领料单，申领者应检查食品有无腐烂变质、霉变、虫蛀、鼠咬和其他不良现象，如果出现上述情况则应立即处理，不得食用。

（3）食品贮藏要按种类分库存放、隔墙离地分类上架、定位挂牌。一般设主食库、副食库、干货库、调料库、酒水库和冷藏库。要将主食和副食分开，肉食和蔬菜分开，蔬菜和干菜分开，生食品、半成品和熟食品分开，切忌混放和乱放，以防交叉污染。

（4）专人负责杀虫灭鼠，经常进行卫生检查。库内必须设有防杀老鼠、苍蝇、蟑螂、蚂蚁等有害动物和昆虫的设备和措施，仓库内设置水泥地面，门窗应有纱窗、纱门，干燥通风，以消除有害生物的滋生条件。

（5）每日应检查食品质量，发现变质食品立即处理。油、盐、酱、醋等各种调料瓶罐应加盖，定期擦洗。

（6）库内严禁存放私人物品、杂物和有毒有害物品。冷库内严禁存放药品和其他物品，以防污染和发生差错。

（二）冷库卫生管理

冷库卫生管理除按照《办法》及《规范》要求执行之外，还应注意做好以下工作：

（1）专人负责，完善卫生管理制度。冷藏设备要定期除霜清洗，融解水不得滴落在食品上。

（2）高温冷库应保持在0℃～4℃，低温冷库应保持在－20℃以下。

（3）鲜货原料入库前，要进行认真检查，不新鲜或有异臭的不能入库，以免影响冷冻食品质量。食品要快速冷冻，缓慢解冻，以保持原料新鲜，防止营养物质损失。

（4）肉类、禽类、水产品、奶类应分开存放。

（5）冷库要保持清洁，无血水、无冰碴，定期清除冷冻管上的冰霜。

（6）各种食品应挂牌，标出进货日期，做到先进先出，缩短储存期，对脂肪含量较高食品，尤其是鱼、肉食品，要防止因储存期过长发生油脂氧化反应而产生异味无法食用。

（三）主食库卫生管理

主食库卫生管理除按照《办法》及《规范》要求执行之外，还应注意做好以下工作：

（1）专人管理，建立采购验收和领发制度。

（2）主食库必须保持低温、干燥、通风，以保持粮食干燥，防止霉变和生虫。

（3）粮食按类别、等级和入库时间的不同分区堆放，挂牌标示，不能混放。袋装粮食必须用架架起，防止粮食因呼吸作用生热发潮，产生霉变。

（4）粮库内不能放带有气味或异味的物品。

（5）要有防消老鼠、麻雀、食粮昆虫和苍蝇的措施，如捕杀工具、药品，以及防止其进入的纱窗、门，室内要铺水泥地面，保持清洁卫生。

第四节　食品加工场所的卫生管理

食品原料加工过程中各工序的卫生，直接关系到成品的食品安全。食品加工是餐饮食品安全管理的中心环节，食品经加工烹制后是否符合食品卫生的要求和标准，直接关系到客人的身心健康。因此，加强餐饮生产过程中的食品安全管理至关重要，只有清洁卫生的厨房环境和符合操作规程要求的安全加工制作方法才能确保食品安全。

一、食品加工经营场所的卫生要求

《办法》第16条对食品加工场所提出如下要求：应当保持食品加工经营场所的内外环境整洁，消除老鼠、蟑螂、苍蝇和其他有害昆虫及其滋生条件；制作凉菜应当达到专人负责、专室制作、工具专用、消毒专用和冷藏专用的要求。

二、厨房建筑结构场所设置的卫生要求

《规范》第16条对建筑格局、场所设置等提出具体要求。餐饮经营场所要重点规划和设置食品处理区、粗加工区、烹饪区等区域，不同区域采取相应的食品安全控制措施以确保食品安全。

（一）建筑结构的要求

建筑结构应坚固耐用、易于维修、易于保持清洁，能避免有害动物的侵入和栖息。

（二）食品处理区的要求

食品处理区应设置在室内，按照原料进入、原料加工、半成品加工、成品供应的流程合理布局，并应能防止在存放、操作中产生交叉污染。食品加工处理流程应为生进熟出的单一流向。原料通道及入口、成品通道及出口、使用后的餐饮具回收通道及入口，宜分开设置；无法分设时，应在不同的时段分别运送原料、成品、使用后的餐饮具，或者将运送的成品加以无污染覆盖。

食品处理区应符合《餐饮服务提供者场所布局要求》，具体如表8－1所示。

表8－1 餐饮服务提供者场所布局要求

	加工经营场所面积（m^2）或人数	食品处理区与就餐场所面积之比（推荐）	切配烹饪场所面积	凉菜间面积	食品处理区为独立隔间的场所
餐馆	≤150m^2	≥1:2.0	≥食品处理区面积50%	≥食品处理区面积10%	加工烹饪、餐用具清洗消毒
	150～500m^2（不含150m^2，含500m^2）	≥1:2.2	≥食品处理区面积50%	≥食品处理区面积10%，且≥5m^2	加工、烹饪、餐用具清洗消毒

续表

	加工经营场所面积（m^2）或人数	食品处理区与就餐场所面积之比（推荐）	切配烹饪场所面积	凉菜间面积	食品处理区为独立隔间的场所
餐馆	500～3000m^2（不含500m^2，含3000m^2）	≥1∶2.5	≥食品处理区面积50%	≥食品处理区面积10%	粗加工、切配、烹饪、餐用具清洗消毒、清洁工具存放
	>3000m^2	≥1∶3.0	≥食品处理区面积50%	≥食品处理区面积10%	粗加工、切配、烹饪、餐用具清洗消毒、餐用具保洁、清洁工具存放
快餐店	—	—	≥食品处理区面积50%	≥食品处理区面积10%，且≥5m^2	加工、备餐
小吃店 饮品店	—	—	≥食品处理区面积50%	≥食品处理区面积10%	加工、备餐
食堂	供餐人数50人以下的机关、企事业单位食堂	—	≥食品处理区面积50%	≥食品处理区面积10%	备餐、其他参照餐馆相应要求设置
	供餐人数300人以下的学校食堂，供餐人数50～500人的机关、企事业单位食堂	—	≥食品处理区面积50%	≥食品处理区面积10%，且≥5m^2	备餐、其他参照餐馆相应要求设置
	供餐人数300人以上的学校（含托幼机构）食堂，供餐人数500人以上的机关、企事业单位食堂	—	≥食品处理区面积50%	≥食品处理区面积10%	备餐、其他参照餐馆相应要求设置
	建筑工地食堂	布局要求和标准由各省级食品药品监管部门制定			

续表

<table>
<tr><th></th><th>加工经营场所面积（m^2）或人数</th><th>食品处理区与就餐场所面积之比（推荐）</th><th>切配烹饪场所面积</th><th>凉菜间面积</th><th>食品处理区为独立隔间的场所</th></tr>
<tr><td>集体用餐配送单位</td><td colspan="4">食品处理区面积与最大供餐人数相适应，小于 200m^2，面积与单班最大生产份数之比为 1∶2.5；200～400m^2，面积与单班最大生产份数之比为 1∶2.5；400～800m^2，面积与单班最大生产份数之比为 1∶4；800～1 500m^2，面积与单班最大生产份数之比为 1∶6；面积大于 1 500m^2的，其面积与单班最大生产份数之比可适当减少。烹饪场所面积≥食品处理区面积 15%，分餐间面积≥食品处理区 10%，清洗消毒面积≥食品处理区 10%</td><td>粗加工、切配、烹饪、餐用具清洗消毒、餐用具保洁、分装、清洁工具存放</td></tr>
<tr><td>中央厨房</td><td colspan="2">加工操作和贮存场所面积原则上不小于 300m^2；清洗消毒区面积不小于食品处理区面积的 10%</td><td>≥食品处理区面积 15%</td><td>≥10m^2</td><td>粗加工、切配、烹饪、面点制作、食品冷却、食品包装、待配送食品贮存、工用具清洗消毒、食品库房、更衣室、清洁工具存放</td></tr>
</table>

注：1. 各省级食品药品监管部门可对小型餐馆、快餐店、小吃店、饮品店的场所布局，结合本地情况进行调整，报国家食品药品监督管理局备案。2. 全部使用半成品加工的餐饮服务提供者以及单纯经营火锅、烧烤的餐饮服务提供者，食品处理区与就餐场所面积之比在上表基础上可适当减少，有关情况报国家食品药品监督管理局备案。

食品处理区应设置专用的粗加工（全部使用半成品的可不设置）、烹饪（单纯经营火锅、烧烤的可不设置）、餐用具清洗消毒的场所，并应设置原料和（或）半成品贮存、切配及备餐（饮品店可不设置）的场所。进行凉菜配制、裱花操作、食品分装操作的，应分别设置相应专间。制作现榨饮料、水果拼盘及加工生食海产品的，应分别设置相应的专用操作场所。集中备餐的食堂和快餐店应设有备餐专间。中央厨房配制凉菜以及待配送食品贮存的，应分别设置食品加工专间；食品冷却、包装应设置食品加工专间或专用设施。

食品处理区的面积应与就餐场所面积、最大供餐人数相适应，各类餐饮服务提供者食品处理区与就餐场所面积之比、切配烹饪场所面积也应该符合《餐饮服务提供者场所布局要求》。

（三）粗加工场所的要求

粗加工场所内应至少分别设置动物性食品和植物性食品的清洗水池，水产品的清洗水池应独立设置，水池数量或容量应与加工食品的数量相适应。应设专用于清洁工具的清洗水池，其位置应不会污染食品及其加工制作过程。洗手消毒水池、餐用具清洗消毒水池的设置应分别符合《规范》的规定。各类水池应以明显标识标明其用途。

（四）其他要求

烹饪场所加工食品如使用固体燃料，炉灶应为隔墙烧火的外扒灰式，避免粉尘污染食品。清洁工具的存放场所应与食品处理区分开，大型以上餐馆（含大型餐馆）、加工经营场所面积500平方米以上的食堂、集体用餐配送单位和中央厨房宜设置独立存放隔间。加工经营场所内不得圈养、宰杀活的禽畜类动物。在加工经营场所外设立圈养、宰杀场所的，应距离加工经营场所25米以上。

三、建筑设施的卫生要求

《规范》对建筑设施提出以下卫生安全要求：地面与排水要求、墙壁与门窗要求、屋顶与天花板要求、专间设施要求、洗手消毒设施要求、供水设施要求、通风排烟设施要求、采光照明设施要求、防虫防鼠害设施要求、废弃物暂存设施要求、工具器具设备设施要求等。

（一）地面与排水要求

（1）食品处理区地面应用无毒、无异味、不透水、不易积垢、耐腐蚀和防滑的材料铺设，且平整、无裂缝。

（2）粗加工、切配、烹饪和餐用具清洗消毒等需经常冲洗的场所及易潮湿的场所，其地面应易于清洗、防滑，并应有一定的排水坡度及排水系统。排水沟应有坡度、保持通畅、便于清洗，沟内不应设置其他管路，侧面和底面接合处应有一定弧度，并设有可拆卸的盖板。排水的流向应由高清洁操作区流向低清洁操作区，并有防止污水逆流的设计。排水沟出口应有防止有害动物侵入的设施。

（3）清洁操作区内不得设置明沟，地漏应能防止废弃物流入及浊气逸出。

（4）废水应排至废水处理系统或经其他适当方式处理。

（二）墙壁与门窗要求

（1）食品处理区墙壁应采用无毒、无异味、不透水、不易积垢、平滑的浅色材料构筑。

（2）粗加工、切配、烹饪和餐用具清洗消毒等需经常冲洗的场所及易潮湿的场所，应有1.5米以上、浅色、不吸水、易清洗和耐用的材料制成的墙裙，各类专间的墙裙应铺设到墙顶。

（3）粗加工、切配、烹饪和餐用具清洗消毒等场所及各类专间的门应采用易清洗、不吸水的坚固材料制作。

（4）食品处理区的门、窗应装配严密，与外界直接相通的门和可开启的窗应设有易于拆洗且不生锈的防蝇纱网或设置空气幕，与外界直接相通的门和各类专间的门应能自动关闭。室内窗台下斜45度或采用无窗台结构。

（5）以自助餐形式供餐的餐饮服务提供者或无备餐专间的快餐店和食堂，就餐场所窗户应为封闭式或装有防蝇防尘设施，门应设有防蝇防尘设施，宜设空气幕。

（三）屋顶与天花板要求

（1）加工经营场所天花板的设计应易于清扫，能防止害虫隐匿和灰尘积聚，避免长霉或建筑材料脱落等情形发生。

（2）食品处理区天花板应选用无毒、无异味、不吸水、不易积垢、耐腐蚀、耐温、浅色材料涂覆或装修，天花板与横梁或墙壁结合处有一定弧度；水蒸气较多场所的天花板应有适当坡度，在结构上减少凝结水滴落。清洁操作区、准清洁操作区及其他半成品、成品暴露场所屋顶若为不平整的结构或有管道通过，应加设平整易于清洁的吊顶。

（3）烹饪场所天花板离地面宜2.5米以上，小于2.5米的应采用机械排风系统，有效排出蒸汽、油烟、烟雾等。

（四）专间设施要求

（1）专间应为独立隔间，专间内应设有专用工具容器清洗消毒设施和空气消毒设施，专间内温度应不高于25℃，应设有独立的空调设施。中型以上餐馆（含中型餐馆）、快餐店、学校食堂（含托幼机构食堂）、供餐人数50人以上的机关和企事业单位食堂、集体用餐配送单位、中央厨房的专间入口处应设置有洗手、消毒、更衣设施的通过式预进间。不具备设置预进间条件的其他餐饮服务提供者，应在专间入口处设置洗手、消毒、更衣设施。洗手消毒设施应符合相关规定。

（2）以紫外线灯作为空气消毒设施的，紫外线灯（波长200～275纳米）应按功率不小于1.5瓦/平方米设置，紫外线灯应安装反光罩，强度大于70微瓦/平方厘米。专间内紫外线灯应分布均匀，悬挂于距离地面2米以内高度。

（3）凉菜间、裱花间应设有专用冷藏设施。需要直接接触成品的用水，宜通过符合相关规定的水净化设施或设备。中央厨房专间内需要直接接触成品的用水，应加装水净化设施。

（4）专间应设一个门，如有窗户应为封闭式（传递食品用的除外）。专间内外食品传送窗口应可开闭，大小宜以可通过传送食品的容器为准。

（5）专间的面积应与就餐场所面积和供应就餐人数相适应，各类餐饮服务提供者的专间面积要求应符合《餐饮服务提供者场所布局要求》。

（五）洗手消毒设施要求

（1）食品处理区内应设置足够数量的洗手设施，其位置应设置在方便员工的区域。

（2）洗手消毒设施附近应设有相应的清洗、消毒用品和干手用品或设施。员工专用洗手消毒设施附近应有洗手消毒方法标识。

（3）洗手设施的排水应具有防止逆流、有害动物侵入及臭味产生的装置。

（4）洗手池的材质应为不透水材料，结构应易于清洗。

（5）水龙头宜采用脚踏式、肘动式或感应式等非手触动式开关，并宜提供温水。中央厨房专间的水龙头应为非手触动式开关。

（6）就餐场所应设有足够数量的供就餐者使用的专用洗手设施，其设置应符合规范要求。

（六）通风排烟设施要求

（1）食品处理区应保持良好通风，及时排除潮湿和污浊的空气。空气流向应由高清洁区流向低清洁区，防止食品、餐用具、加工设备设施受到污染。

（2）烹饪场所应采用机械排风。产生油烟的设备上方应加设附有机械排风及油烟过滤的排气装置，过滤器应便于清洗和更换。

（3）产生大量蒸汽的设备上方应加设机械排风排气装置，宜分隔成小间，防止结露并做好凝结水的引泄。

（4）排气口应装有易清洗、耐腐蚀并符合本条第十二项要求的可防止有害动物侵入的网罩。

（七）防尘、防鼠、防虫害设施及其相关物品管理要求

（1）加工经营场所门窗应按本条第二项规定设置防尘防鼠防虫害设施。

（2）加工经营场所可设置灭蝇设施。使用灭蝇灯的，应悬挂于距地面2米左右高度，且应与食品加工操作场所保持一定距离。

（3）排水沟出口和排气口应有网眼孔径小于6毫米的金属隔栅或网罩，以防鼠类侵入。

（4）应定期进行除虫灭害工作，防止害虫滋生。除虫灭害工作不得在食品加工操作时进行，实施时对各种食品应有保护措施。

（5）加工经营场所内如发现有害动物存在，应追查和杜绝其来源，扑灭时应不污染食品、食品接触面及包装材料等。

（6）杀虫剂、杀鼠剂及其他有毒有害物品存放，应有固定的场所（或橱柜）并上锁，有明显的警示标识，并有专人保管。

（7）使用杀虫剂进行除虫灭害，应由专人按照规定的使用方法进行。宜选择具备资质的有害动物防治机构进行除虫灭害。

（8）各种有毒有害物品的采购及使用应有详细记录，包括使用人、使用目的、使用区域、使用量、使用及购买时间、配制浓度等。使用后应进行复核，并按规定进行存放、保管。

（八）采光照明设施要求

(1) 加工经营场所应有充足的自然采光或人工照明，食品处理区工作面不应低于 220 勒克斯，其他场所不宜低于 110 勒克斯。光源应不改变所观察食品的天然颜色。

(2) 安装在暴露食品正上方的照明设施应使用防护罩，以防止破裂时玻璃碎片污染食品。冷冻（藏）库房应使用防爆灯。

（九）废弃物暂存设施要求

(1) 食品处理区内可能产生废弃物或垃圾的场所均应设有废弃物容器。废弃物容器应与加工用容器有明显的区分标识。

(2) 废弃物容器应配有盖子，以坚固及不透水的材料制造，能防止污染食品、食品接触面、水源及地面，防止有害动物的侵入，防止不良气味或污水的溢出，内壁应光滑以便于清洗。专间内的废弃物容器盖子应为非手动开启式。

(3) 废弃物应及时清除，清除后的容器应及时清洗，必要时进行消毒。

(4) 在加工经营场所外适当地点宜设置结构密闭的废弃物临时集中存放设施。中型以上餐馆（含中型餐馆）、食堂、集体用餐配送单位和中央厨房，宜安装油水隔离池、油水分离器等设施。

（十）设备、工具和容器要求

(1) 接触食品的设备、工具、容器、包装材料等应符合食品安全标准或要求。

(2) 接触食品的设备、工具和容器应易于清洗消毒、便于检查，避免因润滑油、金属碎屑、污水或其他可能引起污染。

(3) 接触食品的设备、工具和容器与食品的接触面应平滑、无凹陷或裂缝，内部角落部位应避免有尖角，以避免食品碎屑、污垢等的聚积。

(4) 设备的摆放位置应便于操作、清洁、维护和减少交叉污染。

(5) 用于原料、半成品、成品的工具和容器，应分开摆放和使用并有明显的区分标识；原料加工中切配动物性食品、植物性食品、水产品的工具和容器，应分开摆放和使用并有明显的区分标识。

(6) 所有食品设备、工具和容器，不宜使用木质材料，必须使用木质材料时应不会对食品产生污染。

(7) 集体用餐配送单位和中央厨房应配备盛装、分送产品的专用密闭容器，运送产品的车辆应为专用封闭式，车辆内部结构应平整、便于清洁，设有温度控制设备。

（十一）供水设施要求

供水应能保证加工需要，水质应符合《生活饮用水卫生标准》（GB5749—2006）规定；不与食品接触的非饮用水（如冷却水、污水或废水等）的管道系统和食品加工用水的管道系统，可见部分应以不同颜色明显区分，并应以完全分离的管路输送，不得有逆流或相互交接现象。

四、操作卫生要求

食品加工经营场所的布局、功能区的划分和各种设施的配备只是餐饮企业生产经营的必备条件。为确保食品安全，餐饮企业还必须对各类食品的加工工艺参数进行科学研究，制定切实有效易控的食品加工流程。为此，《规范》提出了科学合理的食品粗加工与切配要求、烹饪要求，以及凉菜、面点、生鲜海产品、裱花食品、现榨果汁（水果拼盘）、烧烤和食品再加热的生产安全参数。此外，《规范》对食品留样和检验工作也提出了具体要求。

（一）粗加工与切配要求

《规范》第 21 条对粗加工和切配工作提出具体要求。如要求食品原料在使用前应洗净，动物性食品原料、植物性食品原料、水产品原料应分池清洗，禽蛋在使用前应对外壳进行清洗，必要时进行消毒；为避免切配好的半成品受到污染，要求与原料分开存放，并应根据性质分类存放；用于盛装食品的容器不得直接放置于地面，以防止食品受到污染；生熟食品的加工工具及容器应分开使用并有明显标识，等等。

此外，《规范》第 33 条对集体用餐配送还提出如下要求：集体用餐配送的食品不得在 10～60℃的温度条件下贮存和运输，从烧熟至食用的间隔时间（保质期）应符合以下要求：烧熟后 2 小时的食品中心温度保持在 60℃以上（热藏）的，其保质期为烧熟后 4 小时；烧熟后 2 小时的食品中心温度保持在 10℃以下（冷藏）的，保质期为烧熟后 24 小时，供餐前应按要求再次加热。

（二）烹饪要求

《规范》第 22 条对烹饪工作提出具体要求。烹饪前应认真检查待加工食品，发现有腐败变质或者其他感官性状异常的，不得进行烹饪加工；不得将回收后的食品经加工后再次销售；需要熟制加工的食品应烧熟煮透，其加工时食品中心温度应不低于 70℃；加工后的成品应与半成品、原料分开存放；需要冷藏的熟制品，应尽快冷却后再冷藏，冷却应在清洁操作区进行，并标注加工时间等；用于烹饪的调味料盛放器皿宜每天清洁，使用后随即加盖或苫盖，不得与地面或污垢接触；菜品用的围边、盘花应保证清洁新鲜、无腐败变质，不得回收后再使用。

（三）凉菜配制要求

《规范》第 24 条对凉菜配制提出以下具体要求：

（1）加工前应认真检查待加工食品，发现有腐败变质或者其他感官性状异常的，不得进行加工。

（2）专间内应当由专人加工制作，非操作人员不得擅自进入专间。专间内操作人员应符合《规范》的相关要求。

（3）专间每餐（或每次）使用前应进行空气和操作台的消毒。使用紫外线灯消毒的，应在无人工作时开启30分钟以上，并做好记录。

（4）专间内应使用专用的设备、工具、容器，用前应消毒，用后应洗净并保持清洁。

（5）供配制凉菜用的蔬菜、水果等食品原料，未经清洗处理干净的，不得带入凉菜间。

（6）制作好的凉菜应尽量当餐用完。剩余尚需使用的应存放于专用冰箱中冷藏或冷冻，食用前要加热的应按照《规范》第30条（详见食品再加热要求内容）规定进行再加热。

（7）职业学校、普通中等学校、小学、特殊教育学校、托幼机构的食堂不得制售凉菜。

（四）面点加工要求

《规范》第28条对面点加工提出具体要求：加工前应认真检查待加工食品，发现有腐败变质或者其他感官性状异常的，不得进行加工；需进行热加工的应按《规范》第22条要求（详见烹饪要求内容）进行操作。未用完的点心馅料、半成品，应冷藏或冷冻，并在规定存放期限内使用。奶油类原料应冷藏存放。水分含量较高的含奶、蛋的点心应在高于60℃或低于10℃的条件下贮存。

（五）食品留样和检验要求

1. 食品留样要求

《规范》第36条对食品留样提出要求：学校食堂（含托幼机构食堂）、超过100人的建筑工地食堂、集体用餐配送单位、中央厨房、重大活动餐饮服务和超过100人的一次性聚餐，每餐次的食品成品应留样；留样食品应按品种分别盛放于清洗消毒后的密闭专用容器内，并放置在专用冷藏设施中，在冷藏条件下存放48小时以上，每个品种留样量应满足检验需要，不少于100克，并记录留样食品名称、留样量、留样时间、留样人员、审核人员等。

2. 食品检验要求

《规范》第38条对食品检验提出要求：集体用餐配送单位和中央厨房应设置与生产品种和规模相适应的检验室，配备与产品检验项目相适应的检验设备和设施、专用留样容器、冷藏设施；检验室应配备经专业培训并考核合格的检验人员；鼓励大型以上餐馆（含大型餐馆）、学校食堂配备相应的检验设备和人员。

（六）其他食品加工要求

1. 生食海鲜加工要求

用于加工的生食海产品应符合相关食品安全要求；加工前应认真检查待加工食品，发现有腐败变质或者其他感官性状异常的，不得进行加工；从事生食海产品加工的人员操作前应清洗、消毒手部，操作时佩戴口罩；用于生食海产品加工的工具、容器应专用；用前应消毒，用后应洗净并在专用保洁设施内存放；加工操作时应避免生食海产品的可食部分受到污染；加工后的生食海产品应当放置在密闭容器内冷藏保存，或者放置在食用冰中保存并用保鲜膜分隔；放置在食用冰中保存时，加工后至食用的间隔时间不得超过 1 小时。

2. 裱花操作要求

专间内操作应符合《规范》第 24 条（详见凉菜配制要求内容）规定；蛋糕胚应在专用冰箱中冷藏；裱浆和经清洗消毒的新鲜水果应当天加工、当天使用；植脂奶油裱花蛋糕储藏温度在 3℃ ±2℃，蛋白裱花蛋糕、奶油裱花蛋糕、人造奶油裱花蛋糕储藏温度不得超过 20℃。

3. 饮料现榨及水果拼盘制作要求

从事饮料现榨和水果拼盘制作的人员操作前应清洗、消毒手部，操作时佩戴口罩；用于饮料现榨及水果拼盘制作的设备、工具、容器应专用；每餐次使用前应消毒，用后应洗净并在专用保洁设施内存放；用于饮料现榨和水果拼盘制作的蔬菜、水果应新鲜，未经清洗处理干净的不得使用；用于制作现榨饮料、食用冰等食品的水，应为通过符合相关规定的净水设备处理后或煮沸冷却后的饮用水；制作现榨饮料不得掺杂、掺假及使用非食用物质；制作的现榨饮料和水果拼盘当餐不能用完的，应妥善处理，不得重复利用。

4. 烧烤加工要求

加工前应认真检查待加工食品，发现有腐败变质或者其他感官性状异常的，不得进行加工；原料、半成品应分开放置，成品应有专用存放场所，避免受到污染；烧烤时应避免食品直接接触火焰。

5. 食品再加热要求

保存温度低于 60℃或高于 10℃、存放时间超过 2 小时的熟食品，需再次利用的应充分加热。加热前应确认食品未变质；冷冻熟食品应彻底解冻后经充分加热方可食用；加热时食品中心温度应符合《规范》第 22 条（详见烹饪要求内容）规定，不符合加热标准的食品不得销售或食用。

第五节　餐饮具卫生管理

酒店餐饮部门在经营过程中时刻离不开各种餐饮具和厨房生产加工工具。如果忽视餐饮具和食品加工工具的操作卫生或者贮存卫生的工作，这些餐饮具就可能会污染微生物。如果再使用这些被污染的餐饮具、炊事工具盛放或加工菜肴食品，就会发生食品污染问题，可能对消费者身体健康造成危害。所以，为了确保食品安全，酒店餐饮部的经营管理人员必须高度重视餐饮具卫生安全问题。餐具卫生管理的重点是餐饮具的消毒和餐饮具贮存的卫生。

一、餐饮具的污染

(一) 餐饮具种类

餐具一般是塑料制品、金属制品以及搪瓷、陶瓷、玻璃制品等。餐饮企业中餐厅服务的主要工具就是各种瓷器餐具以及不锈钢等，其种类主要有各种碗、碟、壶、匙、盘等，名称不一，使用各异，但保养方法基本相同。

(二) 污染途径

1. 有害金属

金属制品和含有金属盐或金属氧化物的搪瓷、陶瓷中的有害金属可能对食品产生污染。如不纯铝制品含有较高的铅、锌、镉等有害金属。不锈钢制品如不是按规定型号制成的，也有铅、镉、铬和镍等污染。搪瓷、陶器以及玻璃制品中的澄清剂、着色剂等均含有害重金属铅、镉、铬、锌、镍、铜等，亦能迁移到食品中造成污染。陶器中的釉彩越多，色彩越深，迁移出来的有害金属也可能越多。

2. 微生物

微生物的主要来源途径是餐饮具未按操作流程进行消毒处理，或者虽经消毒处理但是消毒不充分或消毒处理之后但保存不善，以及餐具使用前未按照食品卫生和服务要求违规操作所造成的污染。

二、消毒原理

消毒是指用物理或化学以及其他方法来杀灭某些致病微生物。实施消毒的方法很多，形式不一，适应的对象与效果亦不同。例如洗碗消毒机，有的仅适用于碗盘，而不适用于餐碟和酒具、茶具；有些需要外接电源和汽源，有些仅需电源即可。再如，蒸汽消毒柜和消毒锅都可用于餐具消毒，但是它们使用的消毒介质有所区别，前者利用热蒸汽消毒，后者利用热水消毒。另外，对不适用于热消毒的食具、茶具、酒具、食品容器等，还可采用化学消毒剂进行消毒。消毒可分为物理消毒和化学消毒两大类。

(一) 物理消毒法

物理消毒法系指用湿热、干热、紫外线等物理因素作用达到消毒目的，符合卫生规范要求的方法主要有：

(1) 煮沸消毒。将洗净的餐具全部浸入沸水锅中，煮沸5分钟以上，即可达到消毒要求。这种方法效果可靠、简便易行，是广大餐饮企业普遍采用的消毒方法。

(2) 蒸汽消毒。洗净餐具放入蒸汽消毒箱（柜）或蒸笼，蒸汽温度达到95℃～100℃，持续蒸15～30分钟。这种方法也很可靠，具备锅炉设备的餐饮企业可以采用此种消毒方法。

（3）远红外线消毒。使用远红外线消毒箱进行餐具消毒，一般要求消毒温度在120℃以上，持续时间30分钟。

（4）紫外线消毒。用紫外线消毒灯对空气及台面进行消毒（距台面1米以内），紫外线强度不低于70微瓦/平方厘米，时间30分钟。

（二）化学消毒法

化学消毒法系指用化学药物实施消毒目的之方法。该类化学药物称为消毒剂，消毒剂种类很多，餐饮企业主要使用的消毒剂应符合《食品安全国家标准消毒剂》（GB14930.2—2012）等有关卫生标准和要求。

三、餐饮具的清洗消毒

（一）《办法》对餐饮具卫生提出的要求

《办法》第16条对餐饮具的卫生控制提出以下要求：用于餐饮加工操作的工具、设备必须无毒无害，标志或者区分明显，并做到分开使用，定位存放，用后洗净，保持清洁；接触直接入口食品的工具、设备应当在使用前进行消毒。此外，应当按照要求对餐具、饮具进行清洗、消毒，并在专用保洁设施内备用，不得使用未经清洗和消毒的餐具、饮具；购置、使用集中消毒企业供应的餐具、饮具，应当查验其经营资质，索取消毒合格凭证。

（二）《规范》对餐饮具卫生提出的要求

为落实《办法》对餐饮具的卫生要求，《规范》第16条对餐饮具的清洗消毒工作提出了更细致的要求：

（1）清洗、消毒、保洁设备设施的大小和数量应能满足需要。

（2）用于清扫、清洗和消毒的设备、用具应放置在专用场所妥善保管。

（3）餐用具清洗消毒水池应专用，与食品原料、清洁用具及接触非直接入口食品的工具、容器清洗水池分开。水池应使用不锈钢或陶瓷等不透水材料制成，不易积垢并易于清洗。采用化学消毒的，至少设有3个专用水池（浸泡池、消毒池、清水池）。采用人工清洗热力消毒的，至少设有2个专用水池。各类水池应以明显标识标明其用途。

（4）采用自动清洗消毒设备的，设备上应有温度显示和清洗消毒剂自动添加装置。

（5）使用的洗涤剂、消毒剂应符合《食品安全国家标准消毒剂》（GB14930.2—2012）等有关食品安全标准的要求。

（6）洗涤剂、消毒剂应存放在专用的设施内。

（7）应设专供存放消毒后餐用具的保洁设施，标识明显，其结构应密闭并易于清洁。

（三）具体措施及注意事项

为贯彻实施《办法》和《规范》对餐饮具的卫生要求，餐饮具的清洗消毒过程可以简单概括为“一刮、二洗、三冲、四消毒、五保洁”。

1. 清洗与消毒

无论采用机械的或手工的物理消毒还是化学消毒方法，首先必须将餐具上的残渣污物刮干净。刮去残渣，既有去除污染物的作用，又能提高化学洗消剂的效果，降低洗消剂需用浓度和缩短浸泡洗消时间，增强洗消餐具的效果。使用物理消毒方法消毒时，应注意提高餐具的洁净度，因此在消毒之前要用热碱水或经卫生监督机关批准使用的表面活性剂等洗涤剂洗刷，然后用水冲洗，冲掉餐具内外附着的残渣、油腻及洗涤剂。以上即通常说的“一刮、二洗、三冲”的餐具清洗程序。

餐饮具清洗完之后进入消毒程序。湿热消毒方法操作简单，便于掌握，杀菌效果也可靠，所以在酒店餐饮部门得到广泛的应用。其中，煮沸法适用于餐具量不多的小型餐厅、酒楼。在具体操作的时候，先将清洗过的餐具盘碗侧立摆入金属丝筐内，再放入消毒锅，消毒到要求的时间后，立即用吊杆提起，将餐具送入保洁柜（橱）内存放备用，防止二次污染。在大型餐饮企业，主要采用蒸汽消毒法，即使用蒸汽消毒柜和消毒车来给各种餐具消毒。值得注意的是，因为蒸汽消毒柜、消毒车多为非高压的流通蒸汽消毒，所以要注意消毒柜或消毒车的密闭性，一旦漏气要及时维修，保证消毒温度不低于95℃，时间不少于15分钟。

除以上两种湿热消毒方法在现实当中应用广泛之外，也有部分餐饮企业使用红外线餐具消毒箱、微波消毒柜等设施来给餐具消毒。不过，由于这两种消毒方法餐盘瓷器破损率高而实际应用不广。再加上紫外线穿透能力弱，杀毒效果不是十分可靠，现实中较少应用。

现实工作当中也常使用消毒剂消毒。消毒剂消毒具有许多优点，许多不耐热餐具、茶具经洗净之后再使用消毒剂消毒，不仅消毒效果很好，而且餐饮具的破损率很低。具体操作时，只要将洗净的餐具全部浸泡在消毒液中3～5分钟后用清水冲洗干净就可达到消毒目的。不过，操作过程中要注意避免餐饮具的二次污染。正常情况下，消毒液一般可连续使用4小时。不过，值得说明的是，现实工作中当消毒液里混入较多食物残渣或油脂等物质时，应及时更换消毒液，否则会影响消毒效果，给食品安全造成隐患。

2. 清洗消毒注意事项

（1）餐具清洗的三步消洗程序要分别进行，即“三池分开”。在洗碗消毒机上这三步也是分别进行的，餐具清洗洁净之后再实施消毒。

（2）凡是能用热力消毒的餐具，尽量用蒸煮法消毒，对不能蒸煮的玻璃或塑料餐茶具、酒具，可采用化学消毒。

(3) 要有与营业相适应的专门消毒设备，要有足够周转数量的餐具，以便保证餐具件件消毒。

(4) 要固定专人负责，定时进行消毒。

(5) 使用的消毒剂必须是经过卫生主管机关批准的，并按认可的产品说明来配制使用。消毒剂应对操作人员无伤害，易冲洗，消毒效果可靠。

3. 消毒之后的保洁

消毒完毕的餐具茶具再经过清水冲洗干净，晾干晾凉之后即可收纳在密闭保洁橱内贮存。

第六节　餐厅服务基本卫生管理

从饮食产品生产加工和销售的流程来看，餐厅服务是继厨房加工生产后的又一个重要环节。酒店餐饮的食品安全在一定程度上受餐厅服务质量的影响。其中，厨房与餐厅人员之间的合作情况、产品流程、菜单设计、厨房和餐厅的平面布置以及服务方式等，都会影响到酒店餐饮的食品安全。

一、餐厅建筑要求

(一) 餐厅选址及总平面要求

按照我国《饮食建筑设计规范》要求，餐厅基地和总平面应符合如下要求：

第一，饮食建筑的修建必须符合当地城市规划与食品卫生监督机构的要求，选择群众使用方便、通风良好，并具有给水排水条件和电源供应的地段。

第二，饮食建筑严禁建于产生有害、有毒物质的工业企业防护地段内，与有碍公共卫生的污染源应保持一定距离，并须符合当地食品卫生监督机构的规定。

第三，饮食建筑的基地出入口应按人流、货流分别设置，妥善处理易燃、易爆物品及废弃物等的运存路线与堆场。

第四，在总平面布置上，应防止厨房（或饮食制作间）的油烟、气味、噪声及废弃物等对邻近建筑物的影响。

当前中国经济社会高速发展，在城市里家庭用轿车已经十分普及。餐厅在设计之初，就应该根据当前的社会现状，规划设计便于就餐宾客出入的停车空间。可以预见，在日益拥挤的省市空间里，有停车场的餐厅对就餐宾客的吸引力是十分巨大的。

(二) 餐厅空间方面的规定要求

餐厅的室内净高应符合下列规定：小餐厅（40 座以下的餐馆）不应低于 2.60 米；设空调餐厅不应低于 2.40 米；大餐厅（40 座以上的餐馆）不应低于 3.00 米；异形顶棚的大餐厅最低处不应低于 2.40 米。

餐馆、饮食店、食堂的餐厅与饮食厅每座最小使用面积应符合下列规定：一级、二级及三级餐馆餐厅每座使用面积分别为1.30平方米、1.10平方米、1.00平方米；一级、二级饮食店餐厅每座最小使用面积分别为1.30平方米、1.10平方米；一级、二级食堂餐厅每座最小使用面积分别为1.10平方米、0.85平方米。

此外，100座及100座以上餐馆、食堂中的餐厅与厨房（包括辅助部分）的面积比（简称餐厨比）应符合下列规定：餐馆的餐厨比宜为1∶1.1；食堂餐厨比宜为1∶1；位于三层及三层以上的一级餐馆与饮食店和四层及四层以上的其他各级餐馆与饮食店均宜设置乘客电梯；方便残疾人使用的饮食建筑，在平面设计和设施上应符合有关规范的规定。

二、餐厅基本卫生

餐厅内环境卫生要做好地面卫生、餐桌卫生、台布和餐巾卫生、香巾卫生等工作。

（一）地面卫生

餐厅地面清洁应根据地面的性质和受污染的程度不同而有所区别。对于一般的地面，餐前餐后将食物残渣汤汁清除干净，再用拖把湿拖干净即可；地毯则需要使用吸尘器，以及专门的清洗剂进行清洁去污。豪华餐厅地毯，每日要安排全面清洁保养，一般在夜晚停业之后至次日营业之前进行。

（二）餐桌卫生

每日营业前应彻底擦拭餐桌、餐椅，应注意清洁餐桌缘、桌腿、蹬腿上的食物残渣。如使用沙发椅，应在椅面上加布套，以利于经常洗涤和更换，保持干净。对油腻桌面要先用碱水清洗；对备有转盘的桌面，打扫卫生时，应取掉转盘，打扫完毕后，再将转盘放好备用；每次进餐完毕之后必须及时清除食物残渣；台面餐、茶、酒具要保持清洁卫生，摆放整齐美观；供顾客自取的调味料，应当符合相应的食品卫生标准和要求；营业前将糖罐、口纸杯、牙签盅、四味架擦净续满，定期刷洗，保持清洁卫生。

（三）台布和餐巾卫生

台布和餐巾直接与餐具和客人口腔接触，关系到餐具卫生和客人的健康安全。每次进餐完毕后，必须翻台更换干净台布，保持餐桌卫生。

餐巾由服务员折制成形插入玻璃杯，或摆放在餐盘上。操作之前，首先做好手的清洁卫生，或戴上干净的白手套操作，以保证餐巾的卫生。餐巾纸应选用正规厂商产品，储存时应注意清洁卫生，对启封剩余品要妥善保管，以免污染而影响饭菜卫生。

每次更换下来的台布、餐巾应及时送洗涤间洗涤和消毒，熨烫平整待用，并注意保存时的卫生。

（四）香巾卫生

香巾先用洗涤剂洗净，还要用开水浸泡消毒，应该注意开水浸泡时间，以确保杀灭香巾上的病菌，保持香巾的清洁卫生。

（五）工作台卫生

工作台是服务人员工作和存放饮料、酒水及其他所用物品的地方，要定期或不定期地进行清理，使工作台内外和存放的物品及用具保持整洁卫生。另外，还要有防蟑螂措施，防止蟑螂滋生和污染食品及用具而影响菜肴卫生。

三、食品安全事故的处理

食物中毒是餐饮业对就餐宾客生命健康危害最大的食品安全事故。为确保食品安全和维护广大就餐宾客的合法权益，《办法》第 41 条规定：餐饮服务提供者发生食品安全事故时，应立即采取封存等控制措施，并按有关要求及时报告有关部门。

四、就餐宾客投诉的处理

为提高餐饮服务质量，餐饮经营管理人员要虚心听取就餐宾客的投诉意见，满足就餐宾客的合理要求，餐饮企业要建立合理有效的投诉反馈机制。《办法》第 43 条规定：餐饮服务提供者应建立投诉受理制度，对消费者提出的投诉，应立即核实，妥善处理，并且留有记录；餐饮服务提供者接到消费者投诉食品感官异常或可疑变质时，应及时核实该食品，如有异常，应及时撤换，同时告知备餐人员做出相应处理，并对同类食品进行检查，排除食品安全隐患。

第七节　餐饮从业人员卫生管理

餐饮业从业人员每天从事食品的加工生产、销售，与食品原料、半成品、成品接触频繁，同时，每天还要与餐饮消费者直接接触，如果他们是病菌携带者或者个人卫生不过关，那么，就会直接影响食品安全从而给就餐宾客身体健康带来隐患。因此，酒店餐饮管理者要对餐饮业从业人员的个人卫生进行严格管理，避免发生食品安全事故。

一、食品加工人员的卫生要求

《办法》第 10 条对食品加工人员提出如下要求：餐饮服务提供者应当按照《食品安全法》的规定，建立并执行从业人员健康管理制度，建立从业人员健康档案。餐饮服务从业人员应当依照《食品安全法》的规定每年进行健康检查，取得健康合格证明后方可参加工作。从事直接入口食品工作的人员患有有碍食品安全疾病的，应当将其调整到其他不影响食品安全的工作岗位。

二、从业人员的健康管理和卫生要求

为落实《办法》对食品加工人员的卫生要求，《规范》对从业人员的健康要求、卫生培训要求、个人卫生要求、标准洗手消毒程序和工作服管理等卫生工作进行科学规范。

（一）健康要求

根据《规范》第 11 条的要求，餐饮业从业人员应按《食品安全法》的规定，从业人员（包括新参加和临时参加工作的人员）在上岗前应取得健康证明，并且每年必须进行一次健康检查，必要时进行临时健康检查。患有《条例》第 23 条所列疾病（痢疾、伤寒、甲型病毒性肝炎、戊型病毒性肝炎等消化道传染病，以及活动性肺结核、化脓性或者渗出性皮肤病等有碍食品安全的疾病）的人员，不得从事接触直接入口食品的工作。此外，餐饮服务提供者应建立每日晨检制度。有发热、腹泻、皮肤伤口或感染、咽部炎症等有碍食品安全病症的人员，应立即离开工作岗位，待查明原因并将有碍食品安全的病症治愈后，方可重新上岗。

（二）从业人员的卫生培训要求

《规范》第 14 条对从业人员卫生培训提出如下要求：从业人员（包括新参加和临时参加工作的人员）应参加食品安全培训，合格后方能上岗；从业人员应按照培训计划和要求参加培训；食品安全管理人员原则上每年应接受不少于 40 小时的餐饮服务食品安全集中培训。

（三）从业人员个人卫生要求

《规范》第 12 条对从业人员卫生提出如下要求：

（1）应保持良好个人卫生，操作时应穿戴清洁的工作衣帽，头发不得外露，不得留长指甲、涂指甲油、佩戴饰物。专间操作人员应戴口罩。

（2）操作前应洗净手部，操作过程中应保持手部清洁，手部受到污染后应及时洗手。

（3）接触直接入口食品的操作人员，有下列情形之一的，应洗手并消毒：①处理食物前；②使用卫生间后；③接触生食物后；④接触受到污染的工具、设备后；⑤咳嗽、打喷嚏或擤鼻涕后；⑥处理动物或废弃物后；⑦触摸耳朵、鼻子、头发、面部、口腔或身体其他部位后；⑧从事任何可能会污染双手的活动后。

（4）专间操作人员进入专间时，应更换专用工作衣帽并佩戴口罩，操作前应严格进行双手清洗消毒，操作中应适时消毒。不得穿戴专间工作衣帽从事与专间内操作无关的工作。

（5）不得将私人物品带入食品处理区。

（6）不得在食品处理区内吸烟、饮食或从事其他可能污染食品的行为。

（7）进入食品处理区的非操作人员，应符合现场操作人员卫生要求。

（四）标准洗手程序

1. 标准手消毒方法

清洗后的双手在消毒剂水溶液中浸泡20～30秒，或涂擦消毒剂后充分揉搓20～30秒。

2. 洗手程序

步骤1：在水龙头下先用水（最好是温水）把双手弄湿。

步骤2：双手涂上洗涤剂。

步骤3：双手互相搓擦20秒（必要时，以干净卫生的指甲刷清洁指甲）。

步骤4：用自来水彻底冲洗双手，工作服为短袖的应洗到肘部。

步骤5：关闭水龙头（手动式水龙头应用肘部或以纸巾包裹水龙头关闭）。

步骤6：用清洁纸巾、卷轴式清洁抹手布或干手机干燥双手。

3. 标准洗手方法

标准洗手方法如图8－1所示。

（五）从业人员工作服管理

《规范》第13条对从业人员工作服管理提出以下要求：

（1）工作服（包括衣、帽、口罩）宜用白色或浅色布料制作，专间工作服宜从颜色或式样上予以区分。

（2）工作服应定期更换，保持清洁。接触直接入口食品的操作人员的工作服应每天更换。

（3）从业人员上卫生间前应在食品处理区内脱去工作服。

（4）待清洗的工作服应远离食品处理区。

（5）每名从业人员不得少于2套工作服。

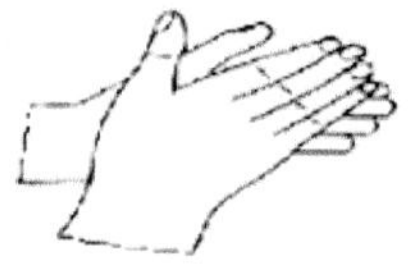

掌心对掌心搓擦手指

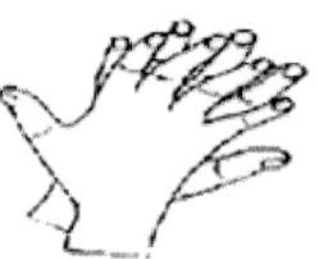

交错掌心对手背搓擦

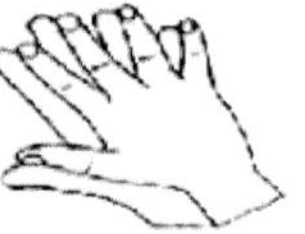

手指交错掌心对掌心搓擦

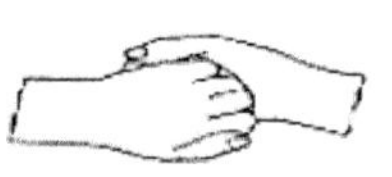

两手互握互搓指背

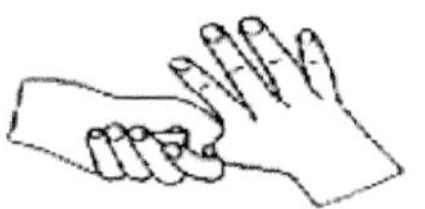

拇指在掌中转动搓擦

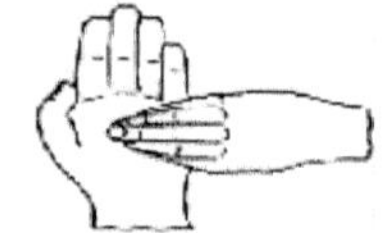

指尖在掌心中搓擦

图8－1　标准洗手方法

课后习题

一、选择题

1. 开餐馆之前最先办理的证件是（　　）。

A. 餐饮服务许可证 B. 工商营业执照 C. 税务登记证 D. 银行存款证明

2. 餐饮原料的采购记录、票据的保存期限不得少于（　　）。

A. 6 个月 B. 1 年 C. 2 年 D. 3 年

3. 烹饪菜肴时，食品的中心温度不得低于（　　）。

A. 50℃ B. 60℃ C. 70℃ D. 80℃

4. 烹饪场所天花板离地面距离应为（　　）。

A. 2.5 米以上 B. 3.0 米以上 C. 3.5 米以上 D. 3.6 米以上

二、思考题

1. 《餐饮服务食品安全监督管理办法》对原料采购有哪些要求？

2. 《餐饮服务食品安全监督管理办法》对食品加工场所提出了哪些要求？

3. 《餐饮服务食品安全操作规范》对制作凉菜提出了哪些要求？

4. 《餐饮服务食品安全操作规范》对生鲜海产品加工提出了哪些要求？

5. 《餐饮服务食品安全操作规范》对食品留样和检样提出了哪些要求？

6. 《饮食建筑设计规范》对餐厅基地和总平面提出了哪些要求？

7. 《餐饮服务食品安全监督管理办法》对食品加工人员提出了哪些卫生要求？

8. 食品加工从业人员工作时哪些情形下应立即洗手消毒？

9. 《食品安全法》对 GMP 和 HACCP 有何要求？

三、实训题

在酒店餐饮部门影响食品安全的诸多因素当中，从业人员的个人卫生是其中重要的一个环节。手部的清洗消毒是影响个人卫生的关键因素，请你根据学习过的知识，严格按照《餐饮服务食品安全操作规范》中推荐的洗手程序清洁你的手，看看整个洗手程序需要花费多长时间。

课后习题参考答案

第一章部分习题答案

一、选择题答案

1A　　2A　　3ABC　　4C

二、思考题

1. 这是因为，营养学为餐饮企业的餐饮原料选择和菜肴风味形成提供科学依据，也对烹调过程中食物营养素的保护提供切实可行的方法，同时还为推广科学配膳、平衡膳食提供理论上的科学指导。在旅游企业管理工作中，应重视营养工作，提供具有合理营养的餐饮产品，指导就餐的中外宾客科学用膳，掌握营养学基本理论知识，加强餐饮产品的营养调配，使厨师提供的餐饮产品不仅保存传统特色风味，同时也具有合理营养。随着社会民众对营养的日益关注，当他们外出就餐之际，就会更加关心餐桌上食品的营养对自己身体健康的影响，营养美味的菜肴和主食将会成为吸引顾客消费的关注焦点。从这个角度说，营养学是指导酒店餐饮经营的一张“王牌”。

3. 人类为了维持自身的存在，就必须每日从食物中获得人体需要的营养素。但是，人体对营养素的需要量不是多多益善，而是要求营养素之间按照一定的比例模式来构成各种组织和器官，即营养素的供给一定要均衡。如果营养素的供给平衡，符合人体健康的需要，那么，人体就是健康的；否则，如果营养素的供给不是按照身体需要的比例模式，即营养素供给失衡，那么，人体健康的平衡也就会被破坏。正常情况下，人体具有自我修复营养失衡的能力。不过，一旦长期营养失衡，人体自我修复的防卫系统就会崩溃，最终就会出现各种营养疾病。

三、实训题

提示：网络上有许多食物营养与健康的网站，这些网站的内容有些是科学的，有些却是片面的或者错误的，当你学过这本书的内容之后，你就会轻松地分辨出各种营养学的观点哪些是真的哪些是假的。此外，亚马逊等知名网站上有许多内容优秀的书籍，这些书籍里的知识对人正确理解食品营养与食品安全的知识大有裨益。

第二章部分习题答案

一、选择题

1C　　2C　　3C　　4A

二、思考题

1. 肝脏最大的作用是解毒。从小肠来的营养物质首先要在肝脏里接受“检查”，对人体健康有益的成分被输送至全身各处，有害的物质则被肝脏分解，有益的部分进入身体各部位，其他的分解产物则被排出体外。此外，作为维持人体健康的重要器官，肝脏还是胆汁的“制造工厂”，胆汁能帮助消化脂肪和吸收脂溶性维生素；肝脏合成蛋白质，有脱氨基与转氨基的作用，并把氨合成尿素排出体外；肝脏储存糖原，随时供给身体使用；肝脏参与内分泌调节，并且制造纤维蛋白原、凝血酶原及各种凝血因子，帮助人体止血；肝脏还是身体的“过滤工厂”，肝脏有吞噬免疫功能，能够清除血液中的细菌、色素和其他有害物质，等等。

5. 胰岛素也是胰腺的产物。众所周知，葡萄糖提供能量，是人体各种活动的基础，人们对葡萄糖的要求是十分精确的，多一些或者少一些都可能对身体健康带来危害；胰岛素的职责就是控制血糖含量并使之保持正常水平。一旦胰腺发生病变影响胰岛素的分泌，人体可能会患糖尿病。因此，胰腺对人体健康发挥着极其重要、不可替代的作用。

三、实训题

提示：能够较为准确地指出消化器官的大致位置对加强自我保护具有极其重大的意义。现实中有的人误把肝部疼痛当作胃疼，把胃疼当作肚子疼，把阑尾部位的疼痛当作胃疼，等等。如果你能知晓消化道和消化腺的具体部位，在你消化系统生病的时候，有利于你正确判断自己的病变部位，从而能够有效控制并最终治愈消化系统疾病。

第三章部分习题答案

一、选择题

1C　　2B　　3B　　4B

二、思考题

5. 食物热效应（thermic effect of food，TEF）是指由于进食而引起能量消耗增加的现象，也称为食物的特殊动力作用（specific dynamic action，SDA）。食物热效应增加了体热的外散，对于人体来说食物热效应也是能量的一种损耗而不是一种收益。不同营养素的食物热效应不同。例如，进食碳水化合物可使能量消耗增加5%～10%，进食脂肪增加4%～5%，进食蛋白质增加20%～30%，一般混合膳食的食物热效应约为基础代谢的10%。由于蛋白质的食物热效应高，因此，蛋白质含量高的膳食额外消耗的能量就多，这样的膳食结构有助于超重或肥胖者减轻体重。

三、实训题

提示：生命的发源地是海洋，人在未出生之前住在充满羊水的子宫里，水对人体健康十分重要。正常情况下，成年男性每日需要饮水1 700毫升，成年女性每日需要饮水1 500毫升。值得说明的是，如果在高温下或进行中等以上体力活动的时候，应该适当增加水的摄入量。日常生活中要养成科学的饮水习惯，每天早晨起床可饮用200~300毫升左右的水，上午10点左右、下午3点左右、晚上睡觉之前，以及餐前10分钟左右都是饮水的最佳时机。

第四章部分习题答案

一、选择题

1D　　2ABC　　3CD　　4A

二、思考题

11. 每100克吐司面包中脂肪含量16.7克，占成年人一天摄入量的27%；蛋白质11.2克，占成年人一天需要量的19%；碳水化合物38.9克，占成年人一天需要量的13%。由此可知吐司面包中的能量来源比例比较均衡，营养价值高。

三、实训题

提示：以德芙（醇香榛仁）黑巧克力为例，每100克中含能量2 351千焦，能够满足人体一天需要量的28%。脂肪38克，能满足人体一天需要量的64%，明显偏高；蛋白质和碳水化合物则含量较少，分别为6.7克和52.8克。

第五章部分习题答案

一、选择题

1ABC　　2ABCD　　3C　　4ABCD

二、思考题

8. 尽管BMI值对判定是否肥胖很有价值，但是，BMI值也是有缺点的。一般来说，BMI值不能够判定到底有多少脂肪和脂肪的所在位置，因此，BMI值不能够应用于：运动员（运动员的肌肉发达使其BMI值偏高）、65岁以上的老年人（因为BMI值的标准数据来源于相对比较年轻的人群，而人随着年龄的增长高度会变矮）以及孕妇和乳母（因为生育期间体重增加属于正常现象）。例如，职业健美运动员属于BMI值比较高的人群。一个BMI值为30的健美运动员，如果仅依靠BMI值来判断，应该属于肥胖；但是进一步调查会发现，该健美运动员体内的脂肪百分比远远低于平均水平，其腰围也在正常范围内。此外，对于苹果形肥胖和梨形肥胖，BMI 也是无法判定出来的。

三、实训题

提示：可以按照书中介绍的方法来进行分析。这里介绍一种简单的判定方法，参照表5－1 中提供的2 000 千卡能量的膳食组成并以此为标准进行对比，正负误差在 10% 以内都算是合理，否则需要进行调整。

第六章部分习题答案

一、选择题

1C　　2ABCD　　3ABCD　　4ABCD

二、思考题

5. 首先，潜伏期较短。集体暴发性食物中毒发生时，很多人在短时间内同时或先后相继发病，在短时间内达到高峰。其次，症状相似。同期中毒病人都有大致相同的临床表现，多见急性胃肠炎症状。再次，有共同的致病食物。所有中毒者都在相同或相近的时间进食过同一种有毒食物，发病范围局限在食用该种有毒食物的人群中，未进食此有毒食物者不发病。最后，无直接传染。停止食用有毒食物后，就不再出现新患者。食物中毒与传染病的最大不同，就是食物中毒患者不会传染给其他健康人。

6. ①不吃腐败变质的鱼，特别是青皮红肉的鱼类。市售鲜鲐鱼等应冷藏或冷冻，要有较高的鲜度，其组胺含量应符合国家食品安全标准。②选购鲜鲐鱼等要特别注意其鲜度，如发现鱼眼变红、色泽不新鲜、鱼体无弹性时，则不得食用。腌制咸鱼时，应劈开鱼背并加 25% 以上的食盐腌制。③合理烹调也能去除组胺。在食用不新鲜的鲐鱼时，烹调前应去内脏、洗净，切成两寸段，用水浸泡 4～6 小时，可使组胺量下降 44%，或者烹调时加入适量雪里蕻或红果，也可使组胺减少 65%。不过，油煎或油炸对组胺的清除效果不大。④有过敏性疾患者以不吃此类鱼为宜。

三、实训题

提示：典型的组胺中毒症状。

第七章部分习题答案

一、选择题

1ABC　　2ABCD　　3A　　4B

二、思考题

2. ①保健食品必须是食品。保健食品是一种“特殊”的食品，它可以体现为传统食品的属性，也可以体现为胶囊、片剂或者口服液等传统中药药品的形式。此外，保健食品在食用量上有限制，不能够替代日常的正常膳食。②保健食品不是药品。保健食品是以调节机体功能为主要目的的食品，不能够作为以治疗疾病为目的的药品而食用。③保健食品具有特定的保健功能。这是保健食品区别于普通食品的一个重要特征。④保健食品适用于特定人群。保健食品是针对特殊人群设计的，不同功能的保健食品对应着不同的特殊人群，如减肥的保健食品对应着肥胖人群，抗衰老的保健食品对应着中老年人等。

三、实训题

提示：参照香辣牛肉酱的 HACCP。

第八章部分习题答案

一、选择题

1A　　2C　　3C　　4A

二、思考题

9.《食品安全法》第四十八条规定，国家鼓励食品生产经营企业符合良好生产规范要求，实施危害分析与关键控制点体系，提高食品安全管理水平。对通过良好生产规范、危害分析与关键控制点体系认证的食品生产经营企业，认证机构应当依法实施跟踪调查；对不再符合认证要求的企业，应当依法撤销认证，及时向县级以上人民政府食品药品监督管理部门通报，并向社会公布。认证机构实施跟踪调查不得收取费用。

三、实训题

提示：具体程序为双手弄湿→涂洗涤液→互相搓擦 20 秒→冲洗双手→关闭水龙头→擦干（或烘干）双手，整个程序大约需要 2 分钟左右。

参考文献

［1］阿部博幸．食物是最好的医药［M］．1版．游慧娟，译．天津：天津教育出版社，2005.

［2］陈春明，葛可佑．中国膳食营养指导［M］．1版．北京：华夏出版社，2000.

［3］Frances Sienkiewicz Sizer. 营养学：概念与争论［M］．中文1版．王希成，主译．北京：清华大学出版社，2004.

［4］范志红．食物营养与配餐［M］．1版．北京：中国农业大学出版社，2010.

［5］格丽娅·奥斯基．营养的奥秘［M］．1版．王龙，译．北京：九州出版社，2008.

［6］葛可佑．中国营养师培训教材［M］．1版．北京：人民卫生出版社，2005.

［7］李岩．消化系统与疾病［M］．1版．上海：上海科学技术出版社，2008.

［8］凌强，田克勤．食品营养与卫生［M］．2版．大连：东北财经大学出版社，2002.

［9］Ronald F. Cichy. 卫生质量控制［M］．1版．阎喜霜，译．北京：中国旅游出版社，2005.

［10］孙长灏. 营养与食品卫生学［M］．7版．北京：人民卫生出版社，2012.

［11］王爱民. 图解人体使用手册［M］．1版．汕头：汕头大学出版社，2008.

［12］于田田. 食品安全管理体系必备手册［M］．1版．北京：中国轻工业出版社，2010.

［13］杨月欣. 中国食物成分表［M］．1版．北京：北京大学医学出版社，2002.

［14］中国营养学会．中国居民膳食指南［M］．1版．拉萨：西藏人民出版社，2008.

［15］中国营养学会．中国居民膳食营养素参考摄入量（2013版）［M］．1

版．北京：科学出版社，2014.

［16］翟凤英，张兵，于冬梅．零食图谱：能量与营养素值［M］．1版．北京：北京大学医学出版社，2009.

［17］邹翔．餐饮业 HACCP 实用教程［M］．1版．北京：中国轻工业出版社，2005.